W0267954

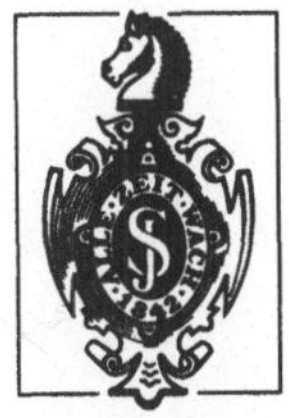

L. Schweiberer J. R. Izbicki (Hrsg.)

Akademische Chirurgie

Aus-, Weiter- und Fortbildung
Analysen und Perspektiven

Mit 50 Abbildungen

Springer-Verlag
Berlin Heidelberg New York
London Paris Tokyo
Hong Kong Barcelona
Budapest

Prof. Dr. Leonhard Schweiberer
Direktor der Chirurgischen Klinik und Poliklinik
Klinikum Innenstadt der Ludwig-Maximilians-Universität
Nußbaumstraße 20, W-8000 München 2

Privatdozent Dr. med. Jakob R. Izbicki
Chirurgische Universitätsklinik – Klinikum Eppendorf
Martinistraße 52, W-2000 Hamburg 20

ISBN-13:978-3-540-55555-1

Die Deutsche Bibliothek - CIP-Einheitsaufnahme
Akademische Chirurgie : Aus-, Weiter- und Fortbildung ;
Analysen und Perspektiven / L. Schweiberer ; J. R. Izbicki
(Hrsg.) - Berlin ; Heidelberg ; New York ; London ; Paris ;
Tokyo ; Hong Kong ; Barcelona ; Budapest : Springer, 1992
ISBN-13:978-3-540-55555-1 e-ISBN-13:978-3-642-77569-7
DOI: 10.1007/978-3-642-77569-7

NE: Schweiberer, Leonhard [Hrsg.]

Satz: Ulrich Kunkel, Textservice, W-6921 Reichartshausen, Bundesrepublik Deutschland
24/3130-543210 – Gedruckt auf säurefreiem Papier

Vorwort

Die Chirurgische Klinik der Ludwig-Maximilians-Universität München blickt zurück auf ihr hundertjähriges Bestehen. 1891 von Stadtbaumeister ZENETTI erbaut und 1894 von Universitätsbaumeister Theodor Fischer umgestaltet, während des Krieges in den Grundfesten zerstört und 1948 wieder aufgebaut, hat die Klinik in Deutschland und weltweit die Geschicke der Chirurgie mitgeprägt.

Als im April 1891 die Klinik eröffnet wurde, wies der erste ärztliche Direktor des Hauses, OTHMAR VON ANGERER, auf die Notwendigkeit der studentischen Lehre hin, wobei er der großen Vorlesung in einem hierfür speziell gestalteten Hörsaal den Vorzug gab. Als Präsident der Deutschen Gesellschaft für Chirurgie sagte er 1913 in seiner Eröffnungsrede:

„Um eine genaue Beobachtung der Kranken zu ermöglichen, wurde früher der klinische Unterricht in den Krankensälen selbst abgehalten. Der Lehrer ging mit den Schülern von Bett zu Bett, von Saal zu Saal. Bei einer so großen Zahl von Klinizisten ist es nicht möglich, dieses Verfahren durchzuführen. Der klinische Unterricht muß sich in den Hörsälen abspielen, wo alle gut hören und gut sehen können. Deswegen müssen die Hörsäle so angelegt werden, daß die Vorstellung von Kranken erleichtert wird. Der Hörsaal bildet den Kristallisationspunkt des ganzen Gebäudes, alle anderen Räume sind ihm gegenüber von untergeordneter Bedeutung und gliedern sich ihm an.“

Zu jener Zeit wandte man sich ab vom Unterricht am Krankenbett, was unser medizinisches Ausbildungssystem noch nachhaltig beeinflussen sollte. Es folgten mit FERDINAND SAUERBRUCH, ERICH LEXER, GEORG MAGNUS, EMIL KARL FREY und RUDOLF ZENKER in dem von OTHMAR VON ANGERER beschriebenen Hörsaal Jahrzehnte der Magistralvorlesung mit der großen Darstellungsmöglichkeit von Chirurgielehrern, jedoch auch mit dem Mangel an praktischer Unterweisung des Studenten am Krankenbett.

Die Studienreform der Jahre 1969–1970 führte unter Anlehnung an das angloamerikanische Ausbildungssystem die Medizin zurück zum Kleingruppenunterricht am Krankenbett, ohne jedoch personell und räumlich die Voraussetzungen zu schaffen, wie sie an den Medical Schools der USA mit jeweils kleinen Studentenzahlen gegeben ist.

Dem runden Geburtstag Rechnung tragend sollte das X. MÜNCHENER INNENSTADT-SYMPOSIUM der Bedeutung der Universitätschirurgie gewidmet sein, unter dem besonderen Aspekt der Lehre im

Rahmen der akademischen Chirurgie, auch unter dem Aspekt, ob der Aus-, Weiter- und Fortbildung nach den Reformjahren unter Ausschöpfung der gegebenen Möglichkeiten tatsächlich genügend Rechnung getragen wurde.

Die Chirurgie an der Nußbaumstraße hat seit ihrem Bestehen ganze Generationen von Chirurgen geprägt. Die Beschäftigung mit der Aus-, Weiter- und Fortbildung hat in dieser Klinik eine langjährige Tradition; unter anderem war wegweisend 1978 das Symposium aus Anlaß des 75. Geburtstages von RUDOLF ZENKER mit dem Titel „Klinischer Unterricht und Weiterbildung in der Chirurgie".

Seit dem Symposium wurden nicht nur neue Ansätze zur Vermittlung des Faches Chirurgie im Rahmen der studentischen Ausbildung geschaffen, sondern auch in der Weitergabe der chirurgischen Schule. In der Folge wurden zum Erlernen von Fertigkeiten und Techniken Nahtkurse am präparierten Tierdarm und Trainingskurse am Simulationsmodell entwickelt. Unser diesjähriges internationales Symposium hat zum Anlaß, eine aktuelle Standortbestimmung der akademischen Chirurgie aufzuzeigen. Wir hoffen, daß die vorliegende Zusammenfassung der auf dem Symposium gehaltenen Referate der akademischen Chirurgie neue Impulse gegeben wird.

L. SCHWEIBERER

Inhaltsverzeichnis

Mitarbeiterverzeichnis

Die Anschriften befinden sich jeweils am Beginn der Beiträge

Festansprache: Bleibende und ephemere Chirurgie

F. Stelzner

Prof. Dr. Dr. h.c., em. Direktor der Chirurgischen Universitätsklinik,
Sigmund-Freud-Straße 25, W-5300 Bonn-Venusberg

Alle, natürlich auch die Chirurgen selbst, sind vom Fortschritt ihres Faches sehr überzeugt. Seit 100 Jahren Zunahme der Lebenserwartung um 100%, daran hat auch die Wundheilkunst ihren Anteil. Seit 100 Jahren fließt ein eindrucksvoller Strom von Möglichkeiten und staunenswerten Erfolgen darüber durch unser Leben. Daran hat auch diese Klinik, die ihr Zentenarium feiert, gewichtig teilgenommen, auffällig und unauffällig, bleibend und ephemer, nur vorübergehend, und damit habe ich schon die Blickwinkel eingestellt, die ich Sie bitte, mit mir auszuleuchten [16].

Zu Beginn fragen Sie mit Recht, wie und wieso sind gerade sie ausgewiesen, hier darüber zu reden? Der Zufall wollte es, daß der Redner als Student im 2. Weltkrieg, als Privatdozent in Erlangen, als Austauschassistent in der Nußbaumstraße, als Chef dreier Universitätskliniken, als Vorsitzender der Bayerischen Chirurgen und so sehr persönlich mit der Chirurgie seiner Zeit auch diese prominente Klinik erlebt hat. Da die Entwicklung meines Faches früher langsamer, überschaubarer und für alle viel verständlicher ablief und da ich einer Generation angehöre, die ehrfurchtsgeschult und ahnensicher lebt, haftet diese Erinnerung stark. Ehrfurchtsgeschult und ahnensicher, so definiert Herr Pfohl, unser Medizinhistoriker in München, zu Recht meinen Jahrgang.

Meine Erinnerung ist nicht nur von der Prominenz bestimmt, sondern auch von Namen, die keiner mehr kennt, von nichtärztlichen begeisterten Mitarbeitern, die über Jahrzehnte ihre Pflicht erfüllten und die über sehr lange Zeiträume ein großes Wissen um solche Kliniken und über das, was dort getan wurde, angehäuft haben. Ich darf nur einige Namen nennen. Den Oberpfleger Seitz hier in der Nußbaumstraße und den Oberpfleger Christian Hünnerkopf in Erlangen, was haben sie mir nicht alles erzählt.

In meinem Lebensalter gibt es nur noch wenig Zukunft, aber eine lange Vergangenheit, und wenn morgen hier die Gegenwart und die Propheten reden, ist heute die historische Rückschau im Wort. Historiker sprechen mit den Toten. Einfühlsam befragt, sind diese zuweilen beredter als die Lebenden.

Würden Sie dem Titel dieses Vortrags voreilig entnehmen, Bleibendes in der Chirurgie wäre immer sinnvoll gewesen, denn deshalb sei es ja geblieben, und Ephemeres, Vorübergehendes wäre sinnlos, deshalb mußte es vergessen werden, so gilt das nur zum Teil. Wider alle Vernunft ist es manchmal gerade nicht so. Bisweilen ist Bleibendes sinnlos und Vorübergehendes dann sinnvoll, wenn es die

L. Schweiberer, J.R. Izbicki (Hrsg.)
Akademische Chirurgie

Quelle zu Besserem wird. Lassen wir uns also auf das Abenteuer, auch Widersinniges zu begreifen, einmal ein.

Zum Hauptweg meines Faches, der den bleibenden, sinnvollen, auffälligen und unwidersprochenen allbekannten Fortschritt trägt, darf ich mich kurz fassen. Diese Straße des Erfolgs kennen Sie alle. Auch hier in München ist er mit einer ununterbrochenen Reihe erlauchter Namen verbunden, mit Persönlichkeiten, die mit dieser Klinik, mit Stadt und Land eindrücklich verkettet waren und sind. Alle hatten sie tätigen Anteil an der modernsten Entwicklung, waren Vorbild, wurden und werden gerühmt und geehrt. Mit den Namen von Nußbaum, von Angerer, Sauerbruch, Lexer, Magnus, Frey, Zenker, Heberer verbindet sich Leistung ohne Ausnahme. Der Letztgenannte, Herr Heberer, er ist unter uns, ein Emeritus juvenilis; wie glanzvoll hat er das Erbe verwaltet.

Wenden wir uns aber einmal der bleibenden, unauffälligen, vergessenen Entwicklung zu, mit der diese Klinik verbunden ist. Sollten wir nicht gerade heute daran denken?

Ein Beispiel für eine bis heute unbeachtet gebliebene große Leistung, die aus der Nußbaumstraße kam, ist die Elektrochirurgie von Seemen's. So hieß das Buch: *Über den Schmelzschnitt,* wie er selbst sagte. Wieviel Arbeit und Mühe hat sich von Seemen, den viele von uns noch gut kannten, gegeben, dieses schonendste Operieren mit dem elektrischen Messer zu entwickeln. Zschau, später Chefarzt in Landshut, hat aus der gleichen Klinik den Nachweis geführt: Der Schmelzschnitt verhütet den Schock, er spart Blut und unterbindet die Resorption von Schadstoffen aus der frischen, ich betone frischen, Wunde. Hekatomben von Papier sind seither über das schonende Operieren und über die Operationsbelastung und ihre Vermeidung geschrieben worden. Haben Sie je diese beiden Namen in diesen Arbeiten gelesen? Irgendwann setzte irgendwer, darunter die Autorität, Schmelzschnitt mit Brandwunde gleich, und schon war alles vergessen, schief beurteilt, aber zu Unrecht. Auf der anderen Seite wurde die Diathermie schon als selbstverständlich benutzt, aber der Erfinder und die von ihm kreierte faszinierende Entwicklung sind total vergessen [13, 20].

Gibt es hier auch ein Ereignis, das für eine Zeitspanne sehr bedeutsam, aber nur ganz vorübergehend existent war, um dann vergessen zu werden?

Früher war die Wundheilkunst schon als Methode sehr gefährlich, und noch in der ersten Hälfte des 19. Jahrhunderts sagte Simon: „Ein Kranker, der sich auf einen Operationstisch legt, ist in einer größeren Gefahr zu sterben, als ein Soldat in Waterloo.“ Als junger Assistent in Erlangen kaufte ich ein Büchlein von Nußbaum aus dem Jahre 1888, und mit diesem Buch möchten wir diese Betrachtung beginnen. Nußbaum hat seit 1883 diese heute 100jährige Klinik mit großem Einsatz geplant. Nie habe ich gedacht, ich könnte Johann Nepomuk von Nußbaum, Geheimrat und Ordinarius für Chirurgie, Generalstabsarzt á la suite der Bayerischen Armee, 100 Jahre später hier in seiner Stadt für seine Klinik die Referenz erweisen. Nußbaums Buch trägt den Titel: *Über Unglücksfälle in der Chirurgie,* und glauben Sie mir, das waren Unglücksfälle. Der Autor vermerkte in dieser 2. Auflage [10], er sei ganz erstaunt, welches Interesse seine Schrift gefunden habe. Heute ist das alles undenkbar, aber eine wichtige Feststellung muß festgehalten werden: Ein

Richter für diese Unglücksfälle fehlt. Er fehlt, obwohl die Patienten mit den Ärzten in früheren Zeiten durchaus auch einmal unzufrieden waren. Ich erinnere an die Grabschrift des Papstes Hadrian: Turba medicorum perii, die Wirrnis der Ärzte hat mich umgebracht. Sehr selten gab es natürlich auch damals schon Prozesse gegen Chirurgen.

Ist diese Klinik auch mit einer sehr bedeutsamen Entwicklung verbunden, die letztlich unauffällig ausgesprochen ephemer war, die aber eine säkulare bleibende Entwicklung eingeleitet hat [9]?

Sauerbruch schuf als einer der Ersten die technische Möglichkeit, im Brustraum zu operieren. Als er 1918 die Nußbaumstraße bezog, wurde auch hier seine Unterdruckkammer eingebaut, sie wurde nur kaum benutzt. Vergessen war, daß im gleichen Jahr 1905, als er diese Möglichkeit in Breslau erfunden hatte, Kuhn die heute geübte Intubationsnarkose mit allen Instrumenten, auch mit eindrucksvollen Bildern, veröffentlichte, aber niemand hat auf den Chirurgen in Kassel gehört. Wie konnt das passieren? Ich glaube, ich kann Ihnen das erklären. Bis nach dem 2. Weltkrieg kümmerte sich bei uns niemand um die Narkose. Als ich in Erlangen 1945 Chirurg wurde, suchte man immer am Morgen einen Narkotiseur; alle wollten operieren, aber keiner anästhesieren. So traf es dann den Jüngsten, den oft ein mitleidiger Pfleger anlernte. Sauerbruch war eine faszinierende Persönlichkeit. Ich habe ihn in Berlin, er ging von der Nußbaumstraße 1929 an die Charité, als Student erlebt, wie er im Kolleg seine Unterdruckkammer, damals schon lange vergessen, schilderte. „Wissen Sie“, sagte er, „ich habe mir gedacht, wir machen den Brustfellspalt so groß wie einen Operationssaal, wo alle Platz haben. Der Kopf des Patienten bleibt am Hals abgedichtet und durch ein Loch in der Wand gesteckt außerhalb des im Unterdruck gehaltenen Raumes, und dabei kann man wirklich operieren.“ Das auch schon 1905 eingeführte Druckdifferenzverfahren, das dem Patienten mit der Narkosemaske einen leichten Überdruck anbot, ist aber viel einfacher, doch das ging in einer solchen überzeugenden und uns begeisternden Darstellung völlig unter. Wer will da einen Vorwurf erheben? 50 Jahre später erst war Kuhn an der Reihe. Seine Verfahren wurden so selbstverständlich, daß keiner mehr seinen Namen kennt, und der Schöpfer war ja auch längst in die ewigen Jagdgründe eingegangen. Eine bescheidene Tafel in Kassel aus neuester Zeit erinnert heute wieder an diese große Tat [6, 12].

So habe ich Ihnen in einer recht willkürlichen Ordnung an Beispielen der Geschichte dieser Chirurgischen Klinik links der Isar Auffälligkeiten, Unauffälligkeiten, Bleibendes und Ephemeres geschildert, wie ich es erlebt habe.

Überlegen wir einmal in einer Überschau, warum wissenschaftliche Entwicklungen ganz allgemein so ablaufen und auch immer so ablaufen werden. Das liegt in unserer zeitbedingten und persönlichen Begrenzung der Urteilskraft; auch folgenschwere Entwicklungen können uns lange verborgen bleiben und unbegreiflich sein. Mein so bewundertes Fach bietet dafür viele Beispiele. Keine der drei Säulen, auf dem es heute ruht, wurden zielstrebig, geradewegs und vor allem, sie wurden nicht von Chirurgen aufgerichtet. Diese drei Säulen sind: die Bekämpfung der Infektion, die Bekämpfung des Schmerzes und die Bekämpfung des Schocks.

Der Chirurg Lord Lister hatte die antiseptische Wundbehandlung 1867 nicht einer Eingebung zu verdanken, sondern er übertrug die Sanierung der faulenden Abwässer der Stadt Carlisle mit Karbol auf die faulende, d.h. infizierte Wunde. Das schmälert natürlich seinen Verdienst nicht im mindesten, aber die Anregung kam von außen. Damit begann die wirksame Infektionsverhütung für die Wunde, die heute in der Anwendung der Antibiotika ihren Höhepunkt erreicht hat, und damit begann eigentlich erst die heutige Chirurgie [8].

Die Geschichte vermerkt Nußbaum als einen der ersten, der diese Methode aufgegriffen hat und sie gegen die damaligen Autoritäten, wie z.B. gegen Billroth, begeistert und höchst erfolgreich in Schutz nahm. Nußbaums Buch über die antiseptische Wundbehandlung, 1875 veröffentlicht, erlebte eine Übersetzung in 5 Sprachen. Wir sehen hier wieder ein eigentümliches Verhalten der Menschen. Jahrhundertelang werden üble Zufälle, z.B. die Infektion bei Operationswunden, beschrieben, aber die Menschen haben sich damit abgefunden, das war eben Schicksal [8].

Merkwürdig für uns Heutige ist es, daß vor der Erfindung der Narkose niemand ein Wort über den Schmerz verloren hat. Ihn haben die Menschen auch ohne jede Diskussion hingenommen. Sie müssen sehr lange suchen, um über den Schmerz etwas Aufgeschriebenes zu finden. In chirurgischen Fachbüchern der damaligen Zeit finden Sie nichts. Nur der Schriftsteller Gustav Flaubert schildert in seinem Meisterwerk *Madame Bovary* das Schreien und Jammern des Hippolyt Tutain, als sein Bein amputiert wurde. Seine Klagerufe hallen über den Marktplatz der kleinen Stadt und erreichen auch den Arzt Bovary, der dem Bedauernswerten einen Klumpfuß korrigiert hatte, dadurch aber den Brand und damit den Verlust des Beines verursachte. Er vergräbt entsetzt sein Gesicht in seine Hände, während ein anderer Chirurg, Covinet, dem Unglücklichen das Bein abschneidet und ihn heilt. Der Hausknecht vom „Goldenen Löwen“ war mit dem Ergebnis sehr zufrieden. Auch hier kein Richter. Ja, in der Fachliteratur dieser Zeit ist sogar vermerkt, daß nach der Herauslösung eines Beines im Hüftgelenk ohne Narkose der Patient den vor ihm sitzenden erschöpften Operateur tröstete. Es war Sir Astley Cooper in London, Surgeon of the King, der das erlebt hatte. Es war die erste gelungene Operation dieser Art [2].

Nachdem Infektionsbekämpfung und Anästhesie das Zeitalter der ungefährlicheren Chirurg eingeläutet hatten, fehlte noch die Überwindung des letzten großen Hindernisses, die Bekämpfung des Wundschocks, des Wundschlags. Er begrenzte die Ausdehnung eines operativen Eingriffs. Heute ist der Wundschock durch einen raffinierten Ersatz des verlorengegangenen Blutes vermeidbar, aber auch hier, welch ein merkwürdiger Umweg. Die Voraussetzung, Blut zu übertragen, schuf Karl Landsteiner, ein Wiener Pathologe, im Jahre 1900. Er hat die Blutgruppen entdeckt. Überzeugt von seiner großen Erkenntnis, wollte er sich mit diesem Thema habilitieren. Sein Chef Weichselbaum schickte ihn skeptisch zu dem jungen, am 1. 1. 1901 die Lehrkanzel der Chirurgie zierenden neuen Wiener Ordinarius. Der war noch skeptischer und sehr höflich. „Wissen's“, sagte er, „nehmen's lieber etwas Sichereres.“ So habilitierte sich Landsteiner über die „trübe Organschwellung“. Nicht genug damit, noch 1929 konnte in Landsteiners Vaterland – er war, in Österreich als 52jähriger zwangspensioniert, in die USA ausgewandert – ein hoffnungsvoller junger Mann mit dem Thema „Vom Nutzen der Transfusion von Kalbsblut“ Chirurgiedozent werden. Ich habe nachgelesen, Landsteiner kommt in dieser Habilitationsschrift nicht vor [7, 14]. Aus heutiger Sicht dürfen wir eine solche Mitteilung nicht abwerten; auch wir wären dem Zug der Zeit erlegen – er ist übermächtig.

Hier sehen Sie wieder das gleiche Geschehen wie bei der Anästhesie. Auch der Schock, eine Blutkreislaufkatstrophe, hat mit der chirurgischen Technik nur indirekt etwas zu tun, und schon ist der Chirurg nicht mehr direkt angesprochen. Wie bei der Infektionsverhütung, Infektionsbekämpfung, der Immunologie, alles Voraussetzungen für den Höhepunkt meines Faches, der Transplantation von Organen.

Auch die neueste Entwicklung meiner Disziplin ist nicht frei von Irrtum und Uneinsichtigkeit. Tritt aber der Mensch bei einer Entwicklung einer neuen Idee in den Hintergrund, so scheint dieses Ereignis nicht von solchen Erschütterungen bedroht zu sein, wie das so oft beim Bezug auf geniale Personen und auf ihre Überlegungen in der Geschichte erfahren werden kann.

Seit dem 2. Weltkrieg trug zum Erfolg und zu der Ungefährlichkeit der Chirurgie auch ein Industriezweig bei, der die Instrumente, die Nahtmaterialien und die Kunststoffe bereitstellte. Ihre für uns ganz wichtige Leistung ist anonym. Hier kennen wir nur wenige Entwicklungsschritte und erleben nur Erfolge. Ephemeres wird kaum bemerkt und sofort vergessen, wenn es nicht greift, und Bleibendes sofort als selbstverständlich akzeptiert, wenn es nützt. Wo wären wir Chirurgen ohne diesen Strom, der auch unsere heutige Sicherheit mit verbürgt? Merkwürdig, hier fallen uns Rivalitäten nicht auf, wahrscheinlich weil eine Bezugsperson immer fehlt. Es sind die Menschen, die einander Eindruck machen wollen. Hobbes sagt einmal, deshalb fänden sich in unserer Natur drei Ursachen des Streites: erstens die Konkurrenz, zweitens die Unsicherheit und drittens die Ruhmsucht. Die erste läßt den Menschen um Gewinn kämpfen, die zweite um Sicherheit und die dritte um das Prestige.

Wir müssen uns sehr davor hüten zu meinen, wir durchschauten heute alles viel besser, und solch merkwürdige Umwege und Verzögerungen gäbe es nur noch in Festreden, da tauchen sie einen Augenblick auf, um sofort wieder vergessen zu werden.

Kommen Sie wie wir an den Universitäten über Ihren Beruf mit Persönlichkeiten in Berührung, die den Fortschritt fördern, so wundern Sie sich auch heute, warum Ihnen eine augenblickliche Einsicht in der Regel versagt bleibt. Der Erfolg ist oft mit dem Zufall verbunden, aber den meisten Menschen begegnet der Zufall nicht, der begegnet nur dem Begeisterten, und der kann, wenn er zur falschen Zeit sich bemerkbar macht, auch heute noch ganz allein bleiben und verkannt werden. In der Natur entsteht nichts Unerhörtes, aber für den, der aufmerksam ist, ist alles, was und wie es entstanden ist, „unerhört“, das ist die Voraussetzung, begeistert zu sein. Begeisterung ist immer mit Phantasie verbunden. „In den Werken der Phantasie wiederum geschieht es, daß diese mit dem Autor buchstäblich davonfliegt und ihn in Gegenden unaussprechlicher Schönheit trägt, die sein Denkvermögen kaum faßt und die jeder Sprache spottet." Nicht jeder Sprache, ich zitierte soeben die orchestrale Sprache des Mannes aus Dublin, der vor 50 Jahren in Zürich verstorben ist. Die Phantasie ist die Mutter der großen Tat. Nach der Phantasie kommt erst das Objektive, das Messen, Wägen und Einteilen. Viel zu oft haben wir den Eindruck, daß nur eingeteilt wird. Das allein aber ist unfruchtbar. Auf dem von signifikanten Zahlen aufgerichteten Gebirge Ihres Computers treffen Sie dann den Irrtum und die Torheit. Sie erwarten Sie schon. Auf den Busch klopfen immer viele – das ist leicht –, aber den Vogel fängt nur einer! Jede neue Wahrheit findet sofort ihre Gegner, am gefährlichsten die, die das Neue hinterher auch anderweitig vorzeigen können. Ein zu bescheidener Titel einer hervorragenden Untersuchung genügt bisweilen, vergessen zu werden.

Otto Klein, Privatdozent an der Inneren Medizinischen Universitätsklinik in Prag, veröffentlichte 1933 eine Arbeit mit dem Titel: „Über die Bestimmung des Herzminutenvolumens nach dem Fick'schen Prinzip" [5]. Daß er damit erstmalig bei diesen 11 Patienten mit einem Herzkatheter Blut aus dem rechten Herzen ansaugte und eine Gasanalyse vornahm, kann niemand aus diesem Titel entnehmen. Für diese großartige Leistung und die damit verbundene Beurteilung einer Krankheit gab es damals noch nicht die operative Therapie, und so wurde diese bahnbrechende Tat vergessen. 10 Jahre später entwickelte sich über diese Methode die gesamte Herzchirurgie. Andere Arbeiten gibt es, die in einem Wunschtitel das ausdrücken, was sie im Text gar nicht einlösen [17]. Die haben oft mehr Erfolg. Wie oft ist die Wirkung größer als das Werk. Bei alledem spielt oft die Autorität eine Rolle. Sucht man bei solchen Zusammenhängen allerdings genauer nach, so findet man nie, daß dieser Warner, Spötter oder Hemmschuh persönlich eine Überprüfung der inkriminierten Methode vorgenommen hätte. Nein – er war eben dagegen, und sein Name bürgte für diese zweifelhafte Qualität. Es ist eben sehr schwer, andere anzuerkennen. Unterschätzen wir auch heute nicht das, was schon Seneca sagte, das Silentium livoris, das Schweigen des Neides, oder die Anhedonie, die Unfähigkeit, begeistert zu sein.

Oft hat die Autorität auch Recht, aber in einem einzigen entscheidenden Augenblick, der die Zukunft wandelt, eben nicht. Als ich zu dieser Feierstunde ging, kreuzte ich die Maximilianstraße. Ich sehe die vielen Denkmäler, deren Erz für uns stumm geworden ist, aber ich sehe eines, das glockenhell klingt, auch heute noch, das Denkmal Josef von Fraunhofers. Auf dem Denkmal hat Fraunhofer ein Prisma in der Hand. Damit konnte er das Licht einer Kerze in die Spektralfarben zerlegen, das war bekannt, aber im zerlegten Licht der Sonne und der Gestirne tauchten geheimnisvolle schwarze Linien auf, und die verrieten ihm etwas über die Materie der Himmelskörper. Alles zusammengefaßt in dem Grabspruch des so jung Verstorbenen: „Er brachte uns die Gestirne näher." Bayern hat ihn zu Lebzeiten hoch geehrt – aber die Autorität Goethe hat ihn schwer verunglimpft, wie Sie bei der Heidelberger Akademie der Wissenschaften 1990 nachlesen können. Diesen Hinweis verdanke ich Herrn Linder [19].

Eine Prophezeihung einer Großtat war früher wie heute und ist in Zukunft unmöglich. Der Genieblitz entzündet sich immer, wie wir Alltagsmenschen empfinden, an einem unfairen Vorteil. Der Mann mit der guten fruchtbaren Idee erregt deshalb häufiger eher Argwohn, und wieviel persönliches Geschick kommt hinzu und entscheidet über das Glück und Unglück, über die Anerkennung.

Die Erfolge der Wundheilkunst haben den Anspruch an sie enorm gesteigert, aber die Unwägbarkeit jedes Krankheitsverlaufes und die immer wieder entstehenden neuen Leiden oder die Verlaufsänderungen bekannter Krankheiten zwingen den unwissenden Arzt zu einem Ausweg, und den findet er auch, in der symbolischen Chirurgie. Die so effektvolle Methode, über eine Wunde zu heilen, ist heute ungefährlich geworden, also wird die Wunde als Placebo eingesetzt. Placebo heißt: ich schmeichle, ich täusche – natürlich in der besten Absicht. Diese symbolische Chirurgie erleben Sie auch bleibend und ephemer. Sie ist manchmal prinzipiell sinnlos, ein andermal allerdings die Quelle einer sinnvollen Entwicklung. Am ungefährlichsten, aber doch sehr verräterisch, drückt sich die symbolische Chirurgie in der Sprache aus [18].

Lange Zeit redeten wir von der Ausrottung eines Krebses, von „blitzartigem" Vorgehen, von „nicht zu zimperlichen Maßnahmen", von „rücksichtslos radikal". In England hörte ich einmal einen Operateur sagen: I whipet it out, ich peitschte ihn heraus. Ist das alles nicht eine exorzistische, beschwörende Bedrohung eines Verhängnisses, das uns überlegen ist und das wir fürchten?

Vor meinen Fachgenossen habe ich mich zur symbolischen Chirurgie ausführlich geäußert. Verliebt in die Schönheit des technischen Aktes einer Operation, kompliziert der Operateur manchmal seine Handgriffe, und man hat den Eindruck, er ist ganz traurig, daß die Operation auch einmal ein Ende findet. Nun, von dieser Symbolik merkt der Kranke nichts, er könnte sonst seinem Arzt mit Recht sagen; können Sie das nicht einfacher machen. In Abwandlung des berühmten Satzes von Descartes: Cogito, ergo sum – ich denke, also bin ich – flüstern sich diese in ihre ewigen Einzelnähte verliebten Chirurgen selbst ins Ohr: Ich nähe, also bin ich! Ganze Abschnitte der Chirurgie können wir heute dazu zählen, die symbolisch gewesen sind. Denken Sie nur an die Chirurgie der Lebensnerven, das war die Entfernung des sympathischen Nervengeflechtes beim hohen Blutdruck, und immer mit Erfolgsstatistiken, sie sind heute vergessen. Denken Sie an die Annähung gesenkter Organe usw. Immer begründet durch eine makellose Statistik. Meine Fachkollegen kennen noch viele andere Beispiele. Wie oft sind Symbole mächtiger als Fakten. Irgendwie kommt der Mensch anscheinend um solche symbolischen Handlungen nicht herum. Heute lächeln wir über den Perserkönig, der Ketten ins Meer werfen ließ, um den Sturm zu bannen. Wer wird wann wohl uns einmal so sehen?

Diesen negativen Aspekt hat das Symbol, wenn es das Ende des Suchens bleibt, die Vernunft ausschließt und zur Tat verführt.

Wir kennen aber das Symbol auch als Quelle der Kreativität.

Wolfgang Pauli, ein ganz ungewöhnlich kritischer Physiker und Nobellaureat, hat darauf hingewiesen [11].

Er untersuchte die Welt eines Mannes, der gerade den Umbruch erlebte von der magisch-symbolischen zur quantitativ-mathematischen Naturbeschreibung.

Das war Johannes Kepler (1571–1630). Seine Empfindung der Schönheit in der Architektur des Himmels führte ihn erst zu den mathematisch formulierten Gesetzen.

Geometria est archetypus pulchritudinis mundi! Die Geometrie ist das Urbild der Schönheit der Welt.

Die moderne Quantenphysik betont wieder die Störung der Phänomene durch die Messung. Die Verknüpfung läßt sich nur noch durch Symbole erfassen, die die emotionale Seite mit dem tatsächlichen Erkenntnisprozeß verbinden. Symbol und naturwissenschaftliche Funktion sind heute wieder eine Einheit geworden.

Diese Souveränität des freien Willens in den unsere Zeit bestimmenden exakten Naturwissenschaften war jahrhundertelang mit unserem Ethos verbunden. Diese Souveränität haben uns die Rechtswahrer genommen.

Wieder einmal habe ich von der Unschärfe unseres, des chirurgischen Wissens geredet, aber je größer unsere Erfolge, desto unerbittlicher verfolgt uns der Verdacht des vermeintlichen Fehlers.

Lesen Sie nur 1991 die Sätze von der „Priesterschaft der Expertenkartelle" vom „larmoyanten Lamento" über den kalten Krieg zwischen Justitia mit den verbundenen Augen und der Waage und Hippokrates [3].

Natürlich, jede chirurgische Hilfe ist gefährlich, aber es ist Hilfe! Jeder Eingriff ist ein Angriff, aber ohne ihn kann Leid, ja der Tod sein.

Sicher, der Flut von Anzeigen steht nur eine geringe Anzahl von Verurteilungen gegenüber, und es gibt auch einsichtsvolle Richter bei uns.

Niemals aber werden wir einsehen, daß jemand ohne Risiko das letzte Wort über jemanden mit einem sehr hohen Risiko hat. Es beunruhigt uns, wenn wir heute lesen:

Ist bei einem Zwischenfall die Schicksalhaftigkeit nicht positiv festzustellen, ist als Ursache ein Behandlungsfehler anzunehmen.

So treibt man in die defensive Medizin, schreibt dazu ein hoher Richter, der diese Meinung nicht teilt [3].

Aber wir dürfen uns ja den Richter nicht aussuchen – wie den Arzt.

Sie können dem Risiko, Ihrem Schicksal, nicht entrinnen, wenn Sie z.B. nachts zu einem Chirurgen kommen, und Sie kommen oft nachts, denn nachts kommt die Angst zu den Menschen.

In der Nacht ist aber, wie Allgöwer [1] mit einer sehr gründlichen Untersuchung nachgewiesen hat, auch ein Chirurg nicht der Gleiche wie am Tage. Seine Spannkraft ist abgesunken, auch wenn er sich beim Eingriff maximal versammelt.

Wir haben keinen Nachtbriefkasten, wir müssen sofort mit Kopf und Hand zur Stelle sein; oft unter bedrückenden Umständen mit unserem Zweifel zwischen bleibender und ephemer Wundheilkunst.

Ein Urteil aber kommt aus der Aura eines Palastes, dessen Uhren nicht der Zufall anhält, und Richter verwunden so oft, und sie verbinden nie.

Zu Recht fragen Sie jetzt, gibt es eine Lösung für diese Schwierigkeiten? Ja, in den USA wird einfache Fahrlässigkeit nicht verfolgt. Was sind das für kluge, einfühlsame Leute.

Uns bleibt unter diesen Umständen nur mit dem persönlich erlebten Wissen um bleibende und ephemere Chirurgie die Erinnerung an die Dankbarkeit der Allermeisten, die sich uns anvertraut haben. Wobei wir dann immer wieder überrascht feststellen, daß Bleibendes ephemer wird, seltener Ephemeres dauernd. Beides kann durch Beispiele belegt werden. Alles immer wieder der Beweis unseres begrenzten, labilen Wissens.

Im Altertum war es das Schicksal der Kassandra, mahnen zu müssen, aber niemand hörte auf sie, und die Tragödie der Andromache rührte niemanden. Heute und immer war das nicht anders. Jede Gesellschaft ermüdet leicht, wenn ihr immer wieder und immer wieder eindeutig Unrecht vorgeführt wird. So war Karl Krauß eine Episode, und Hochhut scheint eine Episode zu werden [3].

Allen diesen Unbilden zum Trotz erinnern wir uns einer heute 100jährigen segensreichen Einrichtung – der Nußbaumstraßenklinik. Das weckt unsere Freude in Worte zu fassen und Worte zu finden und zu wünschen, daß der Erfolg dieser Klinik treu bleiben möge.

Auch hier reiht sich der hervorragende Operateur demütig in die Reihe der unbekannten Chirurgen in ihren Kliniken. Sie feiert nicht ihr Stand, sie feiert nicht ihr Land, nein – sie feiert die Humanität.

Literatur

1. Allgöwer M (1990) Bestand und Wandel in der Diagnostik. Nova Acta Leopoldina (Halle) 36 Nr 272/273:256
2. Brock R (1952) The life and work of Astley Cooper. Livingstone, London
3. Franzki H (1991) Dieter Giesen: Arzthaftungsrecht, 3. Aufl. Mohr, Tübingen (Besprechg.: Mitteilg. d. D. Ges. f. Chir. 20/4:31–32. Demeter, Gräfelfing)
4. Hochhuth R (1979) Juristen. Rowohlt, Reinbek
5. Klein O (1933) Die Bestimmung des Herzminutenvolumens nach dem Fick'schen Prinzip. Münch Med Wochenschr 77:1311
6. Kuhn F (1905) Perorale Intubation mit Überdrucknarkose. Dtsch Z Chir 78:467
7. Kunz H (1929) Transfusion artfremden Blutes. Dtsch Z Chir 220:196
8. Linder F, Forrest H (1968) The propagation of Lister's ideas. SGO 127:1081
9. Maurer G, Hartl H (1960) Die Geschichte der Chirurgie in Bayern.Urban & Schwarzenberg, München
10. Nussbaum NJ v (1888) Über Unglück in der Chirurgie, 2.Aufl. Engelmann, Leipzig
11. Pauli W (1952) Naturerklärung und Psyche (Der Einfluß archetypischer Vorstellungen auf die Bildung naturwissenschaftlicher Theorien bei Kepler) Studien a. d. C.G. Jung Institut Zürich IV. Rascher, Zürich
12. Sauerbruch F (1904) Ausschaltung der Pneumothoraxwirkung. Zentralbl Chir 31:146
13. Seemen H (1932) Allgemeine und spezielle Elektrochirurgie. Springer, Berlin
14. Spath F (1986) Zur Geschichte der Chirurgie an der Karl Franzens-Universität Graz. Publ. a. d. Arch. d. Univ. Graz, Bd 18
15. Stelzner F (1959) Hamburg und die Geschichte der Chirurgie. Medizinische 37:1722
16. Stelzner F (1985) Eröffnungsansprache (über die Wissenschaft). Langenbecks Arch Chir 366:3
17. Stelzner F (1989) Zur Geschichte der Katheteranwendung an den zentralen Kreislauforganen. Card Angiol Bull 26/4:87
18. Stelzner F (1991) Symbolische Chirurgie. Aktuell Chir 3:157

19. Zehe H (1990) Gott hat die Natur einfällig gemacht, sie aber suchen viele Künste. Sitzgsber. d. Heidelb. Ak. i. Naturwissenschaft, 7. Abhandlung. Springer, Berlin Heidelberg New York Tokyo
20. Zschau H (1931) Elektrocoagulation und Lymphgefäße. Dtsch Z Chir 233:109

Teil A. Ziele der chirurgischen Universitätsklinik

Die Sonderstellung der Universitätsklinik – Ausbildungsziel „akademischer Chirurg“

L. Schweiberer

Prof. Dr., Direktor der Chirurgischen Klinik und Chirurgischen Poliklinik, Klinikum Innenstadt der LMU München, Nußbaumstraße 20, W-8000 München 2

Das hundertjährige Bestehen der Chirurgischen Universitätsklinik an der Nußbaumstraße in München, bei ihrer Gründung die „Königlich Chirurgische Klinik“, von den Münchnern ganz einfach „die Chirurgische“ genannt, veranlaßt uns, die akademische Chirurgie ganz allgemein, die Ausbildung zum akademischen Chirurgen im Besonderen unter die Lupe zu nehmen. Das scheint uns gerechtfertigt, gingen doch Generationen von Chirurgen aus diesem Hause hervor.

Aus-, Weiter- und Fortbildung an einer Universitätsklinik haben zum Ziel, Menschen zu Chirurgen zu erziehen, welche eine klare Indikation zur Operation stellen, sich auf eine exakte prä- und intraoperative Planung verstehen, eine immens sorgfältige Operationstechnik beherrschen und – das scheint mir ein ganz besonders spezifisches und notwendiges Merkmal eines akademischen Chirurgen zu sein – dem Fach, wenn auch nur sektoral, zum Fortschritt zu verhelfen.

Krankenbehandlung war unser Ziel, als wir den Beruf des Arztes wählten – niemand von uns dachte wohl ursprünglich darüber hinaus. Krankenbehandlung ohne die universitätsspezifische Lehre und Forschung ist die Regel, für den Patienten auch erfolgreich. Über 80% aller Patienten, die einer chirurgischen Behandlung bedürfen, werden in nicht universitären Institutionen der Grund- und Regelversorgung behandelt – und das mit gutem Erfolg, wie die Statistiken zeigen. Vom akademischen Chirurgen muß mehr verlangt werden! Zum Beispiel liegen die Investitionen der öffentlichen Hand in jede universitäre Planstelle weit über dem Durchschnitt – von den Kosten für das technische Equipment einer Universitätsklinik als Institution der Maximalversorgung einmal ganz abgesehen.

Deshalb sollten wir die Diskussion führen über unsere Aufgaben, Ziele, vielleicht auch Defizite, nötige Korrekturen auf dem Ausbildungsweg zum „akademischen Chirurgen“.

Die akademische Chirurgie gründet auf drei Säulen: der Lehre, der Forschung, der Krankenbehandlung.

Lehre

M. Trede sprach 1990 vom Stiefkind in der Trias, zumal die Lehre doch wenig Prestige, noch weniger Lohn bringe und eine richtige Vorbereitung auf pädagogische Aufgaben bisher im Rahmen unserer Ausbildung nicht gegeben sei. [6].

L. Schweiberer, J.R. Izbicki (Hrsg.)
Akademische Chirurgie

Die Studienreform 1970 war nötig, der politisch diktierte Weg war falsch, die Kapazitätsverordnung, aus dem Grundgesetz abgeleitet, führte zu einem Desaster. Trotzdem bleibt die Frage an uns, ob die bestehenden Vorgaben und Ressourcen immer voll ausgeschöpft wurden. *Der Student von heute ist der Assistent von morgen, der lehrende Assistent und Dozent der Verantwortungsträger von morgen!* Lehren schafft Wissen. Wissen ist Grundlage und Innovation zur Forschung!

Wer Verantwortung fühlt und die Lehre nicht als lästiges Beiwerk versteht, wird die Lehre nicht zur Vermittlung von Lernzielkatalogen verkommen lassen. Er wird dem Studenten Problembewußtsein und analytisches Denken vermitteln, ja in ihm Interesse und Anreiz zur Forschung wecken. Anstrengungen der letzten Zeit sind vielversprechend. Sie zielen darauf ab, schon dem Studenten eine profunde wissenschaftliche Ausbildung zu geben, ihn nicht zum „Multiple-choice-Manipulator" verkümmern zu lassen. Forschungsgeist und Suche nach Neuem werden geweckt, der Praxisbezug darf jedoch nicht zu kurz kommen. Mehr und mehr hat sich eine Definition von Lernzielen als Grundlage der Curriculum-Gestaltung und schließlich die Vermittlung problemorientierter Inhalte des Fachgebietes Chirurgie herauskristallisiert.

Medical Schools in den USA, in Kanada, in Großbritannien, Universitäten der Niederlande betreiben seit langem intensive Forschung über die Methoden der Vermittlung medizinischen Wissens. Nicht unerwähnt lasse ich die Anstrengungen an den deutschen Universitäten, z.B. von Hannover, Münster, Bonn, Ulm, wenngleich diese Anstrengungen bislang nicht generell auf alle deutschen Universitäten übergegriffen haben.

Mit Unterstützung der Robert-Bosch-Stiftung konnten wir hier an unserem Hause seit 1989 die Lehrveranstaltungen in allen drei Studienabschnitten reorganisieren. Es wurde in Zusammenarbeit mit dem Institut für Empirische Pädagogik und Pädagogische Psychologie der Universität München ein Konzept entwickelt, das didaktische, motivationspsychologische und evaluatorische Aspekte der Lehre berücksichtigt. Durch Umorganisation konnten die Studentengruppen zahlenmäßig halbiert werden. Eine Mediothek über bislang 400 Bänder ist Teil des Unterrichts (s. Beitrag Eitel, S. 123).

Ein Nebeneffekt ist besonders bemerkenswert: Die Umgestaltung des Unterrichts hat einen großen Teil junger Mitarbeiter beflügelt, am Unterricht mitzuwirken. Mit vielen Ideen wurden Lehrmodelle entwickelt, die wiederum unmittelbar Innovation in der Forschung brachten. Lernen, Lehren, Forschen, Behandeln werden so zur fruchtbaren und einander befruchtenden Symbiose [7].

Forschung

Forschung ist wie die Lehre unabdingbares Ziel in der Ausbildung zum „akademischen Chirurgen". Zugang zu den knappen Assistentenstellen einer Universitätsklinik finden vorwiegend junge Kollegen, die sich bereits als Doktoranden einer wissenschaftlichen Fragestellung des Hauses zugewandt haben oder sich als Forschungsstipendiaten ausweisen können – doch ist dies nicht institutionalisierte

Voraussetzung. In den USA sind 1–3 Jahre Tätigkeit in einer der Grundlagenforschung zugewandten Instutition Voraussetzung auf dem Weg zum akademischen Chirurgen. Das relativ hohe Alter bei Abschluß des Medizinstudiums in Deutschland und eine auf Operationskatalogen basierende und somit Erfüllungsdruck erzeugende Weiterbildungsordnung sind Hemmschwellen [5]. Trede nennt noch das Tierschutzgesetz und die 38,5-h-Woche als Hemmnisse [6]. Zum Tierschutzgesetz werde ich noch etwas sagen, die 38,5-h-Woche unterstreiche ich für einige wenige der jungen Generation. Die meisten mißachten sie im Interesse ihres persönlichen akademischen Weiterkommens.

Die chirurgische Forschung schöpfte ihre Fragestellungen immer aus der Humanbiologie, aus den Beobachtungen des kranken, des operierten, des verletzten Patienten, aus dem perioperativen Verhalten von Wunde, Kreislauf, Atmung, Blutgerinnung [7]. Die chirurgische Forschung ist i. allg. Bindeglied zwischen Grundlagenforschung und angewandter Chirurgie, z.B. Umsetzung molekularbiologischer Kenntnisse intra- und extrazellulärer Aktionen und Reaktionen in therapierelevante Forschung. Nichts wäre daher fataler, als wenn die Schere des Verstehens und damit der Kooperation zwischen theoretischer und angewandter Medizin immer größer würde – die Gefahr besteht! Ich erhoffe mir von der geplanten engeren Verzahnung des Medizinstudiums zwischen vorklinischer Physiologie und klinischer Pathophysiologie, vorklinischer Biochemie und klinischer Pathobiochemie, zwischen biomedizinischen Entwicklungen, Entwicklungen von Informationssystemen und Klinik einen Innovationsschub für die klinische und die klinisch-experimentelle Forschung.

Die Institutionalisierung der experimentellen Chirurgie hat hohen innovativen Wert, wenn die klare Absicht besteht, neue Ergebnisse der biologischen und medizinischen Grundlagenforschung aufzunehmen und sie in Zusammenarbeit mit der Klinik an experimentellen Modellen zu prüfen. Die Gefahr besteht in der Eigendynamik solcher Institutionen und ihrer Ausrichtung auf ganz bestimmte eigene Forschung. Dadurch werden der Klinik personelle und räumliche Ressourcen entzogen, oder es werden ihr sozusagen Fragestellungen, z.B. zum Zwecke einer Habilitation, aufgezwungen, oder die Fragestellung aus der Klinik bleibt auf der Strecke [5].

Ich wünsche für die Zukunft Forschungsgebäude, die auf Drittmittelbasis im Mietverfahren an klinische Forscher für Problemlösungen vergeben werden und die nach Abschluß des Forschungsprojektes für andere Projekte wieder verfügbar sind. Ich habe den Eindruck, daß die Deutsche Forschungsgemeinschaft diese Entwicklung favorisiert.

Lassen Sie mich ein Wort zum Tierschutzgesetz sagen, das 1987 in Kraft trat. Wir waren alle ob der Restriktionen entsetzt; Sorge kam auf, die Forschung würde erhebliche Einbußen erleiden. Das trat nicht ein, zumindest nicht in qualitativer Hinsicht, allenfalls kam es zu einer vorübergehenden quantitativen Einbuße. Als zeitweiliges Mitglied der Regierungskommission für die Zulassung von Tierversuchen konnte ich beobachten, wie die Anträge von Mal zu Mal fundierter, durchdachter, schlüssiger wurden. Durch Einsatz von Computermodellen bzw. Computersimulationen konnte die Zahl der erforderlichen Tiere reduziert werden.

Werfen wir kurz einen Blick auf die Entwicklung der Tierversuche an unserer Klinik (Abb. 1–3). Hier ist festzustellen, daß die Tierversuche um das Mehrfache in der Frequenz zurückgingen (Abb. 1), die wissenschaftlichen Publikationen (Abb. 2) und Dissertationen (Abb. 3) jedoch anstiegen. Eine Gruppe von eigenen Mitarbeitern entwickelte für die Notfall-Aus- und Weiterbildung Modelle, die das Tierexperiment zur Erlernung von manueller Geschicklichkeit und Therapiemethodik überflüssig macht. Dafür wurde die Gruppe mit dem Felix-Wankl-Tierschutzpreis ausgezeichnet.

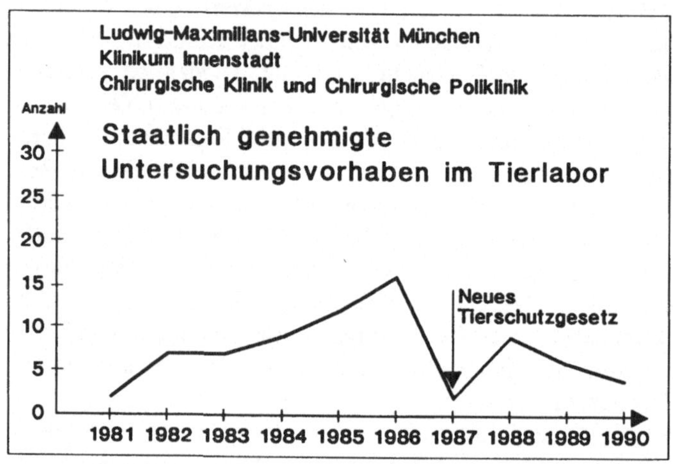

Abb. 1. Rückgang der Frequenz an Tierversuchen nach Inkrafttreten des Tierschutzgesetzes 1987

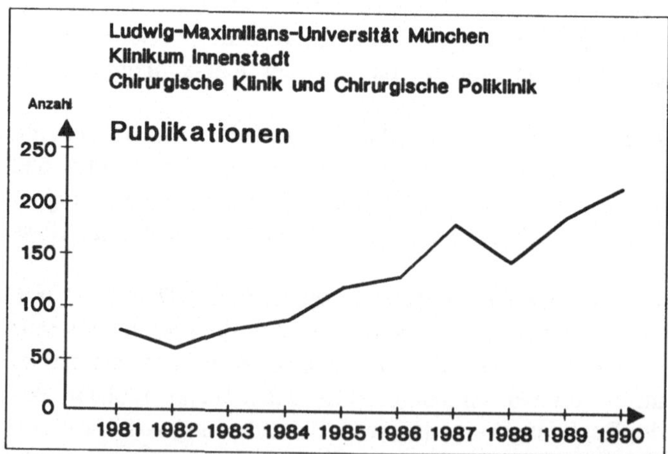

Abb. 2. Kontinuierlicher Anstieg an Publikationen trotz Restriktionen durch Tierschutzgesetz

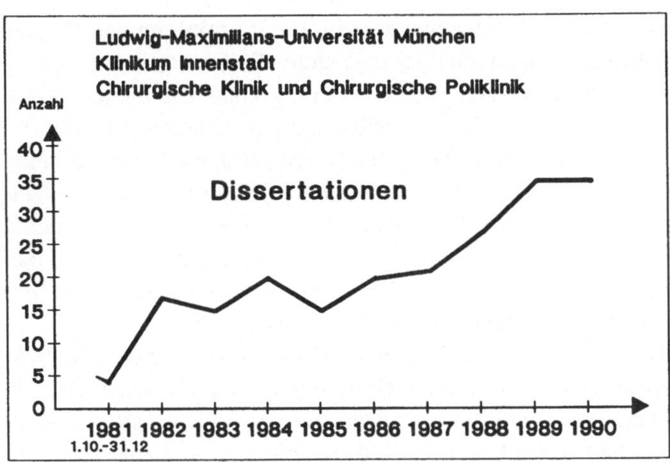

Abb. 3. Kontinuierlicher Anstieg an Dissertationen trotz Restriktionen durch Tierschutzgesetz

Mich erinnert die Auswirkung des Tierschutzgesetzes an die Energiekrise des Jahres 1973, als plötzlich ein riesiger Innovationsschub zur Entwicklung von energiesparenden Hochleistungsmotoren zu beobachten war, wovon die Industrie, der Verbraucher und unsere Umwelt nachhaltig profitierten.

Verstehen Sie mich nicht falsch: Wir benötigen weiterhin das Tierversuchsmodell. Unter dem Aspekt seiner klinischen Zweckmäßigkeit kann es auf verschiedene Weise den kranken Menschen dienen. Das Tierexperiment erlaubt die Austestung neuer und evtl. gefährlicher Diagnose- und Therapieverfahren. Es hilft, pathophysiologische Vorgänge in der Chirurgie aufzuklären und so zu einer besseren Therapie beizutragen.

Neben dem Tiermodell sollte jedoch der wissenschaftlichen Selbstkontrolle im Sinne dauernder Ergebniskontrollen, der kontrollierten klinischen Studie und der ethisch vertretbaren angewandten Forschung am Patienten ein ebenso hoher Stellenwert in der heutigen Forschung eingeräumt werden [7]. Durch den Einsatz der Computertechnik hat bereits und wird diese klinische Forschung noch einen erheblichen Zuwachs erfahren.

Krankenbehandlung

Unter Krankenbehandlung möchte ich die chirurgische Weiterbildung als Teil der Ausbildung zum akademischen Chirurgen subsumieren. Wir stehen vor einer neuen Weiterbildungsordnung, von der wir hoffen, sie möge nicht zum Auseinanderbrechen des Faches Chirurgie führen. In den USA liegt die Regelung der Weiterbildung in der Kompetenz der wissenschaftlichen Fachgesellschaften, wo sie auch hingehört.

Eine Universitätsklinik muß Schrittmacher sein für die Vermittlung von Wissen und Können im Gesamtfach, muß jedoch über eine sinnvolle Untergliederung jede Möglichkeit der Spezialisierung öffnen. Die Gliederung einer Universitätsklinik kann im Department-System mit mehreren selbständigen Abteilungen oder im Chairman-System mit spezialisierten Funktionseinheiten erfolgen. Ich habe beide Systeme in Leiterfunktion erlebt und kann nur feststellen, daß die Aus- und Weiterbildung im Chairman-System wesentlich leichter handhabbar ist. Beide Systeme müssen garantieren – das Department-System hat es da besonders schwer –, daß der Patient nicht in den Grauzonen zwischen Spezialisierung, Prestigedenken und Indikationsausweitung Nachteil erleidet.

Die Zusammenarbeit mit der Anästhesie hier in München ist als vorzüglich zu bezeichnen. Uns ist bewußt, daß sowohl die Chirurgie wie auch die Anästhesie die Intensivmedizin zur ärztlichen Weiterbildung dringend benötigt. Es gilt nicht, in berufspolitischen Kategorien zu denken. Es gilt, dem Chirurgen und Anästhesisten gleichermaßen die Pathophysiologie des chirurgischen Eingriffs durch Eigenverantwortung für den Intensivpatienten nahezubringen.

Eine ganz wesentliche Aufgabe der akademischen Chirurgie bildet die interdisziplinäre Arbeit. Sie wird bestimmt durch das Klima der Morgenbesprechung, der Stations- und Chefvisite, der Operationsindikationskonferenz, der Röntgenbesprechung, den Erfahrungsaustausch im Operationssaal, die Fortbildungsveranstaltungen sowie die interdisziplinären Spezialkonferenzen über den Einzelfall, wie gastroenterologische Konferenz, Polytraumakonferenz, Gefäßkonferenz, angiologische Konferenz usw. Eine Sonderstellung haben dabei die Morbiditäts- und Letalitätskonferenzen, die letztendlich nichts anderem dienen als der internen Qualitätskontrolle.

Lassen Sie mich zuletzt noch ein Wort zur praktisch-manuellen Ausbildung des akademischen Chirurgen sagen. Der akademische Chirurg gilt gerne – bei Stellenbesetzungen in Krankenhäusern der Grund- und Regelversorgung kommt das Argument oft an die Oberfläche – als weniger manuell erfahren, da sich operative Eingriffe auf eine Vielzahl von Assistenten verteilen und die Universitätsklinik mehr mit schwierigen Operationen, sog. Oberarzt- oder Chefeingriffen, konfrontiert wird. Ein Stück Wahrheit mag zugegeben sein. Andererseits zitiere ich nochmals M. Trede, der ein Bonmot wiedergibt: „Viel Operieren macht dumm!" „Gemeint ist damit", so fährt er fort, „wer nur operiert, ohne zu messen, zu kontrollieren und die Ergebnisse zu analysieren, der arbeitet letztendlich unwissenschaftlich" [6]. Ich möchte weitergehen: Wer einen Eingriff intellektuell bis ins letzte pathophysiologische Detail erfaßt, wird manuell nicht Schiffbruch erleiden.

Voraussetzung ist allerdings auch eine entsprechende Persönlichkeitsstruktur – das gilt für jeden Chirurgen [1]. Eine harmonische Operation bedarf eines Chirurgen, der in der Lage ist, aus seinen angeborenen und erworbenen manuellen Fähigkeiten, aus seinem dreidimensionalen Gefühl für die anatomische Situation und aus seinem Instinkt für drohende Gefahr einen Nutzen zu ziehen [1].

Die akademische Chirurgie hat auch zu lernen, daß sie nicht länger – so schreibt Allgöwer – herabsehen darf auf die manuelle Tätigkeit. Manuelle Tätigkeit muß zunächst am Modell, nicht am Menschen trainiert werden, z.B. am präparierten

Schweinedarm aus dem Schlachthof, am Kunststoffknochen und am Notfallmanagementtrainer [4]. Das Training darf sich wie im Hochleistungssport nicht nur auf einen gelegentlich absolvierten Kurs, es muß sich über eine lange Periode erstrecken [2, 3].

Natürlich kann nicht jeder es erlernen, Chirurg zu sein: Ein Grund ist das Fehlen natürlicher manueller Fähigkeiten, und der andere Grund ist phsychologischer Natur – die Schwierigkeit, eine gewisse Nervosität, Unsicherheit, Mangel an Mut und Risikobereitschaft zu überwinden [1].

Angst im Nacken verdirbt den chirurgischen Erfolg! Hier ist das Korrektiv des zur Weiterbildung Ermächtigten gefragt. Er hat frühzeitig die Empfehlung zum Wechsel in eine andere, eher konservative Fachrichtung zu gehen.

Der Weg zu akademischen Chirurgen ist lang und beschwerlich. Das lohnende Ziel führt über ein lebenslanges Engagement in Lehre, Forschung, Krankenbehandlung, in einem großen Maß an innerer Ausgeglichenheit und manueller Geschicklichkeit, in der Bereitschaft, ein Leben lang in Fortbildung zu stehen.

Literatur

1. Allgöwer M (1986) Equanimity of the surgeon. Simpson Memorial Lecture, Edinburgh
2. Barnes RW (1987) Surgical handicraft: Teaching and learning surgical skills. Am J Surg 153:422–427
3. Bevan PG (1986) Craft workshops in surgery. Br J Surg 73:1–2
4. Kanz KG, Deiler S, Ruhland B, Duswald KH, Eitel F, Schweiberer L (1989) Trauma Management, Trainer-Lehr- und Trainingseinheit für die Versorgung von polytraumatisierten Patienten. Chirurg 60:821–824
5. Schildberg FW, Jauch KW (1990) Chirurgische Forschung aus der Erfahrung des Klinikers. Chirurg 61:240–247
6. Trede M. Jentschura D (1990) Der Weg zum Chirurgen – an der Universitätsklinik. Langenbecks Arch Chir [Suppl] II:1275–1280
7. Wolner E (1990) Die Integration der chirurgischen Forschung in die Aus- und Weiterbildung zum Chirurgen. Chirurg 61:236–239

Schwerpunkt „Lehre“

Lernzieldefinition als Grundlage der Curriculum-Gestaltung

U. Bollag

Schmiedenstraße 27, CH-8840 Einsiedeln

Wenn gewisse Lehrbeauftragte an medizinischen Fakultäten sich gegen die Formulierung von Lernzielen auflehnen, weil sie dies mit Ausbildungsreformen gleichsetzen, machen sie sich eigentlich verdächtig, ihren Lehrauftrag nicht besonders ernstzunehmen oder den Umfang desselben nicht erkannt zu haben. Was ist denn besonderes daran, daß man sich bei einem Ausbildungsprogramm (Curriculum) fragt, wohin es führen soll, woraus seine Komponenten bestehen und wie sich der Studierende diese aneignen kann. Insofern als die Formulierung von Lernzielen einer pädagogischen Selbstreflexion innerhalb des Lehrkörpers einer Fakultät bedarf, kann natürlich schon von Reform gesprochen werden. Man halte sich nur das traditionelle Vorgehen vor Augen, welches darin besteht, daß sich die Ordinarien aus den verschiedensten medizinischen Disziplinen um möglichst viel Vorlesungszeit streiten und durch die Summe der ergatterten Stunden die Wichtigkeit ihres Faches zu erkennen geben. Demgegenüber bedeutet die Festlegung von Lernzielen, daß man sich mit den Interessen, Motiven und dem bisher erreichten Leistungsstand des Studierenden auseinandergesetzt hat.

Die gemeinsame Formulierung von Lernzielen ist in besonderer Weise dazu geeignet, den Lehrkörper einer Fakultät in didaktischen Belangen zu schulen.

Der Lernzielkatalog muß die Zusammenhänge zwischen Inhalten, Lern- und Lehrmethoden und Evaluation bestimmen und transparent machen (Tabelle 1).

Tabelle 1. Sinn und Zweck von Lernzielen

1. *Klarheit für die Studierenden* über die Zielsetzung der Ausbildung
2. *Klarheit für die Lehrverantwortlichen* über die Zielsetzungen des Unterrichts
3. Zielerreichung für Lerner, Lehrer und Ausbildungsprogramm *überprüfbar*
4. Vorgabe für die Wahl geeigneter *Unterrichtsformen, -medien und -situationen*
5. Ermöglichung der *Individualisierung* der Ausbildung

L. Schweiberer, J.R. Izbicki (Hrsg.)
Akademische Chirurgie

Lernzielkategorien

Die meisten Autoren unterscheiden 3 verschiedene Arten von Lernzielen.

Die allgemeinen oder institutionellen Lernziele

Sie umschreiben die durch den Lernenden zu erfüllenden *Funktionen.* Sie spiegeln gleichsam die übergeordnete Philosophie des Lehrinstituts wider.

Beispiel: Ziel der medizinischen Ausbildung ist die Befähigung zu ärztlicher Tätigkeit mit besonderer Berücksichtigung der Bedürfnisse der allgemeinmedizinischen Praxis.

Kommentar: In diesem Ausbildungsziel wird die Absicht erkenntlich, daß der *allgemeinmedizinische Handlungsbereich* höher gewertet wird als der Erwerb spezialistisch-medizinischen *Wissens.* Ebenso wird dem adäquaten Funktionieren als Arzt mehr Wichtigkeit beigemessen als etwa (nur) dem Memorisieren theoretischer Kenntnisse.

Die intermediären Lernziele

Sie beziehen sich auf die nach Abschluß der Ausbildung von einem Arzt auszuübenden *Tätigkeiten.* Die Summe dieser Tätigkeiten sollte es dem am Ende seiner Ausbildung angelangten Studenten erlauben, die übergeordneten professionellen Funktionen zu erfüllen.

Beispiel: Notfälle in der Praxis erkennen und situationsgerecht handeln.

Kommentar: Die *Bedingungen,* unter welchen Notfälle in der Praxis versorgt werden, unterscheiden sich von denjenigen in der Klinik.

Die spezifischen Lernziele

Sie entsprechen den *Aufgaben,* die genau ausgeführt werden müssen, damit sich bestimmte Tätigkeitsbereiche abdecken lassen.

Beispiele:

- Macht die Haut im Bereich der Riß-Quetsch-Wunde (RQW) unempfindlich (Anästhesie).
- Adaptiert die Wundränder mittels Nadel, Nadelhalter, Faden und Pinzette (Wundversorgung).

Die Formulierung eines Lernziels orientiert sich an einem bestimmten *Inhalt,* welcher unter gegebenen *Bedingungen* in eine *Aktivität* umgesetzt werden muß. Diese muß umschriebenen *Kriterien* genügen.

Da Lernziele direkt beobachtbar und überprüfbar sind (evaluierbar), werden sie auch als *operationale oder operationelle Lernziele* bezeichnet.

Taxonomie der Lernziele

Lernen läßt sich als Verhaltensveränderung aufgrund von Umwelteinflüssen definieren, wobei Kenntnisse, Fertigkeiten und Einstellungen/Haltungen entwickelt werden. Ohne genauer auf die Grundlagen moderner lernpsychologischer Theorien einzugehen, muß ein Lehrarzt wenigstens mit den Begriffen „kognitiv“, „sensomotorisch“ und „affektiv“ vertraut sein. Jeder dieser 3 Bereiche weist in sich Schattierungen auf, die mehr oder weniger komplexen intellektuellen Leistungen entsprechen.

Das reine Memorisieren und Rezitieren auf Geheiß entspricht einer primitiveren Stufe von *Kenntnissn* als Verstehen und schließlich die Umsetzung in die Tat. Die alleinige Imitation von Fertigkeiten im *sensomotorischen* Handlungsbereich ist geringer zu werten als die durch Üben und Erfahrung automatisch erfolgende Geste. Im *affektiven* Bereich beginnt der evolutive Prozeß beim Empfinden für das Vorhandensein eines bestimmten Phänomens hin zur Fähigkeit, dasselbe einzuschätzen und schließlich in einem Wertsystem einzuordnen (Abb. 1).

Die folgenden Beispiele, welche inhaltlich zueinander in Beziehung und mit dem chirurgischen Fachgebiet in Zusammenhang stehen, formulieren Lernziele im kognitiven, sensomotorischen und affektiven Fertigkeitsbereich. Sie leiten sich von primärärztlichem Denken und Handeln ab (Bedingung).

Kognitive Lernziele

1. Ist mit dem Prinzip der Fadenstärken vertraut, d.h. je höher die Zahl, desto feiner der Faden.

Kommentar: Inhaltlich geht es um die Zahlenklassifikation des chirurgischen Nahtmaterials. Die Bedingungen sind oben genannt (primärärztliche Handlungskompetenz). Einziges Kriterium ist, daß die Zahlenbezeichnung richtig mit dem Durchmesser des Fadens in Verbindung gebracht wird. Aus diesem Beispiel wird auch deutlich, wie eng die Beziehung zwischen (operationalem) Lernziel und Evaluation ist.

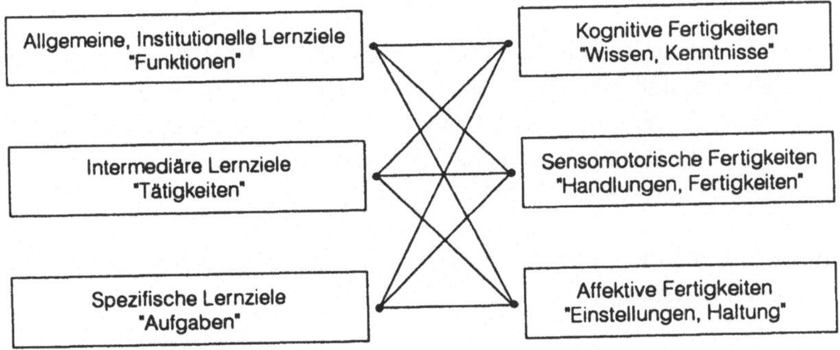

Abb. 1. Verhältnis von Lernzielkategorien zur Taxonomie

2. Definiert die Schweregrade von Verbrennungen/Verbrühungen.

Kommentar: Es handelt sich hier um die simple Wiedergabe von Wissen auf der untersten Stufe der Leistungshierarchie (Taxonomie). Die Leistungsdimension könnte bis zur theoretischen Anwendung des Wissens angehoben werden, indem man dasselbe Lernziel ergänzt: Definiert die 3 Schweregrade von Verbrennungen/Verbrühungen und kann die Prinzipien der Therapiemaßnahmen (Abkühlung, Schmerzbekämpfung, Infektionsprophylaxe und Flüssigkeitsersatz) erläutern.

Sensomotorische Lernziele

1. Demonstriert die Technik der Einzelknopfnaht (EKN).

Kommentar: Die Aktivität ist gegeben und das Kriterium selbstverständlich. Entweder wird die Technik der EKN beherrscht oder sie kann nicht ausgeführt werden. Frage: Soll der Faktor „Zeit“ als Kriterium in dieses Lernziel eingebaut werden? Und ganz allgemein: *Wie detailliert* soll ein (operationelles) Lernziel sein? Die Antwort lautet: So, daß sich eine unzweideutige Bewertung (Evaluation) in „Kriterium/en erfüllt“ bzw. „Kriterium/en nicht erfüllt“ vornehmen läßt. Ist dies nicht möglich, muß das Lernziel entweder verfeinert oder in mehrere Lernziele unterteilt werden.

2. Zeit an der Moulage, wie man eine Blase mittels Schere und Pinzette abträgt.

Kommentar: In diesem Beispiel erscheint eine Vorlage für die Wahl einer geeigneten Lernform – Lernen anhand von Modellen, Moulagen, Phantom etc. (s. Tabelle 1, Punkt 4).

Affektive Lernziele

1. Erklärt dem Patienten in einer für diesen verständlichen Sprache, wieso eine Riß-Quetsch-Wunde (RQW) am Kinn einer Naht bedarf.

Kommentar: Das Kriterium besteht im Wort „verständlich“. Das Wissen bzw. die Erfahrung, daß eine RQW am Kinn fast immer genäht werden muß (Klaffen der Wunde wegen Konvexität; Beanspruchung durch häufige Mundbewegungen; ästhetischer Anspruch des Patienten auf eine möglichst narbenlose Verheilung), wird gleichsam vorausgesetzt.

2. Trifft Maßnahmen, die die Angst des Patienten vor der Wundversorgung (WV) möglichst nehmen helfen.

Kommentar: Bei diesem Lernziel könnte das Fehlen von Kriterien bemängelt werden. Also sind sie zu nennen, z.B. „Erklärung des Prozederes“, „bequeme Lagerung“.

Natürlich lassen sich die wenigsten Phänomene eindeutig in eine kognitive, sensomotorische oder affektive Kategorie einordnen. Oft enthält ein Lern*ziel* Aspekte aus 2 oder allen 3 Bereichen (s. oben).

Auswahl der Lernziele

Lernziele sind mancherorts deswegen in Verruf geraten, weil sie von gewissen, meist nicht medizinisch geschulten Lehrern und Psychologen zum Selbstzweck erhoben worden sind – der pedantischen Formulierung ist mehr Bedeutung beigemessen worden als der Relevanz und Praktikabilität derselben.

Die Auswahl der Lernziele leitet sich von der *Berufsanalyse* ab: Welche Kenntnisse, Fertigkeiten und Haltungen erwarten wir von einem Arzt am Ende seines Studiums? Das Format eines Lernzielkatalogs wird natürlich geprägt vom allgemeinen Konzept und Struktur des Curriculums. In einem nach Fächern geordneten Curriculum, das einer strengen vertikalen Ordnung von den Grundlagenfächern über die Fächer der sog. Vorklinik bis zu den klinischen Fächern folgt, unterliegt die Auswahl der Lernziele den einzelnen Disziplinen. Nur allzu oft wird in solchen Fällen der Lernzielkatalog zum reinen Inhaltsverzeichnis, welches viel mehr quantitative als qualitative Eigenschaften aufweist. Diese „Abart“, einen Lernzielkatalog zu erstellen, ist mitverantwortlich dafür, daß die Formulierung von Lernzielen vielfach als mühsam und unsinnig empfunden wird. In einem problemorientierten Curriculum dagegen, welches interdisziplinäre Strukturen aufweist und die Inhalte sowohl vertikal (z.B. Grundlagenelemente und klinische Elemente eines Problems) wie horizontal (sich in einem Gesundheitsproblem verbergende Elemente aus verschiedenen klinischen Disziplinen) integriert, wird die Auswahl von Lernzielen anders getroffen. Man setzt sich zusammen und bespricht sämtliche Aspekte des Curriculums. In Lernziele aufgenommen werden nur diejenigen Elemente, welche *relevant* sind für die Erlangung einer allgemeinärztlichen Handlungskompetenz.

Literatur

Barrows HS, Tamblyn RM (eds) (1980) Problem-based learning. An approach to medical education. Springer, New York

Bloom BS (1973) Taxonomie von Lernzielen im kognitiven Bereich. Beltz, Weinheim Basel

Fakultät der Universität Bern (1988) Lernzielkatalog Chirurg/Notfallmedizin/Anaesthesiologie, 1. Ausgabe

Guilbert JJ, Paloscia Riccard EA, Ritson R (1987) Integrating learning by objectives with relevance to the health needs of the community. Med Educ 21:505–511

Mager RF (1973) Lernziele und Unterricht. Beltz, Weinheim Basel

Vermittlung problemorientierter Inhalte des Fachgebietes Chirurgie

H. Renschler

Prof. Dr., Schaaffhausenstr. 9, W-5300 Bonn 1

Das Ziel allen Lernens in der Medizin ist eine optimale Betreuung der Patienten durch den Arzt und seine Helfer. Es ist heute als Prinzip anerkannt, daß das Lernen in vollem Bewußtsein erfolgen soll, nur so kann es gesteuert und verbessert werden. Dies gilt auch für die Lehre, die nicht mit Lernen gleichzusetzen ist. Mit einer Vermittlung des Wissens wird vom Hörer nicht die Fähigkeit zu seiner Anwendung erworben.

Ich möchte daher zuerst einen Einblick in die Grundlagen der gegenwärtigen Situation der Ausbildung zum berufsfähigen Arzt in Deutschland geben, ehe ich das Lernen nach dem Fallsystem beschreiben werde. Der Grund des Jubiläums, die Einweihung der neuen Chirurgischen Klinik, stellt einen wichtigen Wendepunkt in der Geschichte der ärztlichen Ausbildung in Deutschland dar. Damals wurde die seit 1860 zum Problem gewordene große Zahl der Medizinstudenten auch in München mit der Verlagerung der „Klinik" von den Krankensälen in den großen und neuen Hörsaal anscheinend gelöst (Eulner 1968).

Dieselbe Lösung wurde in den davor zur Führung gelangten Wissenschaftszentren Leiden, Edinburg, Philadelphia und zuletzt Paris eingeführt. Das war in Leiden etwa in Jahre 1720, in Edinburg 1748, in Paris um 1810 und in Philadelphia 1828. Vierzig bis sechzig Jahre danach haben diese Zentren ihre regionale oder weltweite Führungsposition verloren. Wir haben uns seitdem an den Unterricht im Hörsaal gewöhnt, so daß seit etwa 1860 jeder neuen Generation von Hochschullehrern das Problem des Massenbetriebes als das ihre erscheint. Schon bald, noch vor dem ersten Weltkrieg, waren auch die in der Gründerzeit gebauten Hörsäle überfüllt, rückblickend wird diese Zeit als Idealzustand angesehen, und heute glauben sogar manche, diese Art der Lehre wäre Vorbild für die Welt gewesen.

Ziel meines Beitrages soll sein, daß Sie erkennen, daß die Methodik der ärztlichen Ausbildung zu einer wissenschaftlich begründeten eigenen medizinischen Disziplin geworden ist. In der Wissenschaft gibt es nur eine allgemein anerkannte Wahrheit und keinen Provinzialismus. Die allgemeinen Regeln wissenschaftlichen Arbeitens müssen daher auch in der Ausbildung angewandt werden. Ohne Kenntnis der theoretischen Grundlagen, des gegenwärtigen Standes der Wissenschaft nach den neuesten Publikationen, in den sich der eigene Stand einordnen läßt, ist keine Arbeit möglich. Nicht nur der Lehrer, sondern ganz besonders der Lerner selbst muß die Regeln kennen und ihre Anwendung beherrschen.

Da die Zeiteinheit für akademische Entwicklungen im Bereich der Ausbildung unter normalen Bedingungen ein Jahrhundert ist, ist zur Urteilsbildung ein ge-

L. Schweiberer, J.R. Izbicki (Hrsg.)
Akademische Chirurgie

schichtlicher Überblick über mehrere Jahrhunderte notwendig. Die eigenen Erfahrungen, und auch die der Lehrer, geben keinen Einblick in die eigene Lage. Unter normalen politischen und sozialen Bedingungen dauert die Entwicklung oder die Übernahme eines Ausbildungssystems – auch an der Harvard-Universität – ein Jahrhundert, in Deutschland noch länger. Die Prinzipien, die ich zur Fallmethode vortragen werden, würden ohne die Planwirtschaft, der wir unterworfen sind, eine allgemeine Umsetzung erlauben.

Die Diskussionen und die Entwicklungen, die Prof. von Ziemssen vor etwa 100 Jahren in Erlangen und in München eingeleitet hat, müssen auch heute noch diskutiert und bei der Gestaltung der Ausbildung berücksichtigt werden. Die Vorschläge von Friedrich von Müller, in das Medizinstudium die Methoden seines Patienten Kerschensteiner zu übernehmen, könnten auch heute noch umgesetzt werden, da sie zum Theorie-/Praxisbezug immer noch aktuell sind. Der Pädagoge Kerschensteiner hat das duale Ausbildungssystem zuerst in München in die Berufsschulen eingeführt. Ihrer Einführung in die berufliche Ausbildung verdankt Deutschland seinen gegenwärtigen Wohlstand.

Ich hoffe, daß Ihnen einige meiner Hinweise bei der Gestaltung Ihrer eigenen Lehrveranstaltungen unmittelbar helfen werden. Letztlich haben wir trotz der die medizinische Ausbildung beherrschenden Planwirtschaft und staatlichen Reglementierungen doch noch so viel Freiheit, daß jeder einzelne Hochschullehrer zumindest ein Seminar nach dem Prinzip des Fallsystems erfolgreich gestalten kann und damit seinen Studenten den Erwerb von bleibendem Wissen und Können ermöglicht. Bessere Chancen zur Umsetzung ergeben sich im Bereich der Qualitätssicherung, wo die Kassenärztlichen Vereinigungen nach § 136 des Gesundheitsreformgesetzes die Einrichtung von *Qualitätszirkeln* nach japanischem Vorbild planen.

Ich werde an den historischen Beispielen den Bezug der medizinischen Ausbildung zur Politik aufzeigen, um daraus die Forderung nach politischer Unterstützung in der gegenwärtigen Situation abzuleiten, ohne die keine Studienreform möglich ist. Verbesserungen auch der ärztlichen Ausbildung erfordern heute wissenschaftliche und nicht politische Begründungen! Ein weiterer Faktor bei der Erneuerung der Lehre ist der internationale Austausch von Erfahrungen, wie er auch bei dieser jetzigen Zusammenarbeit wirksam wird. Soweit die historischen Beispiele auch heute noch relevant sind und als Vorbild für Innovationen wirken können, werde ich darauf verweisen.

Das Lernziel der klinischen Ausbildung

Das Ziel allen Lernens in der Medizin ist eine optimale Betreuung der Patienten durch den Arzt und seine Helfer. Es läßt sich zeigen, daß die Aus-, Weiter- und Fortbildung dazu weniger beitragen, als üblicherweise angenommen wird. Die während der Zeit des Grundstudiums geltende und gelehrte Theorie ist bis zu der Zeit, wenn schon der Arzt im Praktikum sie erstmals selbständig bei der Betreuung seiner Patienten anwenden soll, bei den Theoretikern zu einem großen Teil überholt. Was in der Praxis gemacht wird, hängt von den jeweiligen Arbeitsbedingungen und dem dabei möglichen professionellen Weiterlernen ab. In viel stärkerem Maße als bisher müssen während der Grundausbildung die Methoden erworben werden, die für das spätere Weiterlernen erforderlich sind. Wenn der Lebensunterhalt von dem Erbringen der erwarteten Leistungen abhängt, lernt man sehr schnell.

Alle Aktivitäten müssen systematisch auf ihren an einem definierten Ziel orientierten Erfolg mit einem objektiven Meßinstrument überprüft werden. Bei einem Mißerfolg ist durch eine Änderung oder Verbesserung der Handlungen der Erfolg in der Zukunft zu sichern. Das gilt auch für die Ausbildung, in der bei jeder Planung oder Einrichtung einer Lehrveranstaltung deren Evaluierung berücksichtigt werden muß.

Der Erfolg der Studenten meines letzten Jahres vor meiner Emeritierung hat mir überzeugend die persönliche Erfahrung der Wirksamkeit des problemorientierten, fallbezogenen Seminares mit Arbeiten in kleinen Gruppen gebracht. Ich konnte darüber im Rahmen des Abdruckes eines Seminarbeitrages im Deutschen Ärzteblatt berichten (Renschler 1991). Die Studenten des Seminars haben dieses nach meinem Ausscheiden in eigener Regie fortgeführt und zur Betreuung andere Hochschullehrer aus Theorie und Klinik gewonnen.

Der Anschauungsunterricht

Der im Sinne der Approbationsordnung im Titel meines Beitrages verwendete Ausdruck „Vermittlung" läßt die theoretische Grundlage unserer Ausbildung erkennen. Ziemssen stellte im Jahr 1898 fest, daß unsere Ausbildungsmethode nicht dem wissenschaftlichen Fortschritt gefolgt ist und noch denselben didaktisch-demonstrativen Charakter wie bei Boerhaave hat (v. Ziemssen 1898). Daran hat sich bis heute nichts geändert. Boerhaave, der zunächst Theologie studiert hatte und 1691 in Philosophie promoviert wurde, war ein ausgesprochener Büchergelehrter. Vor seiner medizinischen Promotion im Jahre 1693 hat er keine medizinischen Vorlesungen gehört und nie bei einer Patientenbetreuung zugesehen.

Für die Theorie, auf der Boerhaave seine Lehre aufgebaut hat, glaube ich, eine Quelle und damit das Vorbild für unsere gegenwärtige Unterrichtsmethode gefunden zu haben. Boerhaave hatte als Waise eine schwere Jugendzeit mit finanziellen Schwierigkeiten. Auf dem Boot, auf dem er zur Promotion nach Harderwijk reiste, wurde sein Name registriert, da er sich in eine wissenschaftspolitische Diskussion eingeschaltet hatte. Seit 1677 waren an der Universität von Leiden Diskussionen über Descartes verboten, Descartes hatte sich 1629 für die Existenz angeborener Ideen ausgesprochen und war im Jahre 1642 von Comenius in Holland besucht worden. Im Gegensatz dazu hatte John Locke im Jahre 1689 dann am Ende seiner politischen Emigration nach Holland Descartes widersprochen und mit dem empirischen Sensualismus eine erkenntnistheoretische Begründung für das Belehren geschaffen und das Bestehen angeborener Ideen abgelehnt. „Nichts ist im Verstand, was nicht vorher in den Sinnen gewesen ist." Dementsprechend schlägt er in seinen Ratschlägen zur Erziehung vor, den Kindern Beispiele vor Augen zu führen und ihnen diese zu erklären. Er kennt aber auch die Tatsache, daß Kinder von sich aus lesen und schreiben voneinander lernen und daß man sie daran nicht hindern kann (Locke 1693).

Mit dem Rektorat von 1714, während dem er den klinischen Unterricht übernommen hatte, hatte Boerhaave unangefochten die höchste Position der Universi-

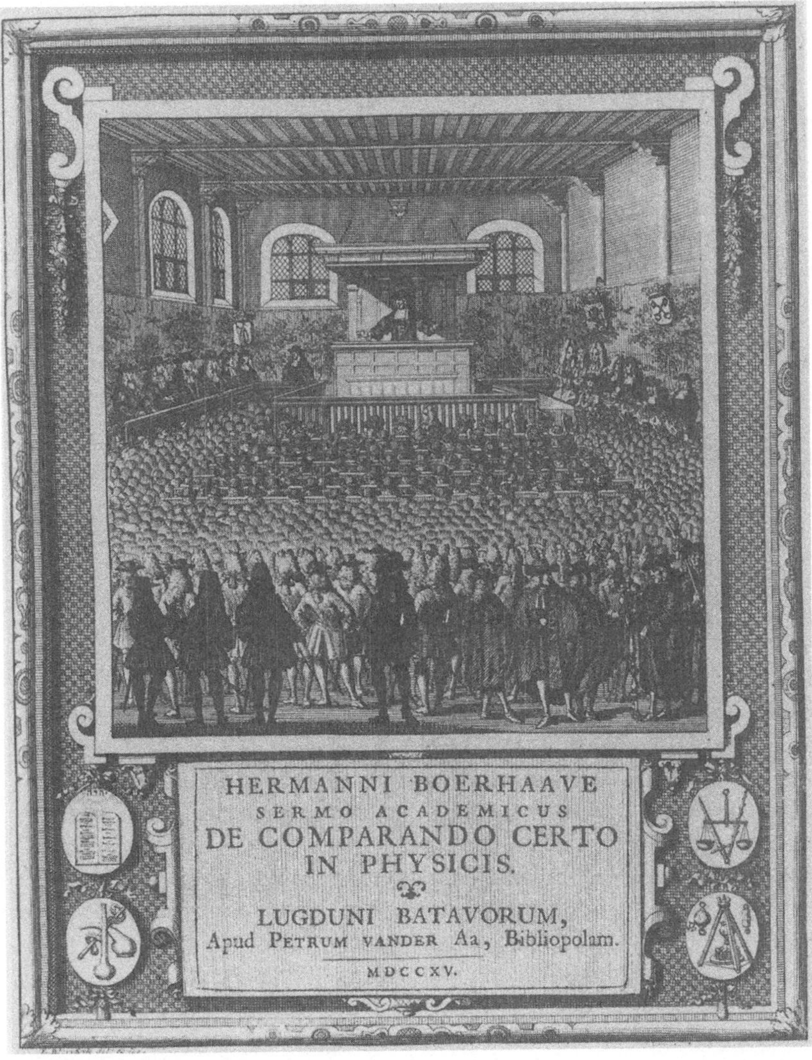

Abb. 1. Boerhaave, Rektoratsrede (Titelkupfer)

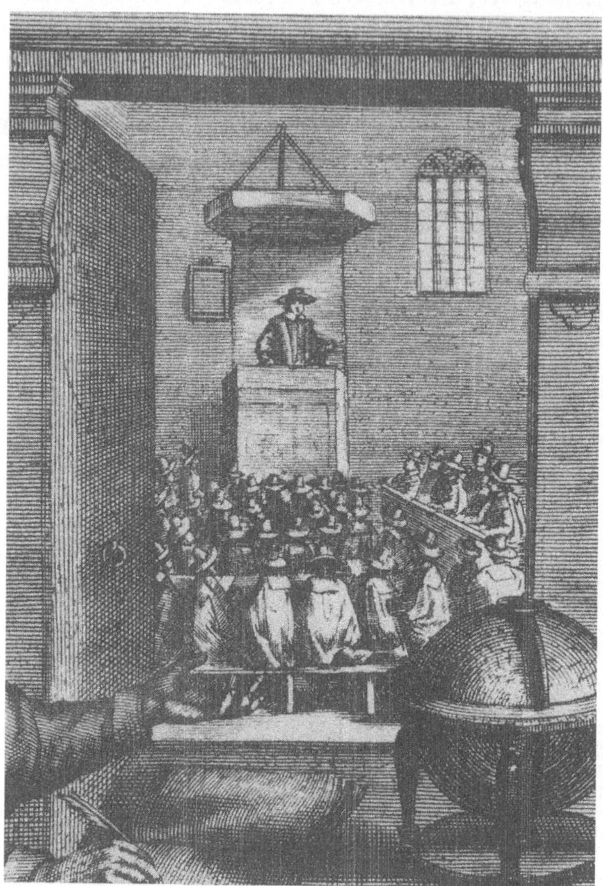

Abb. 2. Comenius, Didactica omnia (Titelkupfer, Ausschnitt)

tät von Leiden inne. Er konnte jetzt mit dem Titelkupfer seiner Rektoratsrede ein Bekenntnis ablegen (Boerhaave 1715). In dieser setzte er sich in Gegensatz zur Ansicht von Descartes, dessen frühere Leistungen er zwar anerkannte, aber herausstellte, daß sie durch die Entwicklungen der vorangegangenen 70 Jahre überholt worden seien. Natürliche Phänomene sollten nach der Beobachtung und Erfahrung beurteilt werden. Noch 3 Jahre danach wurde ihm deswegen der Vorwurf gemacht, daß er eine der Kirche gefährliche Irrlehre vertreten habe (Lindeboom 1968).

Die Titelkupfer waren Instrumente der Meinungsäußerung der Autoren. Boerhaave sieht sich als Prediger, der einer unübersehbaren Menge von Zuhörern seine Lehre verkündet (Abb. 1).

In fast gleicher Weise stellt sich Comenius, der ebenfalls Theologe war, auf dem Titelkupfer zur Zusammenfassung seiner didaktischen Werke dar, die 1657 im nahen Amsterdam erschienen war (Abb. 2) (Comenius 1657).

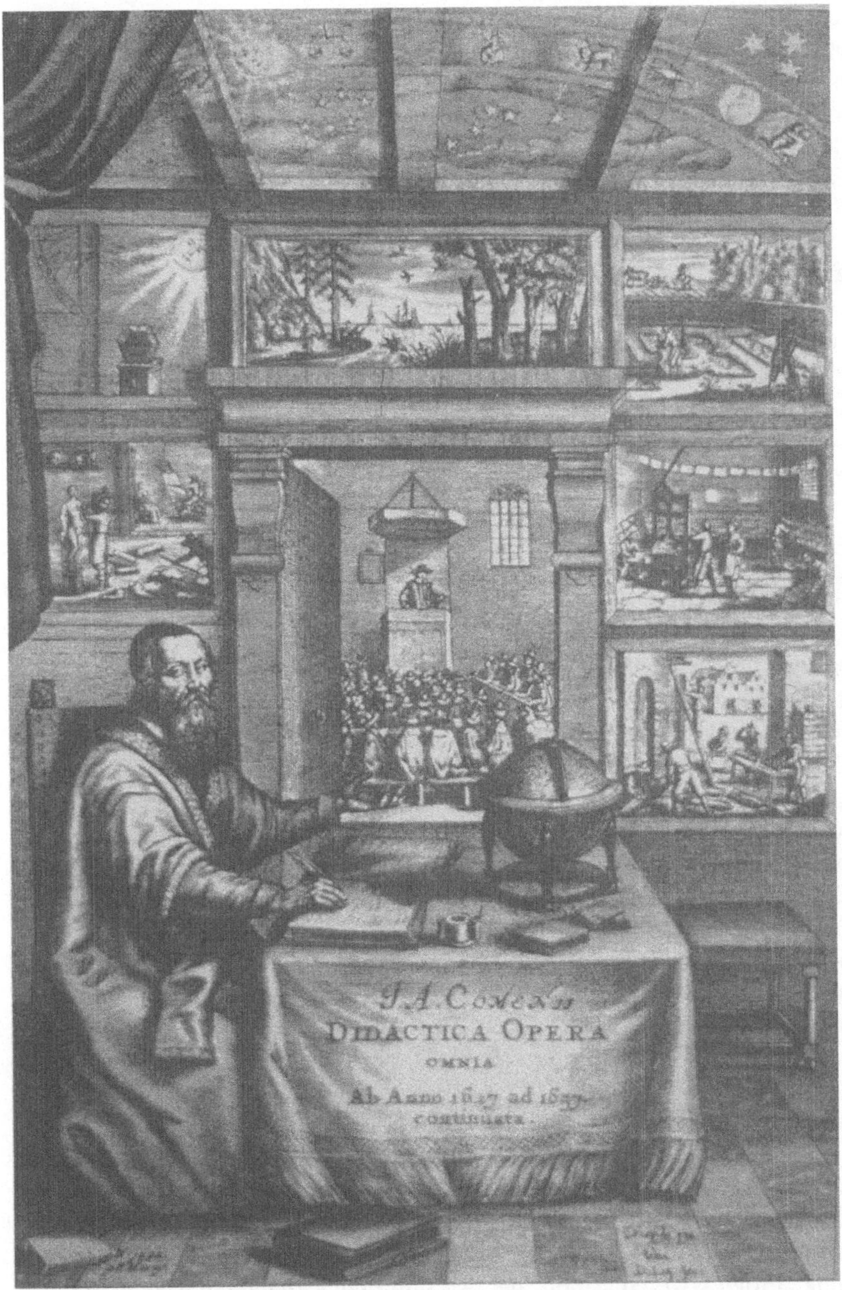

Abb. 3. Comenius, Didactica omnia (gesamtes Titelkupfer)

Während Boerhaave sich in einem akademischen Hörsaal fern von allem Leben darstellt, sieht sich Comenius inmitten des gesamten Erdkreises (Abb. 3). Sein

Prinzip war, daß „allen alles gelehrt" wird. Er hat dazu den Anschauungsunterricht für große Klassen entwickelt. Ehe die Hypothese der Übernahme der Unterrichtsmethode von Comenius durch Boerhaave angenommen werden kann, sind weitere, in Einzelheiten gehende Untersuchungen notwendig.

Der Anschauungsunterricht ist als Lehrmethode in der Approbationsordnung festgelegt. In § 2 heißt es: „Bei den praktischen Übungen soll die notwendige praktische Anschauung gewährleistet sein."

Medizinische Ausbildung und Pädagogik

Auf welche Lerntheorie können wir heute zurückgreifen? Leider gibt uns die Pädagogik hierfür nur wenig Hilfe. Ihr wichtigstes Ziel ist, den „guten Menschen" heranzubilden, der sich aber nach jeder Landtagswahl ändern kann. Der Pädagoge Keck drückt das so aus: „Pädagogisch-professionelle Tätigkeiten werden mehr oder weniger an Tugendkatalogen festgemacht" (Keck 1991).

Als wissenschaftlich begründete Pädagogik hat uns der Behaviorismus die „Fragen mit Auswahlantworten" beschert, die bei ihrer alleinigen oder überwiegenden Anwendung großen Schaden anrichten. Schon A. Flexner, der Pädagoge war und sehr wesentlich zum Aufstieg der medizinischen Ausbildung und Wissenschaft in Nordamerika beigetragen hat, hat den Behaviorismus und besonders das mechanische Testen abgelehnt (Flexner 1930).

Es besteht heute Einigkeit darüber, daß die ärztliche Kompetenz nicht durch das Anhören von Vorlesungen erworben wird, sondern von der Art und Zahl der während des Lernens verantwortlich betreuten Patienten abhängt. Der Pädagoge Röhrs, Heidelberg, drückt das ohne jeden Bezug zur Medizin so aus: „Lernen ist ein Prozeß permanenter Erfahrungsaufarbeitung, was voraussetzt, daß an Erfahrungen angeknüpft werden kann" (Röhrs 1977). Daraus ergibt sich, daß ohne eigene Erfahrungen nichts gelernt wird. Dies gilt für die ersten 6 Jahre unseres Medizinstudiums. Die Hoffnung, während dieser Zeit wenigstens die Theorie gelernt zu haben, trügt, denn die ohne unmittelbare Anwendung abstrakt gelernte Theorie kann nicht bei der Lösung klinischer Probleme verwendet werden, ist also für das Berufsleben nutzlos.

Die Reformpädagogik

Als theoretische Grundlage der gegenwärtig modernen Ausbildungsmodelle, die sich aber nur langsam auszubreiten beginnen, ist die Lernmethode anzusehen, die bei uns in Europa als Reformpädagogik bezeichnet wird und in den USA die Bezeichnung „Progressive Education" hat. Als ihre Entwicklungszeit werden die Jahre zwischen 1880 und 1930 angesehen. Der bedeutendste Wissenschaftler war Dewey. Zur Überwindung der Schule erfolgt dabei eine Gestaltung des Lernens angesichts der Anforderungen des Lebens. Bei uns bleiben Patienten und Studenten noch über ein weiteres Jahrhundert getrennt. Die jetzt in Stahlbeton gebauten Kliniken halten so lange und ihre Hörsäle müssen benutzt werden, da es nicht genügend Arbeitsplätze für die Studenten im Patientenbereich gibt. Dort müßte der wichtigste Teil der Ausbildung erfolgen. Die deutsche Industrie hat neuerdings begonnen, die Lehrlingsausbildung aus der Lehrwerkstatt teilweise an die Produktionseinrichtungen zu verlegen.

Es zeigt sich, wie bei der Beschreibung der einzelnen Komponenten ausgeführt wird, daß seit der Einführung des Unterrichts am Krankenbett in die universitäre Ausbildung der Ärzte, mit deren Einführung nördlich der Alpen erstmals 1591 während des Freiheitskrieges der Niederlande in Leiden begonnen worden ist, alle weiteren wichtigen Entwicklungssprünge im sozialen Rahmen von Freiheitskriegen, Revolten, Aufständen oder Revolutionen stattgefunden haben. Dies ist für die Zeit, bis zu der die klinische Ausbildung mit den 1795 eingeleiteten Lehrplänen vollendet wurde, aus den Geschichtswissenschaften wenigstens im großem Rahmen zu belegen und wird bei der Beschreibung der einzelnen Komponenten jeweils in kurzen Umrissen ausgeführt.

Eine besondere Erklärung des politischen Hintergrundes erfordert bisher noch die konsequente Einführung des „Problem-based learning" durch die Medizinschule der McMaster-Universität in Hamilton, Ontario. Geoffrey Norman, dem ich die Frage nach einem möglichen revolutionären Hintergrund gestellt hatte, schreibt jetzt dazu: „Zum Verständnis des Phänomens des ‚Problem-based learning' gehört das Verständnis der Entstehungszeit, die mit Studentenaufständen, wie ‚Paris riots' oder ‚Kent State' (wo es am 4. Mai 1970 vier Tote beim Eingreifen der Nationalgarde gegen Studentendemonstrationen auf dem Campus der Staatsuniversität in Kent, Ohio gab), mit Vietnam und Woodstock (3tägige Veranstaltung im August 1969 mit Rockmusik und freiem Lebensstil von 500 000 jugendlichen Teilnehmern auf einer Wiese im Staat New York) sowie mit dem Hall-Dennis-Report und Illichs ‚Deschooling Society' charakterisiert ist" (Norman 1991).

Das Problem-orientierte Fallsystem

Die natürliche Lernmethode für den Erwerb der klinischen Kompetenz ist das Problem-orientierte Fallsystem, das ich vorstellen möchte. Mit einem Problem sind nicht Schwierigkeiten gemeint, ein Problem ist eine Aufgabe, für die der jeweilige Arzt keine fertig abrufbare und unverändert anwendbare Lösung bereit hat (Tabelle 1).

Geschichtliche Entwicklung der klinischen Ausbildung

Meine Beschäftigung mit der Systematik der Fallmethode ging von Diskussionen aus, die ich zwischen 1984 und 1988 mit dem Dekan der Medizinschule von Harvard, Dean Tosteson, hatte. Er wies zu Recht darauf hin, daß die jetzige Einführung der Fallmethode auf einen Vortrag von Cannon zurückgeht, den dieser am 5. März 1900 in Boston gehalten hat (Cannon 1900).

Tabelle 1. Problem

Ein Problem ist:	Jede einzelne definierte Aufgabe, für die der Arzt keine fertige, abrufbare, unverändert anwendbare Lösung bereit hat und für die kein Zusammenhang mit anderen Problemen oder deren Ursachen erkennbar ist. Alles, was eine Behandlung durch den Arzt und seine Mitarbeiter benötigt, benötigt hat oder benötigen wird, wenn es das körperliche oder psychische Wohlbefinden beeinträchtigt, beeinträchtigt hat oder beeinträchtigen wird. Die Ursache, die ärztliches Handeln veranlaßt.
Ein Problem kann sein:	– Beschwerden eines Patienten – Krankhafter Befund – Gestörte Körperfunktion – Mögliche oder nachgewiesene Erbanlage – Biologisches Alter – Störender Einfluß aus der physikalischen, chemischen, biologischen oder sozialen Umwelt des Patienten – Diagnostizierte Krankheit – Überstandene Krankheit
Jedes Problem soll	vom Arzt bis zur höchsten Stufe der Erkenntnis, zu einer kausal begründeten Diagnose, gebracht werden.

Meine Arbeitshypothese war, daß, wenn die Fallmethode so gut ist, wie wir das heute annehmen, sie doch vielleicht schon vor der Übernahme aus der Ausbildung der Juristen von Harvard im Jahre 1900 in die der Mediziner hätte benutzt worden sein können. Beweise hierzu lieferte mir eine um viele Jahrhunderte zurückgehende Studie, deren Ergebnisse bei den folgenden Ausführungen benutzt werden.

Die Entwicklung der universitären Ausbildung am Krankenbett nahm 1636 ihren Ausgang in Leiden und Utrecht. Boerhaave (1668–1738; klinischer Unterricht ab 1714) übertraf seine Vorgänger und verschaffte seiner Methode Weltgeltung. Die jetzt besser als Fallsystem bezeichnete Ausbildungsmethode wurde mit den im Jahre 1795 in Montpellier, Paris und Berlin eingeleiteten Studienplanänderungen vollendet. Neu ist seitdem nur der von der kanadischen McMaster-Universität ausgehende systematische Einsatz der Gruppendynamik.

Um auf die Suche zu gehen, mußte ich definieren, was ich finden wollte (Tabelle 2).

Barrows wies darauf hin, daß mit der Fallmethode je nach Art der begleitenden erzieherischen Maßnahmen sehr unterschiedliche Lernerfolge erzielt werden (Barrows 1986). Er kategorisierte vier Lernziele, für die er einen numerischen Wert zwischen null und fünf einsetzte. In der einfachsten Einsatzart, der Fallvorstellung in der Vorlesung, kann nach seiner Einschätzung summarisch ein Erfolg mit dem

Wert drei erzielt werden. Bei optimaler Unterstützung und Aktivierung der Studenten können 25 Punkte erzielt werden. Diese Form entspricht mit geringen Abweichungen einer Lernform, die im folgenden als „Fallsystem" definiert wird.

Ich zeige die 6 Komponenten der Fallmethode auf, die damit zum Fallsystem wird (Tabelle 3). Diese Reihenfolge ist weitgehend historisch begründet und gibt eine Gliederung der weiteren Abhandlung. Meine Kategorisierung erfolgt nach den Prinzipien, die heute als Voraussetzung für ein Lernen mit anhaltendem Erfolg angesehen werden. Sie entsprechen der kognitiven Lerntheorie und der bei uns „Reformpädagogik", in den USA „Progressive Education" bezeichneten Methode (Röhrs 1977).

Zu jeder dieser Komponenten finden sich zahlreiche theoretische und empirische Publikationen. Die jeder Komponente entsprechende Anzahl der Literaturstellen ist in der letzten Spalte der Tabelle 3 angeführt. Ergebnisse empirischer Untersuchungen liegen in 17 Publikationen vor. Von den insgesamt 152 Zitaten zur Fallmethode können nur wenige zitiert werden.

Tabelle 2. Definition der Fallmethode

Lernen bei der Lösung ärztlicher Probleme:
– an den vom Lehrer demonstrierten Patienten – an Darstellungen von Patienten – an „standardisierten" Patienten – an zugeteilten, wirklichen Patienten

Tabelle 3. Die 6 Komponenten der klinischen Ausbildung mit der Fallmethode

	Anzahl der Publikationen
1. Demonstration von Patienten	24
2. Freier Kontakt mit den in den Unterricht einbezogenen Patienten	12
3. Verantwortliche Betreuung von Patienten	24
4. Integrierter Wissenserwerb: Lernen von Grundlagenwissen in Verbindung mit der Lösung von klinischen Problemen	46
5. Dokumentation und Bewertung der Arbeit	46
6. Mitarbeit bei patientenbezogener Forschung	18

Beschreibung der 6 Komponenten des Fallsystems

Komponente 1

Demonstration von Patienten

Als erste Komponente wurde die Demonstration von Patienten eingeführt, die seit 1637 in Leiden und in Utrecht erstmals nördlich der Alpen in der universitären Ausbildung von Ärzten verwendet wurde und die nach 1714 durch Boerhaave in Leiden Weltbedeutung erlangt hat.

Ein erster Antrag der medizinischen Fakultät von Leiden auf Einführung eines klinischen Unterrichtes nach dem Vorbild von Padua vom 4. 12. 1591 war von den Kuratoren der Universität nicht beantwortet worden. Regulärer Unterricht am Krankenbett durch Universitätsprofessoren wurde in Mitteleuropa dann erst 1637 gleichzeitig in Utrecht und Leiden aufgenommen. Diese Veranstaltungen (Collegio medico-practicum oder „Exercitien") hatten unterschiedlichen Erfolg. Berühmt waren sie unter F. de le Boé (Sylvius, 1614–1672) in Leiden, der sie von 1658–1672 täglich abhielt und eine große Zahl von Studenten anzog. In seinen Schriften hat er ausführliche Beschreibungen und Verlaufsbeobachtungen von 32 Patienten hinterlassen (Le Boé 1681).

Unter Boerhaave, der außer der klinischen Medizin auch die Lehrstühle der Botanik und Chemie hatte, erlangte der Unterricht am Krankenbett in Leiden weltweit Ruhm und Anerkennung. Er schuf mit den 2mal pro Woche stattfindenden Demonstrationen der 12 Patienten des Cäcilia-Gasthuises ein bis auf den heutigen Tag nachgeahmtes Modell. Wie er unterrichtet haben könnte, geht aus einer von ihm veröffentlichten Beschreibung eines Falles von Ösophagusruptur, auch Boerhaave-Syndrom genannt, hervor (Boerhaave 1724). Obwohl es sich um einen gedruckten Text handelt, spricht Boerhaave oft den Leser direkt an, indem er ihn zum Nachdenken auffordert und ihm Fragen stellt. Dieser Teil nimmt etwas mehr als eine der 20 Seiten des Textes ein. Infolge der zunehmenden Hörerzahl mußte in den geräumigen Krankensälen, die jetzt erstmals öffentlich zugänglich sind, Galerien für die 80–100 Studenten eingebaut werden. Bei 2mal 2 Stunden Unterricht und 12 Patienten müssen die Interaktionen des einzelnen Studenten mit Patienten und Professor gering gewesen sein (Lindeboom 1968).

Diese Lehrmethode wurde von seinen Schülern sehr rasch nach Edinburg und von dort schon im Jahre 1765 nach Philadelphia übertragen. Im deutschen Sprachgebiet wurde sie zuerst im Jahre 1754 durch den Schüler von Boerhaave, de Haen, in Wien eingesetzt und ist bis zum Jahre 1831 auch an allen deutschen Universitäten eingeführt worden. Den Anfang machte 1780 das damals zu Österreich gehörende Freiburg. Als letzte richteten Greifswald und Gießen eine Universitätsklinik im Jahre 1830 bzw. 1831 ein. Die Schweizer Fakultäten folgten erst 1833–1835.

Es gibt wenig Untersuchungen, die die Effizienz der klinischen Vorlesungen in bezug auf das ärztliche Denken, auch Problemlösen oder im englischen Sprachgebrauch als „reasoning" bezeichnet, nachweisen. Van Rossum und Mitarbeiter untersuchten in Leiden, wie die Vorstellung eines einzelnen Patienten in der Vorlesung die Fähigkeit zur Diagnose von Fallsimulation beeinflußt. Von Studenten, die in der Vorlesung anwesend waren, wird ein Fall mit derselben Diagnose signifikant öfter richtig diagnostiziert als von den nicht in der Vorlesung anwesenden Studenten. Bei anderen Fällen mit ähnlicher Diagnose stellten aber die nicht anwesenden Studenten häufiger die richtige Diagnose. Die Erinnerung an einen in der Vorlesung vorgestellten Patienten beeinträchtigt die freie Entscheidung und verführt zu falschen Diagnosen. Auch die Begleitumstände des vorgestellten Falles tragen zur Fehlleistung bei. Ein Transfer des Lernerfolges konnte nicht einmal innerhalb des Bereiches ähnlicher Diagnosen, in diesem Fall abdominale oder kardiopulmonale Erkrankungen, nachgewiesen werden.

Politischer Hintergrund: Der blutige Freiheitskampf der Niederlande dauerte von 1568–1648 mit einem Waffenstillstand von 1609–1621. Während dieser Zeit wurden Zwistigkeiten zwischen den Provinzen ebenfalls blutig ausgetragen. 1591 begann die Gegenoffensive gegen Spanien, 1621 die Eroberung der Provinzen Nordbrabant und Limburg. Leiden erhielt für die Tapferkeit seiner Verteidiger während der Belagerung von 1573/4 im Jahre 1575 die Universität.

Substitution von Patienten

Für das Lernen sind nicht nur wirklich kranke Patienten geeignet, sondern auch simulierte Patienten, die heute standardisierte Patienten genannt werden. Von 67% der Medizinschulen der USA werden zur Zeit standardisierte Patienten eingesetzt.

Es hat sich gezeigt, daß es außer freiwilligen Gesunden genügend Patienten gibt, die sich zur Verfügung stellen. Diese bieten dann pathologische Befunde. Da sie besonders geschult sind, die Aktivitäten der Studenten oder der Ärzte zu erfassen und zu bewerten, sind sie besonders für Rückmeldungen oder Evaluationen geeignet. Sie können dadurch selbständige Aufgaben in der Ausbildung durchführen. Die durch Vermittlung von „Patienten-Instruktoren", die zuerst von den Studenten in einer Simulation betreut wurden, erlernten Fertigkeiten in der Patientenberatung waren im Vergleich zu einer Ausbildung mit Vorlesungen und Diskussionen nach 6 Monaten signifikant besser (Levenkron et al. 1990). Es ist damit zu rechnen, daß standardisierte Patienten nicht nur zur freiwilligen Überprüfung der Qualität der ärztlichen Praxis, sondern auch zu Prüfzwecken eingesetzt werden.

Es können aber auch Beschreibungen oder bildliche Darstellungen von Patienten zum Lernen verwendet werden, letztlich formalisierte Körperfunktionen, die von einem Computer in zeitliche Abläufe der relevanten Parameter umgesetzt werden. Sie werden unter dem Begriff der Simulationen zusammengefaßt. Dazu gehören schriftliche oder computerisierte Fallsimulationen, die als „Patient Management Problem" (PMP) sowohl bei der Ausbildung als Lernmittel als auch seit 1961 vom National Board of Medical Examiners in den USA zur schriftlichen Prüfung verwendet werden. Für die Gestaltung aller Arten von Simulationen ist wichtig, daß sie stets auf realen Fällen beruhen und nicht auf den Erfindungen der Dozenten. Es soll auch immer der dargestellte Fall als einmalige Persönlichkeit zu erkennen sein.

Komponente 2

Freier Kontakt mit Patienten

Diese Komponente kann daher unter Bezug auf die als „Substitution von Patienten" beschriebene Methode auch als „Freier Zugang zu Patienten oder deren Daten" bezeichnet werden.

Alle 5 Professoren, die 1726 bei der Gründung der medizinischen Fakultät von Edinburg berufen wurden, hatten unter anderen Universitäten auf dem Kontinent auch Leiden besucht und bei Boerhaave die Klinik gehört. Sie haben in Edinburg seit 1738 klinische Demonstrationen bei den 32 Patienten der Lehrstation durchgeführt. Rutherford zog mit dieser Veranstaltung 1748 in das „Operating Theatre" der neugebauten Royal Infirmary, das Plätze für 2–300 Studenten hatte. Ab 1750 hatten die Studenten die Möglichkeit des freien Zugangs zu Patienten. Zeitweilig wurden die Fallberichte von den zwei seit 1750 als „Clerk" angestellten Medizinstudenten diktiert. Später (1783) kam noch die Pflicht dazu, die Beschäftigung mit Patienten zu dokumentieren, was als Grundlage für die Besprechung der Patienten in der Vorlesung diente. Damit konnte zeitweilig das Problem des Mißverhältnisses zwischen der Zahl der Studenten und der der Patienten gelöst werden. Der Kampf der Studenten um den Zugang zu den Patienten mit der Krankenhausverwaltung, die daraus Gewinne zog, aber auch die Patienten schützen mußte, zog sich über mehr als 30 Jahre hin.

Risse konnte 14 Fallbücher aus den Jahren zwischen 1770 und 1800 auswerten, die zwischen 33 und 104 Fälle enthielten (Risse 1986). Die Fallberichte der Studenten waren so genau, daß die Abnahme des Körpergewichtes in Abhängigkeit von der Gabe von Digitalis, die 1783 in Edinburg eingeführt worden war, berechnet werden konnte. Das Aufzeichnen der Krankengeschichten mit Verlaufsbeobachtungen hält Risse für die nächstbeste Erziehungsmethode, wenn keine direkte Mitarbeit der Studenten („hands-on approach") möglich ist. Es ist zu hoffen, daß die Methode von 1783 bald von einigen Kliniken in die Ausbildung der deutschen Medizinstudenten eingeführt wird.

Von vielen Institutionen werden jetzt Fallbeschreibungen in einer für das Lernen geeigneten Form bereitgestellt. Diese enthalten sowohl automatische Rückmeldungen über die Qualität der Arbeit der Studenten, als auch Hinweise für die Gruppenarbeit und deren Bewertung. Für die Anwendung in der eigenen Fakultät können die Namen von Klinikern angegeben sein, die den Studenten als Experten für die Beratung bei speziellen Fragen zur Verfügung stehen. Eine besondere Form als Vorbereitung auf die ersten Begegnungen mit Patienten stellt die an der McMaster-Universität entwickelte „Problem Box" dar. Diese kann außer der Beschreibung des Patienten Dokumentationen, etwa in der Form eines Tonbandes mit dem Interview des Patienten, besonders aber alle Befunde, wie Röntgenaufnahmen, EKG, Herzkatheterberichte usw. in originaler Form enthalten. In der neueren Fassung werden den Studenten keine Fragen oder Aufgaben gestellt, sie müssen die Formulierung der Probleme, die zu erlernen die größte Schwierigkeit darstellt, selbst finden.

Für die Dozenten des neuen Studienganges „New Pathway" der Harvard Medical School wurden nach den eigenen Erfahrungen und umfangreichen Literaturstudien Empfehlungen für die Gestaltung von Übungsfällen auf der Grundlage von Krankenblättern wirklicher Patienten erarbeitet. Allein die Bibliographie für die dabei zu berücksichtigende Theorie der Entscheidungsfindung umfaßt 87 Zitate. Aus der Lernmittelsammlung von Harvard werden 78 gedruckte Fälle aus 9 Fachgebieten und zahlreiche computerisierte Fallsammlungen zum Kauf angeboten.

Eine Reihe von Hochschulen hat sich in Nordamerika zu Arbeitsgemeinschaften für die Erstellung und den Austausch von Lehrmaterial zusammengefunden (Health Sciences Consortium, Northeast Medical School Consortium), von deren Produktion besonders computerisierte Fallsimulationen interessieren. Diese werden aber auch auf kommerzieller Basis oder in Verbindung mit einzelnen Fakultäten produziert und vertrieben. In meinem in Englisch abgehaltenen Seminar „Introduction into Clinical Medicine" haben sich über viele Jahre alle angegebenen Formen, die wir aus Nordamerika bezogen haben, bewährt und zu dem erwünschten Verhalten der Studenten und einem entsprechenden Lernerfolg geführt.

Als weiteres Beispiel sei das Weiterbildungsprogramm für Nuklearmedizin der USA angeführt. Dort wird gefordert, daß eine Sammlung von Lehrfällen (Teaching Case Files) vorhanden sein soll. Die darin aufgenommenen Fälle sollen das gesamte Spektrum der diagnostischen und therapeutischen Maßnahmen abdecken, sie sollen über einen Index den in Weiterbildung stehenden Ärzten leicht zugänglich sein und Daten über die Bezüge zu anderen Fächern und über die Nachfolgeergebnisse enthalten. Wahrscheinlich waren die Besonderheiten des Faches mit der oft sehr kurzdauernden, aufwendigen und nicht ungefährlichen Anwendung von Radioisotopen, sowie mit der guten und technisch gegebenen Dokumentation, Grund für diese Forderung (Accreditation Council for Graduate Medical Education 1991). Die Abteilung für Innere Medizin von Leiden hat begonnen, eine Bank mit den Krankengeschichten akuter Patienten aufzubauen, die den Studenten für Übungszwecke zur Verfügung stehen (Erp Taalman Kip u. Rossum 1990). Erste Erfahrungen mit verschiedenen Methoden des Anlegens einer solchen Fallsammlung wurden mitgeteilt.

Die Anzahl der Fälle, die in Edinburg am Ende des 18. Jahrhunderts von den Studenten bearbeitet werden mußten, entspricht etwa der, die nach neuesten Untersuchungen erforderlich ist, um zuverlässige Angaben über die klinische Kompetenz machen zu können (Colliver et al. 1991). Um den für erforderlich gehaltenen Reliabilitätskoeffizienten von 0,80 zu erreichen, müssen nach den Ergebnissen von Colliver et al. die Kandidaten an 45–170 Patienten geprüft werden. Bei der Prüfung an 10 standardisierten Patienten lagen die Korrelationskoeffizienten für drei der neun Komponenten um 0,40, für die restlichen sechs gering über 0,20. Die Ergebnisse der üblichen Prüfungen an Patienten sind daher fragwürdig.

Politischer Hintergrund: Trotz der im Jahre 1707 geschlossenen Union der Parlamente von England und Schottland und der sich daraus ergebenden kommerziellen Vorteile für Schottland waren Edinburg und besonders das schottische Hochland noch lange unruhig. 1736 gab es Aufstände in Edinburg, 1745 landete Charles Edward („Bonnie Prince Charlie") mit französischer Unterstützung, was zur 2. Jakobitischen Rebellion führte. Nach vorübergehender Invasion von England wurde das schottische Heer 1746 in der Schlacht von Culloden vernichtend geschlagen. Schottland blieb bis 1793 unruhig. Der große Zustrom von Medizinstudenten aus den englischen Kolonien in Nordamerika war wahrscheinlich nicht nur durch den hohen wissenschaftlichen Rang von Edinburg bedingt, sondern dürfte auch durch die gegen England gerichteten Bestrebungen, die den seit 1765 aufgetretenen Unruhen von 1775–1783 zum Nordamerikanischen Freiheitskrieg führten, mit bedingt gewesen sein. Die Übernahme der Unterrichtsmethode von Edinburg an die erste medizinische Fakultät in den späteren Vereinigten Staaten erfolgte 1765 bei der Neugründung der medizinischen Fakultät der Universität von Pennsylvanien in Philadelphia. Drei der vier Professoren hatten nach einem ersten Medizinstudium in Philadelphia ihren Doktortitel in Edinburg erworben.

Lerntheoretische Begründung

Die Bedeutung des freien Zugangs zu Patienten oder deren Daten ergibt sich aus 2 Aspekten. Für das Lernen der Entscheidungsfindung und die damit einhergehende Strukturierung des Wissens ist es notwendig, daß die Studenten zur Unterstützung oder Verwerfung ihrer Hypothesen alle Patientendaten heranziehen können. Diese müssen in die Simulation eingearbeitet werden und bei der Bearbeitung frei verfügbar sein, was mit der modernen Informationstechnik möglich ist. Eine Ausnahme bilden Simulationen, bei denen der Gang des Denkens objektiv analysiert, d.h. berechnet wird. Hierzu muß die Zahl der Krankheitsmanifestationen begrenzt sein.

Weiter ist zu unterscheiden zwischen den Vorteilen für den Erwerb von Regeln, auch als Schemata oder Prinzipien bezeichnet, und den Auswirkungen auf das Lernen selbst. Erfahrungen können nicht unmittelbar zur Lösung anderer Probleme verwendet werden. Um Erfahrungen für weitere Aufgaben nutzbar zu machen, müssen von diesen Schemata abgeleitet werden, die in ihrer Allgemeingültigkeit auch unter anderen Bedingungen eingesetzt werden können. Das Erarbeiten der Schemata dient dazu, das Wissen so zu strukturieren, daß es unter vielen anderen Bedingungen für die Problemlösung abrufbar ist.

Die anhand von Beispielen beim entdeckenden Lernen selbst erarbeiteten Kenntnisse bleiben länger im Gedächtnis, als die vom Lehrer vermittelten, sie werden in die kognitive Struktur eingefügt und mit dem früheren Wissen verbunden (Hesketh et al. 1989). Dazu ist es erforderlich, die zunächst hypothetischen Schemata an anderen Fällen auf ihre Gültigkeit zu überprüfen. Eine anfängliche Hilfe durch Vorgabe von Teillösungen hat sich als nützlich erwiesen. Dazu müssen aber in der Folge mehrere Beispiele bearbeitet werden. Dabei wird gelernt, relevante von irrelevanten Aspekten zu trennen. Das gestattet die Bildung eigener und so langfristig verwendbarer Regeln.

Die Arbeit ohne Zeitbeschränkung, die bei dieser Lernphase erforderlich ist, hat positive Auswirkungen auf das Lernen selbst. Bei einer Verringerung der Angst steigert sich die Aufmerksamkeit und erlaubt die eigene Leistung besser wahrzunehmen. Die Verfügbarkeit von möglichst naturgetreuen Simulationen aller Arten, die alle über den Fall verfügbaren Daten enthalten sollen, ist von großem Vorteil. Wichtig ist, den Lernern eine eigene Steuerung zu ermöglichen und die im Lernsystem angebotenen Hilfen zu reduzieren. Es sollten nicht einmal mehr Fragen explizit gestellt werden, da gerade deren Produktion das am schwierigsten zu Erlernende ist. Diese in den letzten 10–20 Jahren von der jetzt auch in anderen Ländern heimisch gewordenen kognitiven Psychologie erarbeiteten Erkenntnisse waren offensichtlich schon in Edinburg am Ende des 18. Jahrhunderts wirksam.

Komponente 3

Verantwortliche Betreuung von Patienten

Die Übernahme von Verantwortung gegenüber Patienten gilt als weitere Komponente der Fallmethode. Sie wurde erstmals in die universitäre Ausbildung von Medizinstudenten durch die Universität von Pennsylvanien in Philadelphia im Jahre 1765 eingeführt. Für die Zulassung zum Studium wurde eine abgeschlossene Lehre bei einem berufstätigen Arzt gefordert; nach dem Besuch der vorgeschriebenen Lehrveranstaltungen der Universität mußte vor der Promotion ein einjähriges Krankenhauspraktikum abgeleistet werden. Mit der Verlagerung der Ausbildung in die Hörsäle, die nach 1820 erfolgte, entfiel diese Phase. Mit der Verschlechterung der Ausbildung ging eine Zunahme der Bestehensquote in der mündlichen Abschlußprüfung einher. Ausgelesene Studenten wurden seit 1750 in Edinburg als „Clerks" und seit 1802 in Paris als „Internes" für die durchgehende Aufnahme und Betreuung von Patienten in allen Lehrkrankenhäusern eingestellt.

Die höchste Stufe des Lernens im Fallsystem ist die Teilnahme der Studenten an Patientenbetreuung mit zunehmender Verantwortlichkeit. Nach der Approbationsordnung setzt diese Phase im 7. Jahr der Ausbildung zum Arzt ein, in neueren Lehrplänen in vielen anderen Ländern schon im ersten Jahr. In den USA gestatten Staatsgesetze den Medizinstudenten die Ausführung aller ärztlichen Tätigkeiten im Rahmen ihrer Ausbildung.

Im deutschen Kulturraum hat J.P. Frank als erster das praktische Jahr nach 1780 in seinen Lehrplan von Pavia aufgenommen. Nachdem ähnliche Einrichtungen in verschiedenen deutschen Ländern, so in Württemberg und in Bayern, mit der Reichsgründung entfallen sind, wurde das praktische Jahr dann 1900 wieder eingeführt und hat seitdem trotz häufiger Änderungen die Erwartungen nicht erfüllt. Sprengel hatte, wie andere auch, schon 1911 die wesentlichen Mängel aufgezeigt und ihre Beseitigung gefordert (Sprengel 1911). Die fehlerhafte Vorstellung, daß es darauf ankäme, den jungen Arzt mit theoretischen Kenntnissen zu füllen, um im praktischen Leben zu bestehen, müsse aufgegeben werden. Die wichtigste Forderung war, daß der junge Arzt, bevor er selbständig wird, in persönlich verantwortlicher Stellung die Technik der Krankenbehandlung lernt. Diese Forderung wurde bei der Wiedereinführung des praktischen Jahres nicht berücksichtigt, so daß sein Erfolg ausblieb. Auf Drängen der Bundesärztekammer wurde als Ergänzung der Ausbildung die Tätigkeit als „Arzt im Praktikum" mit demselben Ausbildungsziel, allerdings ohne wirksame Lehre, eingeführt.

Von großer Bedeutung waren dann die in der französischen Revolution eingeführten Änderungen der medizinischen Ausbildung. Mit der Eingliederung der Chirurgie wurde das dort übliche Ausbildungsprinzip der „externes" und „internes" übernommen. Wie in vielen zeitgenössischen Berichten festgehalten, haben diese Medizinstudenten im Krankenhaus während der Abwesenheit der Ärzte selbständig die Patienten versorgt. Nach den heutigen Erkenntnissen ist die verantwortliche Betreuung von Patienten die wichtigste Voraussetzung für den Erwerb der klinischen Kompetenz. In vielen Untersuchungen hat sich bestätigt, daß der Grad der Verantwortlichkeit den Lernerfolg bestimmt (Cohen u. Cohen 1990).

An der Einführung der Studienplanänderung in Frankreich ist die extrem kurze Zeit von Interesse. Im Jahr der Terrorherrschaft wurde im Dezember 1794 erlassen, daß 3 neue Gesundheitsschulen, die dann später in Medizinische Fakultäten umbenannt wurden, in Paris, Montpellier und Straßburg einzurichten seien. Am 10. April 1795, also 5 Monate danach, wurde bereits der Lehrplan von Montpellier in Paris vom Nationalkonvent genehmigt (École de Santé de Montpellier 1795). Dies führte nicht nur zu einer neuen Medizin, sondern auch zu einer neuen Ausbildung (Ackerknecht 1967). So wie der Name des Clerks von Edinburg ausging, gehört der aus der französischen Medizin hervorgegangene Intern zum allgemeinen Sprachgebrauch. Beide Funktionen hat Osler in Baltimore an der John Hopkins Universität eingeführt, die gerne als Paradebeispiel deutschen Einflusses gilt.

Zur gleichen Zeit wurden in den Lehrplan von 1795 der Militärärztlichen Akademie Berlin eine einjährige praktische Tätigkeit als Unterarzt in der Charité aufgenommen. Das ursprüngliche Ziel war eine Verbesserung der bis 1790 als Feldschere bezeichneten Armeechirurgen. Das Ergebnis waren Ärzte von höchster wissenschaftlicher Leistungsfähigkeit. Schon 1837 wurde die erste Arbeit eines Absolventen des „Medicinisch-chirurgischen Friedrich-Wilhelm-Institutes" veröffentlicht, die in die Bibliographie der wichtigen Erstpublikationen von Garrison und Morton aufgenommen wurde; bis zum Ende des Jahrhunderts wurden es insgesamt 65 Arbeiten von 15 Autoren, die Absolventen der Militärärztlichen Akademie waren. Mehr als 1,3% der Ärzte, die zwischen 1830 und 1860 ihre Ausbildung dort erhalten hatten, haben solche, durch die Aufnahme in Garrison und Morton ausgezeichnete, wissenschaftliche Höchstleistungen erbracht. Zu den bekanntesten Namen gehören Helmholtz, Virchow, Behring. Zum 100jährigen Jubiläum schrieb Schjerning: „Bei der Etablierung ... konnte niemand ahnen, welch reicher, unermesslicher Segen für die Wissenschaft ... aus dieser Anstalt entspringen sollte! Weit über den ihr zuerst gesteckten Rahmen hat sie sich entwickelt, und ... zu ungeahnter Blüte sich entfaltet" (Schjerning 1895). Dabei hatte Humboldt den Zöglingen zunächst den Zugang zu der 1810 neugegründeten Berliner Universität verwehrt. Hufeland, der an der Universität führende Kliniker, hat bis zu seinem Tod im Jahre 1836 weder den nach 1800 eingetretenen wissenschaftlichen Fortschritt, wie Perkussion, Auskultation und Mikroskopie, übernommen, noch sich an weiteren Entwicklungen beteiligt. Er hielt die Verfahren der chinesischen Medizin für wertvoller als die in Paris nach der Revolution stürmisch eingeführten Neuerungen.

Roser forderte 1846, daß die Vorteile der Ausbildung an der Militärärztlichen Akademie von Berlin auch den Studenten anderer Fakultäten zugute kommen sollten (Roser 1846). Professor v. Ziemssen hat 1868 eine freiwillige Tätigkeit der Unterärzte für die Studenten von Erlangen eingeführt und diese Methode 1874 bei seiner Berufung nach München dorthin übertragen und ausgebaut (v. Ziemssen

1874, 1879). Die auf ein halbes Jahr als Unterärzte angestellten fünf Studenten wurden aus mehreren Bewerbern ausgewählt. Sie wohnten bei freier Kost und Unterbringung im Krankenhaus. Sie mußten alle Untersuchungen und Eingriffe ausführen oder dabei assistieren sowie Diagnosen und Heilpläne erstellen. Ziel war das Erlernen aller ärztlichen Methoden.

Im deutschen Schrifttum tauchen entsprechende Hinweise fast nicht mehr auf. Wesiak führt an, daß Balint dem Verantwortungsdruck der Balintgruppenteilnehmer eine große Bedeutung beigemessen hat (Wesiak 1984). Er folgert daraus: „Der Student kann in einer Balintgruppe nicht viel profitieren, weil er keine Verantwortung trägt." Wesiak unterwirft sich der in Deutschland immer noch vorherrschenden Trennung von Ausbildung und Patientenbetreuung, ohne einen Ansatz zu ihrer Überwindung erkennen zu lassen.

Politischer Hintergrund: Die Änderungen der wissenschaftlichen Grundlagen der Medizin und besonders der Ausbildung fanden im Rahmen der Französischen Revolution statt, die große Änderungen der gesamten Gesellschaft herbeiführte und alle alten Werte in Frage stellte. Die Wiedereinführung und Reform des Medizinstudiums sind aber unter dem besonderen Aspekt des Widerstandes gegen eine neue Unterdrückung zu sehen. Das Ende der Terrorherrschaft, die an die 17 000 Todesopfer gefordert hatte, war zwar am 27. Juli 1794 (Reichardt 1988). Die Thermidorianer führten die Unterdrückungspolitik der Terreur fort und erließen zwischen November 1794 und Februar 1795 neue Verbote, wobei sie von Schlägertrupps (jeunesse doreé) unterstützt wurden. Der dagegen einsetzende Widerstand erreichte mit den letzten großen Volksaufständen im Germinal und Prairial am 1. 4. 1795 und vom 20. bis 23. Mai 1795 einen Höhepunkt. Die Vorlage des Programmes von Montpellier vor dem „Comité d'Instruction" des Nationalkonvents in Paris und die Anerkennung am 10. April 1795 erfolgte zur Zeit dieser Unruhen und ein Jahr eher als die des Lehrplanes der Pariser Gesundheitsschule. Eine Erklärung könnte sein, daß die medizinische Fakultät von Montpellier im Untergrund weiter wirken konnte.

Komponente 4

Der integrierte Wissenserwerb

Nach den bisherigen Ausführungen ist es klar, daß die Ausübung praktischer ärztlicher Tätigkeiten ohne theoretische Begründung zu keiner Ausbildung führt. Es hat sich gezeigt, daß Lernen dann am erfolgreichsten ist, wenn es zur Lösung von Problemen verwendet wird. Die wichtige Integration des Erwerbs von Grundlagenwissen in die klinische Ausbildung läßt sich in Pavia sowie in der Blütezeit der Militärärztlichen Bildungsanstalt in Berlin nach 1795 nachweisen (Frank 1812). Die Einführung von Arbeitsgruppen mit problemorientiertem Lernen an der McMaster-Universität in Kanada hat dieser Komponente eine neue Bedeutung gegeben. Die Wichtigkeit dieser Komponente geht daraus hervor, daß es zu dieser Komponente die größte Anzahl von Arbeiten gibt.

Eine neue und wesentlich bessere Grundlage erhielt 1810 der Wissenserwerb durch das unter der anfänglichen Leitung von Wilhelm von Humboldt bei der Neugründung der Universität von Berlin verwirklichte Prinzip der Einheit von Forschung und Lehre. Bei einer ursprünglichen Praxisorientierung der Ausbildung erreichten die deutschen Wissenschaften schon bis zur Mitte des Jahrhunderts Höchstleistungen. Das Prinzip der Forschung als Voraussetzung der Lehre an den Universitäten wurde mit einer Verzögerung von 100 Jahren bei Beginn dieses Jahrhunderts von anderen Ländern übernommen. Die Übertragung nach England erfolgte durch die Königliche Kommission für die universitäre Erziehung in London, „Haldane Commission", an die nordamerikanischen Universitäten in breitem Rahmen besonders durch das Wirken von Abraham Flexner (Müller 1911; Flexner 1912).

Aufgabe der Lehrer beim problemorientierten Lernen ist es, durch die Auswahl der Probleme das gesamte Wissensgebiet abzudecken, um dafür umfassende und erweiterungsfähige Strukturen anzulegen. Die Praxis dient so zum Erwerb der Theorie, der umgekehrte Weg ist nach den bisher vorliegenden Untersuchungsergebnissen, auf die noch einzugehen ist, erfolglos. Literatur und der Rat von Kollegen oder Experten sind die wichtigsten Quellen des Wissens, die beim Lernen besonders nach Eintritt in die eigentliche „Produktionsphase" des Arztes nach Abschluß der Weiterbildung Hilfe bieten. Da das gesamte Publikationswesen heute in einem Umbruch wie zur Zeit der Einführung des Buchdruckes steht, ist der Umgang mit elektronischen Literaturformen auf breiter Basis von der Ärzteschaft zu erarbeiten. Wissenschaftler, Kliniker und Studenten stehen heute auf derselben Stufe, sich die elektronischen Publikationen dienstbar zu machen.

Um für diese Zeit gerüstet zu sein, ist als Lernziel für die Grundausbildung, spätestens aber für die Zeit des praktischen Jahres zu fordern:

Die Absolventen des Medizinstudiums müssen fähig sein, in einer Kleingruppenarbeit mit Einbezug von Experten, Patienten mit ihrem Verlauf seit Beginn der Erkrankung fachübergreifend und unter Einbezug der Faktoren aus der Umgebung der Patienten auf der Grundlage des selbstgeführten Krankenblattes vorzustellen. Sie müssen dazu aus der neuesten, selbst ermittelten Literatur die theoretischen Grundlagen der Diagnostik und Therapie einbeziehen und zukunftsweisende Aspekte ausgewählter Forschungsergebnisse diskutieren können. Sie müssen das Beherrschen dieser Fertigkeit während der Tätigkeit im praktischen Jahr und als Arzt im Praktikum mindestens einmal pro Monat nachweisen.

Dieser Vorschlag wurde in der Sitzung der Arbeitsgemeinschaft der Akademien der Landesärztekammern in Bad Nauheim vom 29. 9. 1990 in die Diskussion eingebracht und angenommen.

Nach der Infratest-Umfrage geben Studenten im PJ an, durchschnittlich 3,4 Stunden pro Woche auf das Literaturstudium zu verwenden (Infratest Gesundheitsforschung 1987). Eine Umfrage in Kanada ergab als Zeit für das Literaturstudium bei Studenten 11 Stunden und 8,7 Stunden wöchentlich für Assistenzärzte (Fafard u. Snell 1989). Die Hälfte der Assistenten liest für 45% ihrer Patienten in wissenschaftlichen Zeitschriften und im Lehrbuch nach und verwendet dafür 4,4 Stunden pro Woche. Die Zeit für das gesamte Literaturstudium steigt in den ersten 3 Jahren der Weiterbildung von 6,9 Stunden auf 9,2 Stunden pro Woche an. In den klinischen Grundkursen erhalten die Studenten in den USA oft Listen für Pflichtlektüre aus wissenschaftlichen Zeitschriften. Nach empirischen Untersuchungen über den Lernerfolg wird vorgeschlagen, die Studenten sollten sich selbst für ihre Fälle erforderliche Literatur auswählen und um eine Bewertung zu ermöglichen, in dem Logbuch über die betreuten Patienten verzeichnen (Hering et al. 1989). Bei dem Überangebot an Literatur ist der Erwerb einer Urteilsfähigkeit über die Qualität der Literatur wichtig.

Eine Erhebung bei praktisch tätigen Ärzten in Kanada ergab, daß sich bei jedem 5. Patienten Fragen ergeben, die aus der Literatur beantwortet werden müßten (Lockyer et al. 1988). Am Tag der in den Praxen durchgeführten Erhebung ergab dies bei 31,8 Patienten im Mittel 6,8 Fragen. Bei 500,4 Patienten pro Monat würde daraus ein Informationsbedarf für 107 Fragen entstehen, um die Patienten kompetent betreuen zu können. Eine Untersuchung in den USA ergab, daß die Patientenbetreuung durch die bereitgestellte Literatur in 20% der Fälle unmittelbar beeinflußt wurde, was der Wirkung von Laboruntersuchungen etwa gleich kam (Scura u. Davidoff 1981). Überprüfungen haben ergeben, daß das Einholen des Rates von Kollegen überwiegt. Mit Hilfe elektronischer Publikationen können von jedem Telefon aus aus Literaturdatenbanken die neuesten Arbeiten in Volltext abgespeichert werden, z.T. noch ehe sie ausgeliefert worden sind.

Eine bisher noch offene Frage ist die des zeitlichen Intervalls, das zwischen der praktischen Tätigkeit und dem Erwerb der Theorie liegen darf. In der Berufsbildung beträgt es 7 Tage, im deutschen Medizinstudium 7 Jahre und dazu noch in der falschen Reihenfolge. Mehrere Studien und auch unsere eigenen Ergebnisse sprechen dafür, daß Praxis und Theorie innerhalb eines Zeitraumes von 6 Wochen absolviert werden sollen. Also etwa 1 Woche Einführung, 5 Wochen ganztägiges Praktikum auf Station, 2 Wochen Theorie, 5 Wochen Praktikum und abschließend 1 Woche mit Seminaren, Fallvorstellungen und Evaluation. Diese Zeiteinteilung hat das Praktikum für Geburtshilfe und Frauenheilkunde in Bristol, England. Bonner Studenten, die im Rahmen des ERASMUS-Projekts im Rahmen eines einjährigen Studienaufenthaltes an diesem Kurs teilgenommen haben, haben davon sehr begeistert berichtet, ohne daß ihnen die Besonderheit der Zeiteinteilung bewußt war.

Historisch fand sich die Anforderung einer engen Verknüpfung von Theorie und Praxis erstmals beim Lehrplan für die Universität von Pavia aus dem Jahr 1782 von J.P. Frank (Frank 1812). Eine neue Dimension hat diese Phase durch die Einführung von Arbeitsgruppen erhalten.

Politischer Hintergrund: Wie alle entscheidenden Veränderungen der ärztlichen Ausbildung zwischen 1590 und 1970 wurde auch das erstmalig bei der Errichtung der Universität von Berlin für alle Fakultäten verbindlich gemachte Prinzip der Verbindung von Forschung und Lehre im Umfeld sozialer Änderungen und von kriegerischen Auseinandersetzungen eingeführt. 1807 mußte der König von Preußen ins Exil nach Memel fliehen, Wilhelm von Humboldt führte die ersten Verhandlungen über die Einrichtung der Universität mit dem König im Exil in Königsberg. Von 1807 bis 1814 erfolgte der Wiederaufbau von Preußen, bei dessen Beginn die Leibeigenschaft aufgegeben wurde. Die ersten Vorläufer der universitären Vorlesungen fanden noch unter den französischen Gewalthabern statt. Nach dem verlustreichen Rückzug Napoleons aus Rußland rief der König von Preußen am 3. 2. 1813 und erneut am 7. 4. 1815 das Volk zu den Waffen. Diesem Aufruf folgten Hochschullehrer und Studenten der Berliner Universität. Auch nach der Rückkehr der 58 Überlebenden aus dem Befreiungskrieg an die Universität folgten Jahre politischer Unruhen und wissenschaftlicher Auseinandersetzungen, bis die Universität 1819 durch die Karlsbader Beschlüsse wie alle anderen Deutschlands der strengen Polizeiaufsicht unterworfen wurde. Bis 1848 wurden alle Verstöße der Professoren und Studenten, oder Verdächtigungen, der Zentraluntersuchungskommission in Mainz gemeldet.

Vor demselben politischen Hintergrund entwickelte sich die Militärärztliche Akademie in Berlin, die natürlicherweise noch mehr von den kriegerischen Ereignissen betroffen war. „Nicht nur der erschütternde Anblick der Opfer der Kanonade von Valmy (1792), sondern die Übereinstimmung mit der Zeitrichtung begünstigte die Entwicklung", schrieb Schjerning 1895 (Schjerning 1895).

Komponente 5

Dokumentation und Bewertung der Arbeit

Die Bewertung der von Lernenden erbrachten Leistungen ist Voraussetzung einer jeden Erziehung; sie wird objektiv und damit wirkungsvoller, wenn die Aufgaben schriftlich gelöst werden. Vergleiche von Ergebnissen aus Kursen, die mit oder ohne schriftliche Arbeiten abgehalten wurden, lassen den positiven Einfluß schriftlicher Arbeiten, die auf Literaturstudium beruhen, erkennen (Peplow 1991). Die Ergebnisse in einer schriftlichen Abschlußprüfung in Anatomie waren bei den Studenten signifikant besser, die während des Kurses ihre schriftlich ausgearbeiteten Fallberichte nach einer Vorbesprechung mit den Dozenten vorlegen mußten, im Vergleich zu den Studenten, in deren Kurs eine kurze, schriftliche Ausarbeitung des Fallberichtes nur empfohlen worden war. Der Autor hält es für wichtig, daß die Studenten das Abfassen der Arbeit mit Verbindlichkeit ausführen, also involviert werden, was auch für alle anderen Erziehungsmaßnahmen gilt, in Deutschland aber kaum gefordert wird.

Aus der Bewertung der Arbeitsprodukte mit Rückmeldung, in der klinischen Medizin also eine Krankengeschichte mit Kommentar, ergeben sich die wichtigsten Lernerfolge. Barrows schlägt vor, daß bei ungenügender Leistung der Entscheidungsprozeß erneut durchlaufen und dabei einer kritischen Analyse unterworfen werden soll (Barrows 1986).

Nach dem Auslaufen der Ausbildung nach der Bestallungsordnung ist das Abfassen einer Krankengeschichte völlig aus der Ausbildungs- und Prüfungsordnung verschwunden und wurde erst jetzt wieder in beschränktem Umfang und ohne Verbindlichkeit eingeführt. In diesen Jahren hat sich außerhalb Deutschlands die Art der Krankenblattführung gewandelt. Es wurde das problemorientierte Krankenblatt nach Weed zwar nicht immer in seiner Originalform eingeführt, die in ihm festgelegten Prinzipien aber in abgewandelter Form benutzt. Das Krankenblatt wird in Nordamerika in zunehmendem Umfang zur Leistungsbewertung der ärztlichen Tätigkeit, besonders auch für die Facharztanerkennung (z.B. in der Notfallmedizin im Rahmen der mündlichen Prüfung) verwendet.

McLeod kam nach mehrjährigen Untersuchungen an der McGill-Universität und einer Umfrage an allen 16 kanadischen Medizinschulen zu dem Ergebnis, daß das Abfassen von Krankengeschichten wichtig und wertvoll für das Lernen ist, der Mangel an standardisierten Bewertungskriterien aber zu einer geringen Übereinstimmung zwischen den Prüfern (Interrater-Reliabilität) führt (McLeod 1989). An

10 kanadischen Medizinschulen geht die Bewertung der Krankenblätter in die Kursnote ein, wozu bis zu 42 Krankengeschichten, für deren Erstellung die Studenten jeweils bis zu 6 Stunden benötigen, vorgelegt werden müssen. McLeod schlägt ein Formblatt mit 19 Items in 4 Kategorien mit Bewertungsmaßstäben, Auswertung vieler Krankenblätter und Ausführung der Bewertung durch mehrere Prüfer vor (McLeod 1988). Mit einem Training der Prüfer konnte er, wie andere Untersucher, wenig erreichen (Newble et al. 1980). Das Bewerten des Krankenblatts hat sich als zuverlässiger und weniger zeitaufwendig als die direkte Beobachtung der Studenten beim Erheben der Anamnese erwiesen (Wooliscroft et al. 1984). L.A. Wilson hält das Abfassen der Krankengeschichte für so wichtig, daß formale Kurse für dessen Erlernen zu fordern sind (Wilson et al. 1983).

Anstelle von schriftlichen Arbeiten können auch Videoaufzeichnungen des Handelns der Studenten oder Berichte für die Rückmeldungen benutzt werden. Untersuchungen haben gezeigt, daß die Zuverlässigkeit und auch die Übereinstimmung zwischen den Bewertern (interrater reliability) nicht den heute an Bewertungsinstrumente gestellten Anforderungen genügen. Neueste Untersuchungen der Reliabilität von praktisch mündlichen Prüfungen haben ergeben, daß die heute zu fordernde Qualität nur mit Fallzahlen von 45–170 erreicht werden kann (Colliver et al. 1991). Nur die laufende Beurteilung der Studenten während des stationären Praktikums kann diese Lücke schließen.

Eine große Bedeutung kommt dem Status des Tutors sowohl für die Betreuung der Arbeitsgruppen als auch für die Leistungsbewertung zu. Nach landläufiger Ansicht braucht ein Moderator keine Fachkenntnisse. Fähigkeiten in der Gruppenführung werden höher eingeschätzt. Mehrere neuere Arbeiten widerlegen dies.

Eine empirische Untersuchung an Studenten der McMaster Universität: Einer meiner Studenten hat 1987 in Erweiterung eines Seminarbeitrages während eines Studienaufenthaltes an der McMaster Universität eine Befragung von Studenten aus 3 Phasen der Ausbildung durchgeführt und die Ausprägung der 6 Komponenten des Fallsystemes mit einer von 0–6 reichenden Skala bewerten lassen (Thomas u. Renschler 1989). Die Gültigkeit des Konzeptes des Fallsystems mit seinen 6 Komponenten, die alle in die Ausbildung einbezogen sind und positiv bewertet wurden, konnte damit bestätigt werden. Diese 6 Komponenten finden sich auch in den drei anderen zum Vergleich herangezogenen Empfehlungen, der Deklaration von Edinburg, dem Bericht der Studiengruppe zum Thema „Ärzte für das 21. Jahrhundert“ des amerikanischen medizinischen Fakultätenverbandes („General Professional Education of the Physician“, „GPEP“) (Littlemeyer 1984) und einem umfassenden Vorschlag von Stritter u. Flair (1980). In keinem der angeführten Konzepte sind aber alle Komponenten enthalten. Alle werden auch im Lehrplan des „New Pathway“ von Harvard eingesetzt.

Auffallend war bei unseren Ergebnissen von McMaster ein Rückgang des Mittelwertes für die Komponente 5, Bewertung der dokumentierten Arbeit, vom Beginn bis zum Ende des Studiums von 4 über 3 auf 2 durch die Studenten. Dies stand im Widerspruch zur Einschätzung durch den Ausbildungsleiter, der diese Komponente mit 5 bewertet hatte. Infolge der geringen Zahl der befragten Studenten wurde diesen Ergebnissen zunächst keine größere Bedeutung zugemessen.

In der neuesten Evaluationsstudie von McMaster kamen die Autoren Patel, Groen und Norman zum Schluß, daß die unerwartet häufige falsche Begründung der Studenten aus dem Problem-based-Learning-Programm von McMaster auf fachlich ungenauen Rückmeldungen bei der Bewertung des Lernens beruht (Patel et al. 1991). Der Qualität der tutoriellen Rückmeldungen muß besondere Aufmerksamkeit gewidmet werden. Damit sind unsere früheren Untersuchungsergebnisse bestätigt worden.

Komponente 6

Mitarbeit bei der Forschung

In Pavia wurde 1787 im Lehrplan von J.P. Frank erstmals die Beteiligung von Studenten an patientenbezogener Forschung ermöglicht. Nach den ursprünglichen Plänen von Wilhelm von Humboldt für die Neugründung der Universität Berlin sollten die Studenten bei einer Gleichstellung mit den Professoren Mitforscher sein. Diese Pläne wurden aber nach dem Ausscheiden Humboldts noch vor der Eröffnung der Universität nicht verwirklicht. Durch den Regierungserlaß vom 20. 11. 1810 sollte die Ausbildung sich „am Nutzen für das praktische Leben orientieren" (Köpke 1860). Bei dieser Praxisorientierung der Ausbildung erreichten die deutschen Wissenschaften den höchsten Weltrang. Lernen durch Forschen war auch ein Merkmal des Studiums deutscher medizinischer Koryphäen zwischen 1872 und 1901. In ihren Autobiographien finden sich Angaben, daß sie alle 6 Komponenten der Fallmethode benutzt haben (Irrgang 1987).

In Deutschland gehörte das Abfassen einer Dissertation und die Promotion zum guten Ton. Medizinische Dissertationen waren bei Beginn des vergangenen Jahrhunderts im Versandhandel käuflich zu erwerben, wobei der Preis die Qualität bestimmte (Fischer 1876). In gegenwärtigen Promotionsordnungen wird daher noch heute die Anwesenheit der Kandidaten gefordert. Aber auch am Ende des letzten Jahrhunderts war die Qualität der medizinischen Dissertationen an vielen deutschen Fakultäten zweifelhaft (Naunyn 1925). Der wissenschaftliche Wert der heutigen deutschen medizinischen Doktorarbeiten ist gering anzusetzen.

1869 wurde aus gesundheitspolitischen Gründen die Forderung einer Promotion als Voraussetzung für die Zulassung zum Staatsexamen aufgegeben, um den letzten Wundärzten die Fortsetzung ihrer Berufstätigkeit auch ohne die damals noch in Latein vorzulegende Dissertation zu ermöglichen. Diese politische Forderung war 1872 erfüllt. Eine Beteiligung an der Forschung oder die Abfassung einer wissenschaftlichen Abhandlung als Pflichtteil des Medizinstudiums wurde damit aufgegeben und von den Fakultäten hingenommen. Die Bedeutung der Promotion für die Fakultäten als Instrument für die Bewertung der Leistung ihrer Absolventen ist damit in Deutschland verloren gegangen.

Eine Untersuchung der Bonner Universitätsbibliothek hat die sehr viel geringere Bedeutung medizinischer Dissertationen, gemessen an der Nachfrage, gegenüber den aus anderen Fakultäten aufgezeigt (Lohse 1984). In- und ausländische Bibliotheken erklären zunehmend, daß sie nicht mehr an einem Tausch medizinischer Dissertationen interessiert sind. In Bonn ging die Zahl der Anfragen zwischen 1970 und 1983 bei mehr als 300 Promotionen pro Jahr von 100 auf 50 Exemplare zurück. In Bonn beträgt der Anteil der Dissertationen aus der medizinischen Fakultät mehr als 50% aller Dissertationen. Der Anteil der Bonner medizinischen Dissertationen, der in der Ortsausleihe von November 1982 bis zum April 1983 erledigt worden ist, stammt zu 5% aus der Medizin (270 von 5390).

Nach Angaben der Bayerischen Landesärztekammer geht der Anteil der Ärzte mit Promotion, der bei den Jahrgängen über 60 Jahre bei 94–96% liegt, über 76% auf 68% bei der Altersstufe von 31–45 Jahre zurück (Editorial Deutsches Ärzteblatt 1991). In der Altersgruppe 25 bis 30 Jahre, die vielleicht noch während der ersten Assistentenjahre eine Dissertation abschließen kann, sind 53% ohne Approbation.

In den USA wird die Forderung einer Dissertation als Voraussetzung für die Promotion von 10 der 127 Medizinschulen gestellt. Im neuen Lehrplan von Harvard sind die Begingungen für die Erstellung einer Dissertation, die Pflicht ist, sehr genau festgelegt. Bei einer Befragung der Graduierten der amerikanischen Medizinschulen mit mehr als 11 000 Antworten gaben 58% an, daß die Einführung in die Forschungsmethoden nicht ausreichend war (AAMC 1987). 41% haben während ihres Studiums an einer Medizinschule an einem Forschungsprojekt mitgearbeitet. 21% waren Autoren oder Koautoren von wissenschaftlichen Veröffentlichungen.

Auch für die auf der Fallmethode beruhende Weiterbildung wird in den USA in den Programmen von sehr vielen der 75 Disziplinen auf die grundlegende Bedeutung von Forschungsaktivitäten hingewiesen und ihre Unterstützung gefordert (Accreditation Council for Graduate Medical Eduvation 1991). Die Ausführung von Forschungsprojekten im Rahmen der Weiterbildung wird von vielen Disziplinen dringend empfohlen, vereinzelt, wie in der Allergie, sogar mit einem Zeitaufwand von 6 Monaten gefordert. Für die Weiterbildung in Notfallmedizin der USA wurde ein Lehrplan erarbeitet, der im 3jährigen Programm 36 Stunden formale Unterweisung enthält (Brautigan 1984). Lernziele sind das Bewerten der Literatur, Planen und Durchführen eines Forschungsprojektes, das Eingliedern in eine wissenschaftliche Arbeitsgruppe, Abfassen und Veröffentlichen der Ergebnisse in einer wissenschaftlichen Zeitschrift. Zur Ausbildung gehören Teilnahme an einem „Journal Club“ und an Arbeitssitzungen mit Vortragen der eigenen Ergebnisse. In China müssen alle Medizinstudenten, die ein Postgraduiertenstudium absolvieren, eine Dissertation abfassen.

Das Fallsystem in der Vorstellung deutscher Ärzte: Dazu das Ergebnis einer Befragung der an einer Fortbildungsveranstaltung teilnehmenden Ärzte. Im Hinblick auf die Überlegungen zur Einführung von Qualitätszirkeln, die als lokale Studiengruppe eingerichtet werden sollten, wurden diese über ihre Ansicht befragt. Zugrunde lag das den Teilnehmern noch nicht bekannte Modell des Fallsystems in der Benutzung in Kleingruppen. Trotz der geringen Zahl von 51 Antworten fielen diese so einheitlich aus, daß sie angeführt werden können, wobei später eine repräsentative Erhebung durchzuführen wäre. Als Größe einer Lernergruppe wurde von 90% eine Teilnehmerzahl von etwa 15 angegeben. Großgruppen von 50 Teilnehmern wurden von keinem gewünscht. 80% sprachen sich für einen Abstand der Zusammenkünfte von 1 Monat, 18 von 2 Wochen aus. Zur Durchführung der Arbeitssitzungen und deren Inhalt wurden mehrere Fragen gestellt. 80% waren für eine Wahl der Themen durch die Teilnehmer. Vier Vorschläge betrafen die Lösung der anstehenden Probleme: 1. Referate über die Problemlösung durch externe Experten; 2. Erarbeiten der Problemlösung durch die Mitglieder der Studiengruppe; 3. Benutzung von Literatur mit elektronischen Medien; 4. Verfügbarkeit von Experten zur Beratung für die anstehenden Probleme.

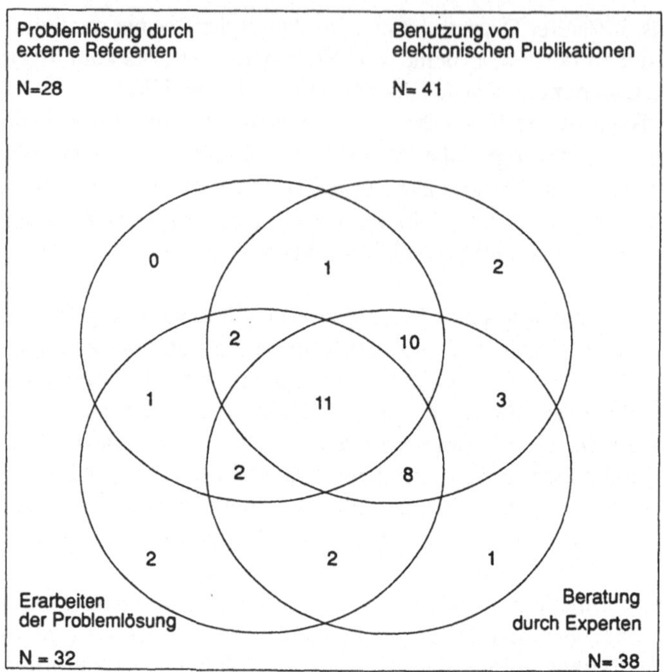

Abb. 4. „Venn-Diagramm". Verteilung der Antworten auf 3 Gruppen mit verschiedenem Problemlöseverhalten und Benutzung elektronischer Publikationen

Wie das Venn-Diagramm (Abb. 4) zeigt, wird nicht eine Lernform, etwa Darstellung der Problemlösung durch externe Referenten gewünscht. Keiner der 51 Antwortenden ist in diesem isolierten Teil angesiedelt. Es wird ein sehr komplexes Lernmodell angestrebt. Die Literaturbenutzung als Beitrag zur Unterstützung des Problemlösens wird von 75% in Verbindung mit den anderen Komponenten gewünscht. Nur von 8% der Antwortenden wird eine Kombination von „Eigene Problemlösung" und „Moderne Literaturbenutzung" ohne Beratung durch externe Experten angegeben. Von 33 Antwortenden, entsprechend 66%, wird eine Kombination von 3 Komponenten, von 7 (= 14%) die von 2 Komponenten gewünscht. Die für den Einsatz dieser Lernform erforderlichen Methoden sollten schon während der Grundausbildung erworben werden.

Eine wirksame Unterstützung des professionellen Weiterlernens erfordert ein komplexes System, das aus Gruppenarbeit, Vorgabe von Aufgaben, eigenem Problemlösen mit Unterstützung durch Literatur und Beratung durch Experten bestehen muß. Diese Antworten geben ein Potential wieder, das die Standespolitiker ausnutzen und unterstützen sollten, um endlich das für die Praxis entscheidende professionelle Weiterlernen mit dem besten Kosten-/Nutzen-Verhältnis zu realisieren.

Interessant ist ein Verhalten, das mir bisher nur aus Diskussionen mit Absolventen der McMaster-Universität bekannt war, das aber jetzt durch eine systematische Befragung bestätigt werden konnte. Danach behalten die mit der Methode des „Problem-Based learing“ ausgebildeten Ärzte nicht das im Studium benutzte Modell des problemorientierten Lernens in kleinen Gruppen bei, sondern nehmen an den üblicherweise angebotenen Fortbildungsveranstaltungen teil (Tolnai 1991). Aus Diskussionen mit Absolventen von McMaster hat sich ergeben, daß dies nicht auf einer Ablehnung des früheren Lernmodells beruht, sondern daß infolge der Isolation der Anschluß an die bei den anderen Kollegen übliche Fortbildung erfolgt.

Mit der Fallmethode erwerbbare Fertigkeiten

Das Fallsystem erfüllt die lerntheoretische Forderung, daß neues Wissen in Handlungssituationen im Rahmen der ärztlichen Tätigkeit eingeübt wird. Damit wird der bei allen formalen Ausbildungen bestehende Mangel behoben, daß die Übertragung des Lernstoffes infolge des völlig anderen Umfeldes (Hörsaal im Vergleich zum Krankenbett) erschwert ist und der Lerneffekt in anderem Kontext – etwa Multiple-Choice-Fragen gegenüber der Situation der Patientenbetreuung – nicht zu validieren ist. Auf allen Gebieten, die für die Patientenbetreuung wichtig sind, ist ein anhaltender Lernerfolg zu erwarten. Das mit dieser Methode mögliche professionelle Weiterlernen im Beruf dient mehr als die dafür unwirksamen Fortbildungsvorträge dem Erhalt der ärztlichen Kompetenz mit engem Bezug zu den Anforderungen der täglichen Praxis des einzelnen Arztes.

Die mit dem Fallsystem erworbenen Fertigkeiten wurden schon früh beschrieben. Sie wurden in neuerer Zeit systematisch für einzelne Komponenten teils isoliert, teils im Vergleich mit anderen Ausbildungsmethoden gemessen. In jedem einzelnen Fall müßte berücksichtigt werden, ob alle zum Fallsystem gehörenden Komponenten eingesetzt werden, wie das bei den Medizinschulen der McMaster-Universität und der Harvard-Universität der Fall ist, oder ob nur eine Steuerung des im übrigen nicht voll unterstützten Lernens durch die einleitende Falldarstellung stattfindet. Wie gezeigt wird, ist selbst die Qualität der einzelnen Komponenten von Bedeutung.

Umfassende Evaluierungen der gesamten auf dem Fallsystem beruhenden Ausbildung gibt es nur in geringer Zahl, da die Anzahl der damit ausgebildeten und voll im Beruf stehenden Ärzte noch gering ist. Es ist damit zu rechnen, daß fünf Jahre nach Abschluß der Ausbildung deren Wirkung nachläßt und für die Qualität der Praxistätigkeit der Erfolg des im Beruf stattfindenden Weiterlernens überwiegt. Eine Reihe von Beobachtungen läßt den Schluß zu, daß der Lehrplan nur einen geringen Einfluß auf den Wissenserwerb hat (Hessen u. Verwijnen 1990). Nach eigenen, noch unveröffentlichten Ergebnissen sind die individuellen Unterschiede in der Wahl der bevorzugten Themen, Lehrveranstaltungen, ja Ausbildungsphasen und den jeweils dabei erzielten Ausbildungserfolgen beachtlich und erfordern eine neue Gewichtung aller Phasen der Berufsbildung. Das in der Praxis verwendete Wissen und Können stammt nur zu etwa 20% aus der 5jährigen universitären Phase.

In einer Auswertung von 15 vergleichenden Untersuchungen kamen Schmidt et al. zu dem Ergebnis, daß noch nicht genügend verwertbare Untersuchungen besonders der klinischen Kompetenz oder Praxis vorliegen (Schmidt et al. 1987). In den üblichen akademischen Wissenstests, die nicht das von den problemorientierten Kursen angestrebte Lernziel erfassen, schneiden deren Absolventen im Vergleich zu den konventionell ausgebildeten Studenten etwas schlechter ab, in den Problemlösungen fordernden Prüfungsteilen dagegen besser. Aus den Ergebnissen ist zu schließen, daß die mit modernen Lehrplänen ausgebildeten Studenten kognitive Strukturen erworben haben, die eine bessere Benutzung der Patientendaten ermöglichen.

Die wenigen Umstellungen auf das System des„Problemorientierten Lernens" erfolgen meist für den gesamten Lehrplan und bei neugegründeten medizinischen Fakultäten. Über die dabei gemachten Erfahrungen wird in der Literatur berichtet (Nooman et al. 1990; Michener et al. 1985). Sowohl die Umstellung als auch die spätere Durchführung des Kleingruppenunterrichts mit Problemorientierung scheint einen größeren Aufwand zu erfordern als der konventionelle Unterricht. An der Universität von New Mexico ergab sich die Möglichkeit eines direkten Vergleiches des Zeitaufwandes für die Lehre, da etwa ein Viertel der Studenten an dem Versuchs-Lehrplan teilnimmt (Mennin u. Martinez-Burolla 1986). Eine Zeitstudie ergab, daß der Aufwand pro Student nur um 3% größer war als bei traditioneller Ausbildung, bei der die Lehrer 39% der Zeit Kontakt mit Studenten hatten. Beim Gruppenunterricht mit Problemorientierung verbrachten die Lehrer 72% ihrer Unterrichtszeit mit Studenten, den Rest mit der Vorbereitung des Unterrichts.

Strukturierendes Lernen

Es ist aber auch möglich, das Fallsystem nur für einzelne Fächer einzuführen. Das problemorientierte Lernen wurde bisher fast nur für die Ausbildung in den Grundlagenfächern eingesetzt, da damit die theoretischen Grundlagen in einer solchen Form gelernt werden, daß sie später im klinischen Kontext verfügbar sind. Balla et al. (1986) fanden, daß Studenten Schwierigkeiten hatten, ihre neuroanatomischen Kenntnisse für das Lösen klinischer Probleme anzuwenden. Weitere Untersuchungen erbrachten entsprechende Ergebnisse. Studenten mit fallbezogener Ausbildung schnitten beim Staatsexamen im Vergleich zu denen des auf die Theorie ausgerichteten Kurses derselben Fakultät beim Staatsexamen in den Verhaltenswissenschaften um 52 Punkte besser ab (Leigh u. Reiser 1986). Unabhängig von Vorlesungen wurde der Wissenszuwachs durch die Vorgabe von 5 klinischen Problemen mit Bezug zu Grundlagenfächern verbessert (Shabudin 1987). Die Vorgabe des Grundlagenwissens über angeborene Herzfehler in einem klinischen Zusammenhang unter Bezug der Klassifikation auf die Symptomatik und die Anwendung bei Problemlösungen führt bei der Diagnostik von simulierten Fällen zu besseren Diagnosen als ein nach pathophysiologischen Prinzipien aufgebauter Lehrbuchtext (Beck 1986). Vorangegangene Erfahrungen und Übungen verbesserten die Retention des theoretischen Wissens, nicht aber die Qualität der Praxis von Wiederbelebungsmaßnahmen (Seraj 1990).

In Stockholm wurde 1977 der 16wöchige Kurs der Chemie und Biochemie auf ein problemorientiertes Format mit Kleingruppenarbeit umgestellt (Martensen et al. 1985). Der Lernprozeß wird über die 130 klinischen Probleme gesteuert, die in einem bei Beginn ausgegebenen Arbeitsbuch enthalten sind. Die tägliche Vorlesung bei Arbeitsbeginn gibt einen Überblick über die Lösung der zuletzt bearbeiteten Probleme. Die Arbeit findet in Gruppen von je 4 der insgesamt 185 Studenten statt, die von 4–5 Dozenten betreut werden. In den Prüfungen konnte ein besseres und umfassenderes Verständnis nachgewiesen werden. Im Vergleich zu konventionell ausgebildeten Studenten erzielten die Studenten des neuen Lehrplanes 2–4 Jahre danach etwa um 60% bessere Ergebnisse.

Mehrere Arbeitsgruppen führen die unterschiedlichen Ergebnisse auf Unterschiede in der kognitiven Struktur von Studenten, Novizen und Experten zurück und stellen einen Bezug zur Lernmethode und zur Anwendbarkeit bei den verschiedenen Arten und Phasen des Problemlösens her. Untersuchungen erbrachten, daß Studenten das Grundlagenwissen nicht anwenden können, das sie ohne Kenntnisse der entsprechenden Krankheiten gelernt haben (Patel et al. 1988). Das Vorhandensein einer vorher erworbenen Krankheitsklassifikation ist Voraussetzung für das anwendungsfähige Lernen der theoretischen Grundlagen. Danach wird das Lernen der Theorie zu einer Funktion der klinischen Erfahrung und nicht – wie noch immer häufig angenommen – umgekehrt. Die klinische Information kann nicht in die kognitive Struktur des Grundlagenwissens eingebracht werden. Diese Autoren schließen daraus, daß die beiden Arten des Wissens in unterschiedlichen Strukturen abgespeichert werden und nur selektiv für noch teilweise hypothetisch definierte unterschiedliche Phasen des Problemlösens verwendet werden können (Patel et al. 1990). Diese Unterschiede im Denken konnten mit dem bei traditioneller und moderner Ausbildung erzielten verschiedenen Lernerfolg belegt werden (Patel et al. 1991). Traditionell ausgebildete Studenten benutzten keine Grundlagenprinzipien zur Erklärung ihrer Diagnosen, während Studenten mit problemorientierter Ausbildung globale Bezüge zu Klinik und Theorie herstellen konnten. Als Mangel erwies sich aber eine nicht ausreichende klinische Kompetenz der Tutoren, die bei der Evaluation des Selbstlernens sachliche Fehler nicht korrigieren konnten. Dieser Mangel der Rückkoppelung hatte sich schon bei unserer Befragung der Studenten von McMaster im Jahre 1987 ergeben (Thomas u. Renschler 1989).

Zu prinzipiell ähnlichen Ergebnissen kam die Londoner Gruppe von Grant (Gale) und Marsden. Diese Autoren kommen zu dem Schluß, daß das Wissen in aktiven Prozessen kritisch erworben wird (Grant u. Marsden 1987). Die am Ende des Studiums bestehende relative Vereinheitlichung des Wissens wird durch die Anforderungen der Praxis wieder aufgehoben. Das abgespeicherte Wissen ändert sich bei jeder Benutzung, so daß das bei der Grundausbildung erworbene Wissen und seine Struktur völlig umgebaut wird. Das Lernen im Beruf ist dem Langzeiteffekt des Studiums entgegengesetzt. „Das Denken und das Generieren von Hypothesen braucht den Studenten nicht gelehrt zu werden, sie lernen es von alleine, wenn sie selbst Entscheidungen über die Diagnose von Patienten treffen müssen." Dem sollte im Lehrplan entsprochen werden. Die später im Beruf durch Erfahrung erworbene Struktur sollte schon in der Grundausbildung angelegt werden (Grant u. Marsden 1988). Das individuell verschiedene und nur durch die klinische Erfahrung gewonnene Wissen erklärt die Fallspezifität der klinischen Kompetenz. Thomson konnte bei der Facharztprüfung an standardisierten Patienten nachweisen, daß die aufgezeigte Fallspezifität des Könnens auf unterschiedlichen Leistungen und nicht auf den Besonderheiten der verwendeten Bewertungsmethoden beruht (Thomson 1990). Die Abhängigkeit der Fallspezifität der Kompetenz von der vorangegangenen klinischen Erfahrung ist bisher nur statistisch nachgewiesen. Es fehlen individuelle Längsschnittuntersuchungen, die die Stärken und Schwächen an der Zusammensetzung der davor betreuten Patienten evaluieren.

Einsatz der Fallmethode im Praktikum der Chirurgie

Über ein sehr frühes Beispiel des Einsatzes der Fallmethode im klinischen Einführungskurs in der Chirurgie wurde aus Jerusalem berichtet, der sich bis dahin über 8 Jahre bewährt hatte (Lernau 1989). Zusätzlich zur Arbeit auf den Stationen, die 70% der Zeit umfaßt, erfolgt der Wissenserwerb im Selbststudium und in Arbeitsgruppen von 4–5 Studenten. Patientenprobleme werden durch schriftliche Fallsimulationen im Format der sequentiellen Simulation oder als konventionelles Patient Management Problem (PMP), das vom Amerikanischen Kollegium der Chirurgen bezogen wurde, in die Tutorien eingebracht. Zusätzlich erhalten die Studenten von den Dozenten selbst ausgearbeitetes schriftliches Lernmaterial zu den 30 wichtigsten chirurgischen Krankheiten, deren Erstellung mit je 20 Stunden die längste Vorbereitungszeit erforderte. Im Vergleich zu den traditionell ausgebildeten übrigen Studenten ergab sich kein signifikanter Unterschied im Wissenstest und in der mündlichen Prüfung. Die Zufriedenheit der Studenten mit der Lernmethode und den Dozenten war signifikant größer bei den Studenten der Selbstlerngruppen. Diese Ausbildungsmethode ist daher auch zur Wissensvermittlung geeignet.

Dunnington, Witzke und Mitarbeiter berichten über die Einführung im Kurs der „Allgemeinen Chirurgie" an der Universität von Arizona in Tucson (Dunnington et al. 1987). Vorausgegangen war eine Erprobung mit den Themen Erkrankungen der Brust und der Schilddrüse. Im Vergleich zu konventionell ausgebildeten Studenten war das mit gut strukturierten mündlich-praktischen Prüfungen erfaßte Können bei den Studenten, die in Kleingruppen problemorientiert gelernt hatten, besser. Die Fakultät führte daher 1987 die Fallmethode für 70% der Ausbildungszeit ein. Es wurde dazu ein Lehrplan, Syllabus, ausgearbeitet und publiziert.

Ein weiterer Bericht liegt von der Universität von Kentucky vor, wo 1989/90 das Einführungspraktikum in Chirurgie durch einen Fall-begründeten, Studenten-zentrierten Kursteil ergänzt wurde (Nash et al. 1991). Zur Ergänzung der Ausbildung auf den Stationen, bei der wöchentlich umfassende Berichte über drei Patienten vorgelegt werden müssen, finden dreimal wöchentlich Sitzungen in Gruppen von

4–6 Studenten mit einer Dauer von je 1½ Stunden statt, während des 12wöchigen Praktikums werden 28–30 schriftlich ausgearbeitete Fälle unter der Anleitung von besonders dafür ausgebildeten Ärzten bearbeitet. Das Ziel besteht im Erwerb von Wissen, von Fertigkeiten in der Entscheidungsfindung und im kritischen Denken.

Zusammenfassend ergibt sich somit, daß nach den in der Literatur gefundenen Berichten die Ausbildung mit fallgebundenen problembezogenen Selbstlerngruppen besonders erfolgreich in der Chirurgie eingesetzt worden ist.

Sonstige Einsätze

Bei der Einbeziehung des Praktikums (Clerkship) in Familienmedizin in die Pflichtpraktika wurde an der Duke-Universität zur Ergänzung der Praxistätigkeit 25% der Zeit als Kleingruppenseminare und Projektarbeit der Studenten, bei der zunächst über 10 der 11 vorgegebenen Themen schriftliche Berichte vorgelegt werden mußten, gestaltet (Michener et al. 1985). Damit sind die wesentlichen Komponenten des Fallsystems einbezogen. Während der ersten drei Jahre wurden Evaluierungen durchgeführt. Außer einer von den Studenten gewünschten Reduktion der Anzahl der Projekte auf zwei wurden die Lerninhalte der Seminare verringert.

Die problemorientierte, fallbezogene Lernmethode mit oder ohne Kleingruppenarbeit eignet sich auch für die ärztliche Fortbildung. In einer kontrollierten prospektiven Vergleichsuntersuchung mit dem Einsatz von standardisierten Patienten ergab sich 3–7 Monate später nur bei einer Entscheidung ein signifikant besseres Ergebnis (Heale et al. 1988). 56% der Ärzte, die an Kleingruppenarbeit mit Problemorientierung teilgenommen hatten, führten die richtige Überweisung des Patienten aus, während dies die Teilnehmer an didaktischen Vorträgen mit 31% und die an Großgruppenfortbildung mit Fallbesprechung mit 8% signifikant seltener durchführten. Die Teilnehmer gaben der Kleingruppenarbeit die signifikant bessere Bewertung, Angaben über die Durchführung und Unterstützung der Veranstaltung werden nicht gemacht.

Auch der Einsatz der Fallmethode mittels schriftlicher Patientensimulation (Patient Management Problem) hat sich in der Fortbildung bewährt und wird in England auf freiwilliger Basis routinemäßig durchgeführt. Die Evaluierung mittels Teilnehmerbefragung einer kanadischen Fortbildung mit Zusendung der Patientensimulationen ergab eine Übertragung von 83% der Lernziele in die ärztliche Praxis (Marquis et al. 1984). Als Lernhilfe wurde ein Text mit Kommentaren zu allen Fragen nach dem Rücksenden der Aufgaben gegeben.

Die Möglichkeit, auch in Deutschland das Fallsystem isoliert nur für einen Praktikumsteil erfolgreich einzusetzen, hat Frau Fuchs an der Frauenklinik Tübingen anhand des Wochenpraktikums erfolgreich demonstriert (Fuchs u. Renschler 1988). Sie benutzte dazu zunächst schriftliche Fallsimulationen mit latenter Schrift, die sie jetzt auf Computer programmiert hat. Nach ihrem Vorschlag werden Fallsimulationen auch in Verbindung mit der Hauptvorlesung eingesetzt (Fuchs u. Autenrieth 1988).

Untersuchungen über den Ausbildungserfolg mit der Fallmethode

Howard Barrows hat entscheidend und richtungsweisend das Problem-orientierte Lernen begründet, entwickelt und zuerst in die Ausbildung an der McMaster-Universität in Kanada eingeführt. Er hat zahlreiche Neuerungen, wie die der simulierten Patienten, konzipiert, entwickelt und weltweit durch Schulungen verbreitet. Sein Werk zu würdigen, überschreitet diesen Rahmen. Aus einer Bewertung mit 0–5 Punkten der von ihm angeführten wichtigsten vier Kategorien des Lernerfolges hat er eine Taxonomie der Methoden abgeleitet. Seine Kategorien sind: Strukturierung des Wissens, wirksames ärztliches Denken bei der Patientenbetreuung, selbstgesteuertes Lernen und Motivation dazu. Fallvorstellungen in Vorlesungen erreichen eine Summe von drei oder sechs; der höchste Punktwert von 25 wird erreicht, wenn nach der ersten Lösung des Problems im Selbststudium und nach einer Rückmeldung das Vorgehen in einer oder mehreren Wiederholungen analysiert und bewertet wird. Als Voraussetzung dazu ist in dem hier vorgestellten Fallsystem, das von der Fallmethode abgetrennt wird, die zweite Komponente, der freie Zugang zu Patienten oder deren Daten, Voraussetzung, wobei allerdings das Durchlaufen von Schleifen nicht besonders angeführt worden ist. Während Barrows diese Methode als „closed-loop reiterative problem-based" bezeichnet, sollte der freien Entscheidung der Studenten über die weiteren Fälle der Vorzug gegeben werden, wie dies oben bei Besprechung der zweiten Komponente begründet worden ist.

Erfahrungen mit der Einrichtung der Unterärzte in Erlangen

Schon v. Ziemssen schildert ausführlich den Erfolg der Tätigkeit der Studenten als Unterärzte in vielen Bereichen der ärztlichen Tätigkeit, die sie bei der Betreuung und Beobachtung von 4-500 Kranken während der halbjährigen Dauer erworben haben (v. Ziemssen 1874). Bei monatlichem Wechsel der Arbeitsstelle hält er eine einjährige Dauer für wesentlich besser, was aber aus Kapazitätsgründen schon damals nicht möglich war. Als einen wichtigen Faktor für den Erfolg sieht er den ständigen Rat des Direktors an, der besonders bei poliklinischer Tätigkeit erforderlich ist, da der Student vertretungsweise Hausbesuche zu machen hat.

Außer dem Erwerb teilweise einzeln aufgeführter Tätigkeiten, wie Mikroskopieren oder Krankenblattführung und Sicherheit im Vortrag, betont er die Auswirkung auf Einstellungen, die zu Eifer, Pflichterfüllung, kollegialem Wetteifer und Selbstbewußtsein führen. Durch den Erwerb von Methodik im Vorgehen entsteht die Fähigkeit, ungewöhnliche Krankheitsbilder richtig aufzugreifen. Besonders hervorgehoben wird die Anregung zum Literaturstudium mit dem Erwerb von mehr Verständnis und der Ausführung wissenschaftlicher Arbeiten.

Auch das soziale Verhalten wird grundlegend verändert. Anstelle der zu dieser Zeit üblichen und das Studentenleben dominierenden Wirtshausabende treten gemeinsame Arbeitsabende mit der Entwicklung freundschaftlicher Arbeitsbündnisse. „Es schwindet jene Lauheit (der deutschen Studenten), die das sklavische Absitzen der Vorlesung und das bequeme Anhören klinischer Vorträge schon als eine hohe Arbeitsleistung ansieht“, schreibt v. Ziemssen wörtlich.

Zusammenfassend ergibt sich, daß keiner der von v. Ziemssen 1874 beschriebenen Erfolge der klinischen Ausbildung gegenwärtig beim Studium nach der Approbationsordnung versucht oder von mehr als einigen wenigen, eine Ausnahme darstellenden Studenten angestrebt oder gar erreicht wird. Zu diesen Ausnahmen zähle ich die Teilnehmer meines letzten Seminars, die mit der Ausnahme der an den Einbezug von Patienten gebundenen Fertigkeiten alle beschriebenen Verhaltensweisen aus eigenem Antrieb erworben haben (Renschler 1991). Den Erwerb der schon durch v. Ziemssen beschriebenen Fertigkeiten halte ich für grundlegend wichtig. Es ist unverständlich, daß bei der Einführung der „Prüfungsordnung für Ärzte“ von 1901 die Mängel der deutschen Ausbildung, auf die v. Ziemssen in den vorangegangenen Diskussionen und Referaten mehrfach hingewiesen hat, nicht durch die Übernahme der Methode v. Ziemssens beseitigt wurden. Das damals wiedereingeführte praktische Jahr hat die Mängel nicht beseitigt. Gegenwärtig liegt der Anteil des im Grundstudium erworbenen Wissens und Könnens, der in der späteren Berufspraxis eingesetzt wird, bei 20% (Renschler, in Vorbereitung). Das übrige Wissen und Können wird in den Lernphasen erworben, für deren Gestaltung die in den Landesärztekammern organisierte Ärzteschaft verantwortlich ist. Diese müßten danach einen vielfachen Aufwand im Vergleich zu den von den Bundesländern getragenen medizinischen Fakultäten aufbringen, wenn die akademische Lehre die Voraussetzung für das Erlernen der Medizin wäre.

Die mit dem Fallsystem zu erwerbenden Fertigkeiten sind in Tabelle 4 aufgeführt und sollen im folgenden besprochen werden, soweit dies noch nicht im Text erfolgt ist.

Die Strukturierung des Wissens in anwendbarer Form stellt somit das wichtigste Ergebnis des auf Lösung der vorgegebenen oder selbst erfahrenen Probleme ausgerichteten Lernens dar. Die kanadischen Arbeitsgruppen von McGill und McMaster entwickelten ein einfaches Instrument zum Erfassen der an das Lernen gebundenen Strukturierung des Wissens. Erfahrene Ärzte können im Vergleich zu Anfängern, Novizen, aus anscheinend beliebig genannten Patientendaten mehr wiedergeben, wenn sie die einem Krankheitsbild entsprechende Struktur besitzen und danach die Daten ordnen können. Hierzu liegen weitere, hier nicht genannte Publikationen vor (Coughlin u. Patel 1987).

Norris verglich den unterschiedlichen Lernerfolg in der Patientenkommunikation zwischen den zufällig einer Vorlesung zugeordneten und den mit Rollenspiel ausgebildeten Studenten (Norris 1986). Interesse, aktives, konkretes Handeln, Umsorgen der Patienten und Empathie waren bei der Rollenspielgruppe größer. Sie zeigte auch größeres Interesse an der Sache und den Arbeitsmethoden, die Vorlesungsgruppe glaubte ohne entsprechendes Mehrwissen an den Wert der Methoden.

Thomson weist aus seinen Analysen der Ergebnisse der Facharztprüfungen in Allgemeinmedizin nach, daß die Unterschiede in der Leistung der Patientenbetreuung (Management) und in der Kommunikation mit den Patienten nicht durch die Prüfungsmethode bedingt sind, sondern auf die Fallspezifität der Kompetenz ver-

Tabelle 4. Mit der Fallmethode erwerbbare Fertigkeiten (mit Literaturzitaten)

1. Strukturierung des medizinischen Wissens
(Barrows 1986; Hesketh 1989; Coughlin 1987; Grant 1987; Lernau 1989; Marquis 1985; Martensen 1985; Norris 1986; Patel 1986; Patel 1991; v. Ziemssen 1874)
2. Verantwortungsvolles ärztliches Handeln
(Cohen A. 1990; Norris 1986)
3. Theoretische Begründung praktischen Handelns
(Barrows 1986; Hesketh 1989; Marquis 1986; Patel 1991; v. Ziemssen 1874, 1879)
4. Richtigkeit der selbständig ausgeführten Untersuchungen und ihre Interpretation
(Grant 1987; Patel 1986; v. Ziemssen 1874)
5. Korrekte Krankenblattführung
(McLeod 1989; v. Ziemssen 1874)
6. Guter Arzt-/Patientenkontakt mit Einfühlungsvermögen
(Norris 1986)
7. Methodisches Vorgehen bei der Bearbeitung von Aufgaben mit unbekannter Lösung
(Barrows 1986; Patel 1991; Thomson 1990; v. Ziemssen 1874)
8. Selbstgesteuertes, an den Bedürfnissen der Praxis orientiertes lebenslanges Lernen
(Barrows 1986; Hendelmann 1986; Patel 1991; v. Ziemssen 1874)
9. Einführen neuer Methoden nach kritischer Würdigung
(Norris 1986)
10. Eingliederung in gemischte Arbeitsgruppen
(Ross 1989)
11. Kommunikation mit Mitarbeitern und Vorgesetzten
(Cohen A. 1990; Martenson 1985; Ross 1989)
12. Beteiligung an der Lehre
(Ferrier 1987; v. Ziemssen 1874)
13. Hohes Anspruchsniveau mit intrinsischer Motivation zu hoher Leistung
(Barrows 1986; Newble 1986; v. Ziemssen 1874)
14. Forschen und Arbeiten nach wissenschaftlicher Methode
(Ferrier 1987; Grant 1990; Irrgang 1987; Renschler 1991; v. Ziemssen 1874)

weisen (Thomson 1990). Dies ist ein noch nicht endgültig geklärtes Problem, auf das hier nicht weiter eingegangen werden kann, obwohl es den Lernerfolg mit der Fallmethode wesentlich betrifft.

Hendelman konnte zeigen, daß die aktive Beteiligung der Studenten am Unterricht im Sektionssaal zu verbesserten Lernmethoden führt und daraus ein lebenslanges, selbstgesteuertes Lernen resultiert (Hendelman u. Boss 1986).

Ross et al. bildeten Studenten des 4. Jahres über 7 Tage zu Lehrern im Erheben der Vorgeschichte und der Untersuchungsbefunde sowie in den Anfängen des ärztlichen Denkens aus (Ross et al. 1989). Diese Studenten wurden dann im Unterricht der Studenten des 2. Jahres eingesetzt. Die Evaluierung ergab, daß die als Lehrer eingesetzten Studenten für den Unterricht gut vorbereitet waren, ein Gemeinschaftssinn aller erreicht wurde, wobei die Erfahrungen der älteren Studenten denen der jüngeren näher waren als sonst bei Dozenten üblich, und sich damit eine

Atmosphäre des gegenseitigen Vertrauens bildete. Die als Lehrer eingesetzten Studenten gewannen Vertrauen in ihr eigenes Können, Einsicht in den Stoff und ein methodisches Vorgehen. Die Ergebnisse beider Gruppen beim Staatsexamen entsprachen dem Mittelwert (Standard score: 506 bzw. 523).

A. und R. Cohen vergleichen die unterschiedliche Entwicklung der ärztlichen Kompetenz zwischen chirurgischen und internistischen klinischen Praktika (Clerkship) (Cohen u. Cohen 1990). Häufigkeit der Unterweisungen, Qualität des Kontaktes mit den Ärzten, angemessene Zuteilung einer Verantwortlichkeit sowie die Häufigkeit des Zuganges zu den aufgenommenen Patienten führten zu einem größeren Vertrauen in die eigene Kompetenz, besonders nach dem chirurgischen Praktikum.

Newble und Clarke verglichen den Unterschied im Lernstil zwischen Studenten eines traditionellen Lehrplanes und denen mit problemorientiertem Gruppenlernen (Newble u. Clarke 1986). Der Lernstil der ersten Gruppe wird als „oberflächlich" bezeichnet. Er ist durch Angst vor Mißerfolg, Erfüllen der vorgeschriebenen Anforderungen und Erwerb von abfragbarem Faktenwissen charakterisiert. „Tiefgründiges Lernen", das bei den Studenten des modernen Lehrplanes vorherrscht, bezieht sich auf Verständnis und Bedeutung des Lernstoffes für die Berufstätigkeit. Die Studenten sind durch Interesse an der Sache intrinsisch motiviert.

Ferrier untersuchte den weiteren Lebensweg der Absolventen von McMaster und fand im Vergleich zu den Absolventen anderer kanadischer Medizinschulen eine höhere Beteiligung an akademischen Aufgaben, wie Forschung und Lehre (Ferrier u. Woodward 1987).

Literatur

Accreditation Council for Graduate Medical Education (1991) Directory of Graduate Medical Education Programs. Am Med Assoc, Chicago IL

Ackerknecht EH (1967) Medicine at the Paris Hospital 1794–1748. The Johns Hopkins Press, Baltimore MD

Association of American Medical Colleges (1987) Medical Student Graduation Questionaire 1987 Summary Report for all Schools. Association of American Medical Colleges, Washington DC

Balla JI, Edwards H (1986) Evaluation of an introductory course in neurology. Clin Exp Neurol 22:133–138

Barrows HS (1986) A taxonomy of problem-based learning methods. Med Educ 20: 481–486

Beck AL (1986) Using structured medical information to improve students' problem-solving performance. J Med Educ 61:749–756

Boerhaave H (1715) De comparando certo in physicis. van der As, Leiden

Boerhaave H (1724) Atrocis, Nec Descripti Prius, Morbi Historia. Boutesten, Leiden

Brautigan MW (1984) A systematic approach to research curricule for emergency medicine residencies. J Emerg Med 1:459–464

Cannon WB (1900) The Case method of teaching systematic medicine. Boston Med Surg J 142:31–36

Cohen A, Cohen R (1990) Development of competence in clerkship. Med Teach 12:47–55

Colliver JA, Vu NV, Markwell SJ, Verhulst SJ (1991) Reliability and efficiency of components of clinical competence assessed with five performance-based examinations using standardized patients. Med Educ 25:303–310

Comenius JA (1657) Opera Didactica Omnia (Nachdruck 1957, Prag, Acad. Sci. Bohemosl.) Variis hucusque occasionibus scripta, diversisque locis edita: nunc autem non tantum in unum, ut simul sint, collecta, sed & ultimo conatu in Systema unum mechanice constructum, redacta. De Geer, Amsterdam

Coughlin LD, Patel VL (1987) Processing of critical information by physicians and medical students. J Med Educ 62:818–828

DeleBoe Sylvius F (1681) Medicinae Practicae In Academia Lugduno-Batava Professoris, Opera Medica: Collegium Nosocomicum P 709–737. Samuel de Tournes, Geneva

Dunnington G, Witzke D, Rubeck R, Beck A, Mohr J, Putnam C (1987) A comparison of the teaching effectiveness of the didactic lecture and the problem-oriented small group session: a prospective study. Surgery 102:291–296

École de Santé de Montpellier (1795) Programmes des cours d'enseignement dans l'école de santé de Montpellier Imprimes par ordre du Comite d'instruction publique da la Convention nationale. Du 21 germinal, an Ille de la Republique. Imprimerie des Sciences et Arts, Paris

Editorial (1991) Ärzte ohne „Dr. med.". Dtsch Ärztebl 88:C-2133

Erp Taalman Kip EH van, Rossum HIM van (1990) An educational bank of acute patient cases. In: Bender W, Hiemstra RJ, Scherpbier AJJA, Zwierstra RP (eds) Teaching and assessing clinical competence. Boekwerk, Groningen, pp 543–545

Eulner H-H (1968) Historische Aspekte zu aktuellen Fragen des Medizinstudiums. Med Histor J (Hildesh) 3:180–194

Fafard J, Snell L (1989) Reading Habits of House-staff: what, where and why. Med Teach 11:279–283

Ferrier BM, Woodward CA (1987) Career choices of McMaster University medical graduates and contemporary Canadian medical graduates. Can Med Assoc J 1987 Jan 1 136:39–44

Fischer G (1978) Chirurgie vor 100 Jahren Historische Studien über das 18. Jahrhundert aus dem Jahre 1876 (Reprint). Springer, Berlin Heidelberg New York

Flexner A (1912) Medical education in Europe. Carnegie Foundation, New York, NY

Flexner A (1930) Universities: American English German / With a new introduction by Clark Kerr (Reprint 1968 of 1930 edition). Oxford University Press, London Oxford New York

Frank JP (1812) Supplement-Bände zur medicinischen Polizey, oder Sammlung verschiedener, in diese Wissenschaft einschlagender, eigener Aufsätze: Erster Band. Cotta, Tübingen

Fuchs U, Autenrieth R (1988) Sequentielle Fallsimulation als Übungen zur Vorlesung. Med Ausb 5:125–129

Fuchs U, Renschler HE (1988) Praxisnähere Ausbildung in Gynäkologie und Geburtshilfe durch den Einsatz von schriftlichen Fallsimulationen. Gynäkol Geburtshilfe 2:7–13

Grant J, Marsden P (1987) The structure of memorized knowledge in students and clinicians: an explanation for diagnostic expertise. Med Educ 21:92–98

Grant J, Marsden P (1988) Primary knowledge, medical education and consultant expertise. Med Educ 22:173–179

Heale J, Davis D, Norman G, Woodward C, Neufeld V, Dodd P (1988) A randomized controlled trial assessing the impact of problem-based versus didactic teaching methods in CME. Proc Annu Conf Res Med Educ 27:72–77

Hendelmann WJ, Boss M (1986) Reciprocal peer teaching by medical studentes in the gross anatomy laboratory. J Med Educ 61:674–680

Hering P, Gunzburger LK, Loesch T, Langbein M (1989) An experiment involging reading assignments in a medicine clerkship. Acad Med 64:168–169

Hesketh B, Andrew S, Chandler P (1989) Opinion-training for transferable skills: The role of examples and schema. ETTI 26:156–165

Hessen PAW van, Verwijnen GM (1990) Does problem-based learning provide other knowledge? In: Bender W, Hiemstra RJ, Scherpbier AJJA, Zwierstra RP (eds) Teaching and assessing clinical competence. Boekwerk, Groningen, pp 445–451

Infratest Gesundheitsforschung (1987) Untersuchung über die Anforderungen an eine ordnungsgemäße ärztliche Ausbildung und über die tatsächliche Situation in der ärztlichen Ausbildung. Infratest Gesundheitsforschung, München

Irrgang D (1987) Aspekte der Ausbildung des Mediziners im deutschsprachigen Kulturraum zwischen 1872 und 190ı anhand von Selbstzeugnissen deutscher Ärzte. Dissertation, Medizinische Fakultät Bonn

Keck RW (1991) Erziehen und Unterrichten als Beruf. In: Roth Leo (Hrsg) Pädagogik: Handbuch für Studium und Praxis. Ehrenwirt, München, S 958–972

Köpke R (1860) Die Gründung der Königlichen Friedrich-Wilhelm-Universität zu Berlin. Berlin. Neudruck 1981, Scientia, Aalen

Leigh H, Reiser MF (1986) Comparison of theoretically oriented and patient-oriented behavioral science courses. J Med Educ 61:169–174

Lernau OZ (1989) Problem-solving instruction during the clinical clerkship: description and preliminary evaluation of a programme. Med Educ 23:179–183

Levenkron JC, Greenland P, Bowley N (1990) Teaching risk-factor counseling skills: a comparison of two instructional methods. Am J Prev Med 6:29–34

Lindeboom GA (1968) Herman Boerhaave: The Man and his Work, Methuen, London

Littlemeyer MH (Edit) (1984) Physicians for the Twenty-First Century: The GPEP Report. Report of the panel on the General Professional Education of the Physician and College Preparation for Medicine. Assoc. American Medical Colleges, Washington DC

Locke J (1693) Some thoughts concerning education. Churchill, London

Lockyer J, Jennet P, Parboosingh J, Maes W (1988) Raising questions in clinical practice. J Cont Educ Health Prof 8:21–26

Lohse H (1984) Der Tausch mit medizinischen Dissertationen an den Universitätsbibliotheken der Bundesrepublik Deutschland Ergebnisse einer Umfrage, einer Ausleihanalyse an der UB Bonn und Vorschläge für ein zukünftiges Vorgehen. ZfBB 31:19–29

Marquis Y, Chaolli J, Bordage G, Chabot J-M, Leclere H (1984) Patient-management problems as a learning tool for the continuing medical education of general practitioners. Med Educ 18:117–124

Martenson D, Erikson H, Ingelman-Sundberg M (1985) Medical chemistry: evaluation of active and problem-oriented teaching methods. Med Educ 19:34–42

McLeod Pj (1989) Assessing the value of student case write-ups and write-up evaluations. Acad Med 63:273–274

Mennin SP, Martinez-Burrola N (1986) The cost of problem-based vs traditional medical education. Med Educ 20:187–194

Michener JL, Parkerson GR Jr, Munning KA, Warburton SW, Bobula JA, Estes EH Jr (1985) Development and modification of a required family medicine clerkshop. J Med Educ 60:764–771

Nash PP, Schwartz RW, Middleton JL, Witte FM, Young B (1991) A student-centered problem-based surgery clerkship. Acad Med 66:415–417

Naunyn B (1925) Erinnerungen, Gedanken und Meinungen. Bergmann, München

Newble DI, Hoare J, Sheldrake PF (1980) The selection and training of examiners for clinical examinations. Med Educ 14:345–349

Newble DJ, Clarke RM (1986) The approaches to learning of students in a traditional and in an innovative problem-based medical school. Med Educ 20:267–273

Nooman ZM, Schmidt HG, Ezzat ES (eds) (1900) Innovation in medical education: An evaluation of its present status. Springer, New York NY

Norman GR (1991) The Fall and Rise of the Art of Teaching. Pedagogue (Hamilton, ON) 3, No 2:1–4

Norris J (1986) Teaching communication skills: effects of two methods of instruction and selected learner characteristics. J Nurs Educ 25:102–106

Patel VL, Evans DA, Kaufman DR (1990) Reasoning strategies and the use of biomedical knowledge by medical students. Med Educ 24:129–136

Patel VL, Groen GJ, Frederisken CH (1986) Differences between medical students and doctors in memory for clinical cases. Med Educ 20:3–9

Patel VL, Groen GJ, Norman GN (1991) Effects of conventional and problem-based medical curricula on problem solving. Acad Med 66:380–389

Patel VL, Groen GJk Scott HM (1988) Biomedical knowledge in explanations of clinical problems by medical students. Med Educ 22:398–406

Peplow PV (1991) Performance of medical students in case-based and essay components of written anatomy examinations. Med Educ 25:287–292

Reichardt R (Hrsg) PLOETZ: Die französische Revolution. Ploetz, Freiburg Würzburg

Renschler H (1991) Wissenschaft – früh erfahren. Dtsch Ärztebl 88:A-2042

Risse GB (1986) Hospital life in Enlightment Scotland: Care and teaching at the Royal Infirmary of Edinburgh. In: Webster C, Rosenberg C (eds) Cambridge University Press, Cambridge London

Röhrs H (1977) Die progressive Erziehungsbewegung (Die Reformpädagogik als internationale Bewegung). Schroedel, Hannover

Roser K (1892) Wilhelm Roser: Ein Beitrag zur Geschichte der Chirurgie. Bergmann, Wiesbaden

Ross JM, Walter JM, Malenka DJ, Reilly B, Moorewest M (1989) A new approach to preparing students for academic medicine. Med Educ 23:265–269

Rossum HJM van, Briet E, Bender W, Meinders AE (1900) The transfer effect of one single patient demonstration on diagnostic judgement of medical students: both better and worse. In: Bender W, Hiemstra RJ, Scherpbier AJJA, Zwierstra RP (eds) Teaching and assessing clinical competence. Boekwerk, Groningen, pp 435–440

Schjerning (1895) Zum 2. Dezember 1895. Erinnerungsbilder zur 100jährigen Stiftungsfeier des medicinisch-chirurgischen Friedrich Wilhelm-Instituts. Deutsch Med Wochenschr 21:814–817

Schmidt HG, Dauphinee WD, Patel VL (1987) Comparing the effects of problem-based and conventional curricula in an international sample. J Med Educ 62:305–315

Scura G, Davidoff F (1981) Case-related use of the medical literature: Clinical librarian services of improving patient care. JAMA 245:60–63

Seraj MA, Naguib M (1990) Cardiopulmonary resuscitation skills of medical professionals. Resuscitation 20:31–39

Shahabudin SH (1987) Content coverage in problem-based learning. Med Educ 21:310–313

Sprengel (1911) Zur Frage des „praktischen Jahres“ der Mediziner. Dtsch Med Wochenschr 37:599–601

Stritter FT, Flair MD (1980) Effective clinical teaching. National Medical Audiovisual Center, Bethesda, Maryland

Thomas MS, Renschler HE (1989) Bewertung der ärztlichen Ausbildung an der McMaster Universität, Kanada, anhand des Konzepts der „Fallmethode“. Klin Wochenschr 67: 421–430

Thomson AN (1990) Case specificity of performance with simulated patients. N Z Med J 103:372–374

Tolnai S (1991) Lifelong learning habits of physicians trained at an innovative medical school and a more traditional one. Acad Med 66:425–426

Wesiak W (1984) Die Balint-Methode in der ärztlichen Weiterbildung – Was kann der Arzt in der Balint-Gruppen-Arbeit lernen? In: Schüffel W, Fassbender CF (Hrsg) Fortbildung für Ärzte – Beiträge aus der psychosomatischen Medizin. Springer, Berlin Heidelberg New York S 91–98

Wilson LA (1983) The medical record as a teaching medium. Age Ageing Suppl 30–35

Woolliscroft JO, Calhoun JG, Beauchamp C, Wolf FM, Maxim BR (1984) Evaluating the medical history: observation versus write-up review. J Med Educ 59:19–23
Ziemssen H von (1879) Ueber die Aufgaben des klinischen Unterrichts und der klinischen Institute. Dtsch Arch Klin Med 23:1–22
Ziemssen H von (1874) Ueber den klinischen Unterricht in Deutschland. Dtsch Arch Klin Med 13:1–20
Ziemssen H von (1898) Ueber den medicinisch-klinischen Unterricht. Verh Dtsch Ges Inn Med 16:11–28

The New Pathway Curriculum at Harvard Medical School

M.B. Ramos and M.J. Litchard

Medical Education Center, Harvard Medical School, 260 Longwood Avenue, Boston, Mass. 02115, USA

Overview of the New Pathway

Rationale for Change

An educational renewal has been taking place at Harvard Medical School. Challenged by the Dean to prepare physicians who are equipped to deal with the remarkable changes in medicine and in society, our faculty has responded by creating a fundamentally different approach to the content, process, and organization of medical education (Tosteson 1981, 1990).

Until recently, the curriculum was organized along traditional lines of medical education in the United States: 2 years of basic science, largely lecture based and comprised of separate departmental courses, folowed by 2 years of clinical experience in hospital ward activities. Educators have long known that the presentation of factual knowledge to students does not entail the subsequent ability of those students to remember, synthesize, apply, or adapt that knowledge. The information explosion in human biology has clearly exposed the impossibility of attempting to "cover" by the didactic method all the information that our students will require in their professional lives. Simply put, there is too much information to memorize; even more daunting is the breathtaking pace at which today's facts and their interpretation become obsolete.

Educational Goals

The New Pathway program seeks to create a structure and an environment that enables students to acquire the skills, knowledge, and attitudes necessary to become responsible physicians in a changing world. They must become skilled at learning continually, at managing information, communicating, and collaborating effectively, and at monitoring and renewing ther competencies. Their knowledge base must be integrated and flexible and include the promotion of healthy behaviors as well as the cure of disease. Respect for patients, ethical awareness, and intellectual curiosity and skepticism are attitudes that must be encouraged and fostered.

L. Schweiberer, J.R. Izbicki (Hrsg.)
Akademische Chirurgie

Integration of Knowledge

Students are exposed to an integrated curricular perspective throughout the curriculum. Interdisciplinary human biology blocks, designed by teams of basic and clinical science faculty, have replaced discrete and often uncoordinated departmental offerings. The basic and clinical science perspectives are interwoven from the beginning through the use of clinical problems, early patient contact, and the juxtaposition of humanistic aspects of medicine (Colvin 1989). Surgeons serve as consultants to anatomists to help the latter understand and convey the clinical relevance of their discipline.

Tutorial Process

Students become responsible for their own learning through active engagement in the process. Problem-solving tutorials form the centerpiece of the human biology blocks and are incorporated into many clinical clerkships as well. Twice or three times a week, six to eight students meet with a faculty tutor, drawn from either M.D. or Ph.D. ranks. These groups learn science by analyzing paper cases describing patient problems. They set learning goals and priorities and agree on outside study to be accomplished before the next meeting. In that interval, students study individually or in groups. Upon reconvening, they share what has been learned and quickly tend to focus on aspects of the problem that remain unclear. As students articulate their understandings to the group, misconceptions can be identified and corrected; since the group works together on problems, students are invested in helping each other learn. In this setting, faculty tutors act as guides and partners in mutual learning rather than as expert providers of knowledge. Important is the student's responsibility to practice, in a supportive environment, how to approach new problems, decide what to study, search out and synthesize information, evaluate evidence critically, and deal with the uncertain and evolving state of much scientific knowledge.

Curricular Formats

To ensure that students are able to engage in the active self-directed study required by the program, we have substantially reduced the number of classroom hours and have provided protected study time three afternoons a week. Problem-based tutorial activities are complemented by laboratories, clinics, and lectures, all orchestrated to reinforce the learning process through the distinctive strength of each format (Armstrong 1991). Lectures, which are limited to one or two each day, are used primarily to establish an overview of a topic or to explain a difficult concept.

To foster empathic and effective communication with patients and the building of professional identity and responsibility, we have introduced a 3-year longitudinal course called Patient/Doctor. To prepare students to use information management systems in future practice, computing skills (bibliographic searching, clinical data bases) are integrated into courses. Close and sustained faculty/student contact offers students the mentoring that is so important to their professional development.

Faculty Development

To enable faculty to take on new teaching roles as facilitators of learning, often outside their areas of special expertise, assistance is provided by professional educators. Tutor guides, practice sessions prior to the course block, weekly tutor meetings, observation and feedback for new tutors, and special workshops are important in facilitating genuine change in the process and environment of education.

Introduction of the New Curriculum

In 1985 a pilot educational project was offered to 24 students out of an entering class of 165. These 24 students were randomly selected (with control for gender and minority status) from among a pool of volunteers; the initial faculty were also volunteers. In 1986 the size of the experimental group was increased to 38, and in 1987 the faculty voted to extend the new program to the entire entering class (Office of Educational Development 1989). All the students in our current 4-year class have followed a New Pathway-style of program throughout their medical school experience.

Program Evaluation

During the existence of the two parallel tracks, a comparative evaluation study was conducted which revealed markedly different experiences during medical school. The New Pathway group felt more satisfied, stimulated, and challenged than students in the traditional curriculum, even though they experienced higher levels of anxiety and stress. New Pathway students demonstrated greater knowledge in behavioral medicine; otherwise, cognitive performance in all 4 years was the same in the two groups. New Pathway students performed better on tests of skills relating to patients and demonstrated markedly different learning styles: more independent study, less memorization and greater conceptualization (Moore 1990).

Studies of the effects of extending the New Pathway program suggest that nonvolunteer students were able to perform effectively in the new program (Moore 1991), and that nonvolunteer tutors, some of whom were prospectively anxious or negative, were almost unanimously pleased and stimulated by the experience of tutoring and were eager to reenlist (Maxwell 1990).

Student Assessment

Our evaluation of student performance has been brought in line with the new learning approach. Multiple-choice tests have been replaced by short essays, problems, open-book tests and standardized patients. Midterm exercises are used primarily for formative feedback to students and faculty.

A basic assessment component is the tutor's written evaluation, which describes the students's ability to work collaboratively and to gather and synthesize information effectively, as well his/her knowledge base and reasoning skills. Courses in the first 2 years are graded on a pass/fail basis to encourage cooperation and an open atmosphere of discussion.

In some blocks, we have introduced a final assessment exercise modeled on the "Triple Jump" used at McMaster University in Canada: presentation of a case problem similar to that used in tutorial study but on a new topic. After drafting an initial hypothesis and an action plan, each student is allotted 24 h to use library and other resources and to conduct a related laboratory exercise. The student then presents an analysis to two faculty examiners and receives immediate feedback on the quality at the reasoning process and the effectiveness of the self-directed study. Student response to this approach has been extremely positive. One student wrote, "This idea for a final exam should get a Nobel Prize!" and another called it "the perfect companion to the New Pathway" (Committee on Educational Evaluation 1991).

Lessons

What do we see as the positive results and the problems of these changes in the educational program? Students have gained close and rewarding relationships with faculty, have participated in a learning atmosphere which is simultaneously intellectual and engaged, have practiced learning in the ways in which they will need to learn throughout their professinal lives, and have become empowerd with a significant degree of control over their own education. But participation in the tutorial process means that they must keep up a steady pace of work rather than studying in spurts for examinations. They must deal with the discomfort of being visible instead of anonymous to their faculty and peers, the stress of assuming responsibility for their own learning, and the anxiety of acknowledging the partial and changing nature of much biomedical information (Moore 1990).

Faculty have the benefit of working with students who are excited about learning and of seeing those students develop intellectually and professionally. They have the opportunity to learn about areas in medicine outside their own specialty and to work with colleagues from other departments – often gaining thereby new perspectives on their own research (Wilkerson 1988, 1991; Maxwell 1990; Armstrong 1991). However, they must make an intensive time commitment to the program, and they experience anxiety at abandoning the role of absolute expertise.

The institution has been enormously revitalized by its renewed focus on educational goals (Feletti 1989). It has also had to assume new responsibilities: appropriate recognition for teaching contributions and assistance to faculty who are attempting to learn new ways of teaching (Tosteson 1990). The second part of this paper describes some of the specific challenges and accomplishments of implementing the new approach in the clinical setting, particularly in surgery.

Conclusion

Harvard is certainly not alone. The pioneering achievements of schools such as McMaster, New Mexico, and Maastricht were very inspiring as we began our own efforts. However, any school that wishes to achieve fundamental and lasting reform must develop its own approach, one that reflects its own culture and values. As Dean Tosteson (1990) has observed:

> Much that the program includes is not new but a local expression of ideas advocated earlier by others. We do not offer a place or a solution, but rather a direction, a way. The name (New Pathway) reflects the commitment of the faculty of medicine at Harvard to search for better ways to educate medical students in a rapidly changing world. ... We hope that many other medical schools will decide to seek their own new pathways in general medical education.

Core Clinical Clerkship in Surgery

M.J. Litchard

Years 3 and 4

The broad educational goal in planning the curriculum for the clinical years at Harvard Medical School was to continue the New Pathway philosophy of the first 2 years of basic science while progressively developing the student's clinical competency and expertise in the various types of interpersonal relationships involved in the practice of medicine. As in the first 2 years, the knowledge base is converted to a set of tutorial paper cases that supplement clinical experiences. Continuity with the basic science years is also maintained by carefully considering the individual student's learning agenda to stimulate self-directed problem solving. Providing interaction with senior faculty who assist the students to acquire new attitudes, knowledge, and skills, and who serve as role models are the other key elements of the clerkship blocks. Hand in hand with the new curriculum are faculty development programs designed to encourage faculty members to develop and use a variety of educational methods.

Faculty Rewards

A teacher-clinician tenure track that rewards commitment to teaching was instituted at Harvard Medical School 2 years ago. The track provides opportunities for academic advancement to full-time clinical faculty members who demonstrate excellence in educational leadership and scholarship as well as in teaching and clinical work. It is designed to recognize different but no less demanding professional contributions and to encourage a new emphasis on national leadership in teaching and medical education (Tosteson 1988). To date, 16 clinicians have been promoted, and approximately 30 teaching portfolios are being developed annually with the guidance of the Teacher-Clinician Committee on Education.

Curriculum Planning

A curriculum planning group for years 3 and 4 was established in 1985. This was composed of clerkship directors who were charged to develop the New Pathway clinical curriculum. Each clerkship director then formed a curriculum design group to adapt the basic New Pathway tenets to his/her own hospital site. Surgical practice is introduced to students during ther 3rd or 4th year of medical school in an 8-week required rotation at one of four hospitals affiliated with Harvard. In addition to exposing students to the art and craft of surgery, the primary teaching goal is to introduce students to when, where, and how surgical decisions are made. Emphasis is on the surgical knowledge and skills needed by all physicians and the use of surgical consultations.

New Pathway Surgery Clerkship

The Core Clinical Clerkship in Surgery at the Beth Israel Hospital (BI) is a New Pathway prototype. The specific objectives for this clerkship are guided by the assumption that this is surgery's chance to tell students, most of whom will not go into that specialty, what it is like to be a surgeon and to demonstrate how surgeons think (Goldman 1991). The BI surgery clerkship is not a course in operative surgery. It provides a broad exposure to surgical diseases and their management, to operative surgery, and to surgical thinking and attitudes. There are opportunities to learn some technical skills such as aseptic techniques, suturing, control of airway and ventilation, bladder catheterization, and nasogastric intubation and chest tube placement (Goldman 1991).

Increasingly, surgical decisions are made not in the operating room, but in the outpatient setting. Senior faculty practice in these office of ambulatory settings, and consequently the BI clerkship has become mainly preceptor-based, with the housestaff having less teaching responsibility than in previous years. Unlike previous students, the New Pathway students are not handed a "scut" book during morning rounds and told by the house officer (sometimes called the "shark"), "If everything in the 'scut' book gets done, I might let you scrub." An underground student manifesto entitled "Swimming with the Sharks" has become obsolete.

Faculty Development

For the preceptors to effectively combine teaching with patient care, Wilkerson et al. (1990) list six essential teaching skills: (a) establishing and monitoring mutual expectations, (b) setting limited goals for teaching, (c) asking questions, (d) stimulating self-directed learning (e) giving feedback, and (f) capitalizing on the power of role modeling. These authors note that, "In the ambulatory setting, teachers must organize themselves for more efficient and focused instruction just as they do for more efficient and focused patient care."

Beth Israel Surgery Clerkship

At the BI each student spends 4 weeks with two general surgery preceptors, 1 week with an anesthesiologist, and 1 week in the emergency room with a house officer. In addition, each student spends 2 weeks with a preceptor in surgical specialty of his or her choice.

There are two classroom tutorials per week for the group of eight students. These tutorials are based on paper cases which the students come prepared to discuss. In addition to the 16 case-based sessions, there are three seminars on ethical issues. These seminars are based on cases that students have encountered during the rotation and usually include topics such as informe consent, denial of therapy, and withdrawal of therapy.

During the clerkship rotation every student must spend one shift on the ward with a senior nurse, taking care of patients in the role of a nurse. Last but not least, the clerkship students participate in a suturing laboratory. The students work 7 days a week and take call on an average of every 3rd night. On Wednesday afternoons throughout year 3 the students leave the hospital clerkship to attend tutorials in a new longitudinal course that addresses the patient-physician relationship in the context of the student's current clinical experiences.

Student Assessment

Throughout the course the director and the individual preceptors are available to the students for advice and counsel. Students are assessed in three categories: (a) clinical knowledge and skills, (b) interpersonal relationships, and (c) personal and professional characteristics. The minimal requirement for a grade of satisfactory is the demostration of clinical competency and characteristics commensurate with safe patient care. Previous exposure to clinical disciplines is taken into consideration. A system for evaluating the students' ability to solve problems has not yet been devised.

Program Evaluation by the Students

A subjective evaluation of the BI's surgical clerkship by the students is based on a Likert scale of 1–5 with a score of 1 representing excellent. Overall ratings for a 5-year period have ranged between 1.3 and 1.8. In response to the question, "Has your interest in surgery increased, decreased, or stayed the same?" students who participated in the previous traditional clerkship indicated an increased interest in surgery of 30%–40%, whereas 75%–80% of the New Pathway students indicate an increased interest.

An interview with Gregg Raymond, a 4th-year student, revealed that he considers the Beth Israel surgical clerkship as his best clerkship experience. He was encouraged to think about his goals and felt comfortable asking for what he wanted. He spent "a ton of time with his preceptors". Gregg was able to perform many procedures, but for him the highlight of the surgery clerkship was the individual attention he received. His only criticism was the period of 6–7 weeks that elapsed between the end of his clerkship and the receipt of his written evaluation. Delivery of timely feedback has been a problem for all clerkships, and we are still working to achieve a prompt feedback system.

Teachers as Models

In conclusion I emphasize the importance of the faculty's attitudes, knowledge, and skills to the future of medicine by quoting the anthropologist, Bateson (1990):

> "Unless teachers can hold up a model of life long learning and adaptation, graduates are likely to find themselves trapped into obsolescence as the world changes around them".

References

Armstrong EG (1991) The Harvard Medical School curriculum: a hybrid model of problem based learning. In: Boud D, Feletti G (eds) The challenge of problem-based learning. London: Kogan Press

Bateson MC (1990) Composing a life. Plume, New York

Christensen CR (1991) Garvin DA, Sweet A. Education for judgement, the artistry of discussion leadership. Harvard Business School P, Boston

Colvin RB, Wetzel MS (1989) Pathology in the New Pathway of medical education at Harvard Medical School. Am J of Clin Path, 92:S23–S30

Committee on Educational Evaluation (1990–1991) Student course evaluation guide, years I & II

Feletti GI, Armstrong E (1989) Problem-based education at Harvard Medical School – a short report on the New Pathway to General Medical Education. Meducs, 2:36–39 (Bulletin of the Swiss Association of Medical Education)

Goldman L (1991) Reforming clinical education: panel on new clerkship. Presentation at New Pathways in General Medical Education Conference, Harvard Medical School. 26 June

Goldman L (1991) Introduction to core clinical clerkship syllabus. Dept of Surgery, Beth Israel Hospital

Maxwell JA & Wilkerson L (1990) A study of non-volunteer faculty in a problem-based curriculum. Acad Med, 65:S13–S14

Moore GT (1990) Final report to the Fund for the Improvement of Post-Secondary Education

Moore GT (1991) The effect of compulsory participation of medical students in problem-based learning. Med Educ, 25:140–143

Office of Educational Development (1989) The New Pathway of general medical education at Harvard University. Teach & Learn in Med, I: 42–46

Tosteson DC (1988) Science, medicine, and education. J of Med Educ, 56: 8–15

Tosteson DC (1989) Recommendations for formulating a teaching portfolio for the teacher-clinician ladder. Focus. 16 Dec:12

Tosteson DC (1990) New pathways in general medical education. N Eng J of Med, 322:234–238

Wilkerson L, Maxwell JA (1988) A qualitative study of initial faculty tutors in a new problem-based curriculum. J of Med Educ, 63:892–899

Wilkerson L, Armstrong E, Lesky L (1990) Faculty development for ambulatory teaching. J Gen Intern Med 5 (suppl):s44

Wilkerson L, Hundert E (1991) Becoming a problem-based tutor: increasing self-awareness through faculty development. In: Boud D, Feletti G (eds) The challenge of problem-based learning. London: Kogan Press

Krankenversorgung und chirurgische Schule

M. Trede und D. Jentschura

Chirurgische Klinik (Dir.: Prof. Dr. M. Trede), Klinikum Mannheim der Universität Heidelberg, Theodor-Kutzer-Ufer, W-6800 Mannheim 1

Wenn es heute zum Auftakt dieser akademischen Geburtstagsfeier um die Ziele der Chirurgischen Universitätsklinik geht, so möchte ich sie – mit einer Verbeugung in Richtung des Apostel Paulus – so formulieren: „Nun aber bleiben Forschung, Lehre, Klinik – diese drei; aber die Klinik ist die größte unter ihnen!"

Ich bin dem Hausherrn und Gastgeber dankbar, daß er mir gerade dieses Thema zugedacht hat, denn es entspricht meiner Überzeugung.

Dabei klingt es aus berufenerem Munde – etwa aus dem des Wissenschaftsrates oder des Ministeriums – ganz anders: Universitätskliniken mögen sich der Forschung und Lehre widmen. Für die Klinik (also die Krankenversorgung) sind die kommunalen, konfessionellen und anderen Häuser zuständig. Allenfalls dort, wo es um hochspezialisierte Techniken geht, mag die Universität helfend einspringen, sich aber im übrigen bei der Routine zurückhalten.

Will man unsere Universitätskliniken in große Intensivstationen verwandeln? Damit können wir uns nicht abfinden. Gerade und auch an der Universitätsklinik muß der Patient im Mittelpunkt stehen. Nur so kann sie einer ihrer Hauptaufgaben gerecht werden: der Heranbildung von Chirurgen, die einmal selber leitende Funktionen wahrnehmen sollen.

In seiner Abschiedsrede hat kein geringerer als Alfred Blalock, selber Forscher und Lehrer von höchstem Rang, als Vermächtnis seiner Klinik am Johns Hopkins Hospital die Mahnung hinterlassen: „Über allen Überlegungen steht die breitmöglichste Versorgung des Mitmenschen mit seinen realen oder vermeintlichen Leiden. Wenn dies getan wird, bereitet die Heranbildung von Studenten und Assistenten keine Probleme" (Bahnson 1988).

Um Mißverständnissen vorzubeugen, sei klargestellt: Es ist ja gerade das Klima von Lehre und Forschung, die Neugier und ständige Diskussion unter motivierten Mitarbeitern, die das Besondere der Krankenversorgung an der Universitätsklinik ausmacht – im übrigen nicht nur an der Universitätsklinik.

Krankenversorgung als Aspekt der Weiterbildung an der Universitätsklinik

Als hier vor 100 Jahren die ersten Patienten von Professor von Angerer Rat und Hilfe suchten, gab es nur die Chirurgie, nur einen Chirurgen. Damals kam es vor,

L. Schweiberer, J.R. Izbicki (Hrsg.)
Akademische Chirurgie

daß ein Carl Langenbuch (Pionier der Gallenchirurgie) Chef der chirurgischen *und* der inneren Abteilung des Lazaruskrankenhauses (zu Berlin) war.

Als ich vor 34 Jahren meine Weiterbildung an der Chirurgenschule von Fritz Linder in Berlin begann, war das Fach zwar etwas „übersichtlicher" geworden (durch Ausgliederung von Gynäkologie, Orthopädie, Neurochirurgie, Urologie und Anästhesie), aber es galt noch immer die ganzheitliche Betrachtungsweise des Menschen in der Chirurgie (Heberer 1989).

Als Professor Heberer vor 2 Jahren von seinem Münchener Lehrstuhl in Großhadern Abschied nahm, bedauerte er die Verunsicherung des Neuanfängers angesichts zunehmender Subspezialisierung und Fragmentation der Chirurgie (Heberer 1989).

Auf dem Bild, das er zeichnete, konnte man schon an der „Marschrichtung" der 5 Protagonisten eine gewisse Zentrifugalbewegung erkennen.

Es ist in diesem Referat keine Zeit für eine Auseinandersetzung mit den Vor- und Nachteilen der Spezialisierung. (Es sei nur in Parenthese die Hoffnung ausgesprochen, daß der vom Präsidium der Deutschen Gesellschaft für Chirurgie und dem Berufsverband in Sondersitzungen mit allen Beteiligten ausgearbeitete Beschluß die Einheit unseres Faches doch noch erhalten hilft.)

Hier soll vielmehr das Bild skizziert werden, daß sich dem Neuanfänger beim Eintritt in eine Chirurgenschule heute immer noch bieten kann (Abb. 1): Man geht aufeinander zu, und der Patient steht in der Mitte. Die Rotation mit selbständigen Kliniken für Unfall- und Kinderchirurgie sowie einer Abteilung für Endoskopie funktioniert seit 19 Jahren.

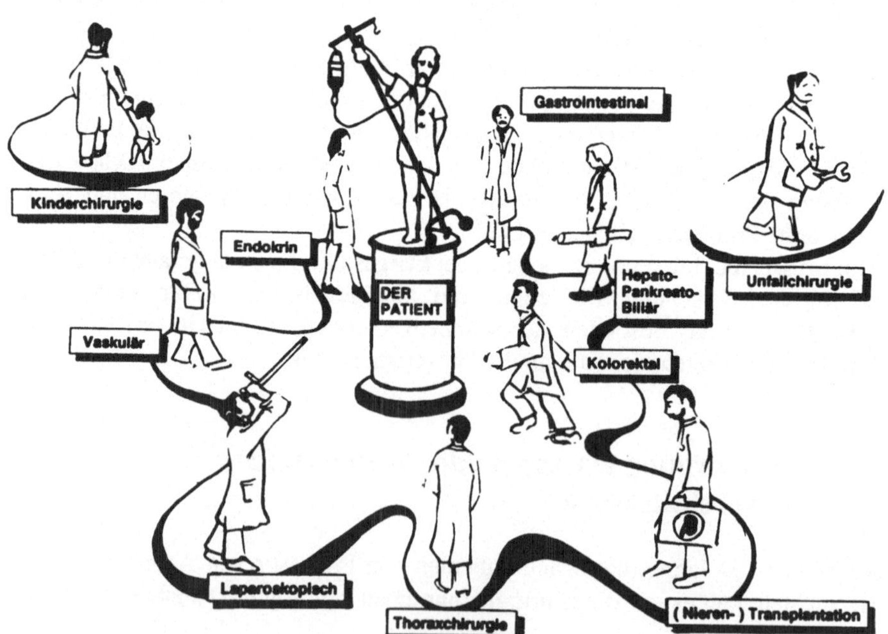

Abb. 1. Ausrichtung der Chirurgischen Klinik am Klinikum Mannheim (W. Schaupp)

Der erste Schritt zur Weiterbildung betrifft die Auswahl geeigneter Kandidaten für eine Universitätsklinik.

Eine Auswahlkommission, bestehend aus Chef und 2 Oberärzten, sichtet die Bewerbungsunterlagen von 20 Bewerbern, die für jede freie Stelle in Frage kommen. Eine abgeschlossene Dissertation ist selbstverständlich Voraussetzung; Forschungserfahrung in einem Grundlagenfach, Auslandsaufenthalte, Sprachkenntnisse sind erwünscht. Vor allem aber gilt die Frage: Paßt er/sie in diese Mannschaft?

Die 7 Grundtugenden bzw. Voraussetzungen für einen Chirurgen hat Hutchinson im London Hospital skizziert (Tabelle 1):

Tabelle 1. Persönliche Voraussetzungen für den Chirurgen. (Nach Hutchinson 1871–1960)

The Personal Criteria for the Surgeon
①. Good Health
②. Good Luck
③. Intellect
④. Equanimity
⑤. Sense of Justice
⑥. Sense of Beauty
⑦. Sense of Humor

1. Gesund und ausdauernd muß er/sie sein, weil die 35-h-Woche damals wie heute für die Universitätsklinik kaum ausreicht.
2. Das Glück des Tüchtigen sollte er haben – oder er sollte wenigstens durch harte Arbeit und Geduld tüchtig werden.
3. Intellekt, ja – aber nicht zuviel davon (meint Hutchinson).
4. Die Rolle der Aequanimitas hat Allgöwer in seinen Baseler Humanexperimenten wissenschaftlich definiert (Allgöwer 1983).
5. Gerechtigkeitssinn gegenüber Patienten, allen Kollegen und Mitarbeitern, v.a. auch gegenüber dem Pflegepersonal. Dazu gehört allerdings auch der Grundsatz, daß der Kranke immer recht hat.
6. Schönheitssinn: Die Krankheit ist häßlich. Man braucht Ausgleich: Bilder an der Wand und ab und zu sogar Mozart im Operationssaal.
7. Humor: Dieses Kriterium erinnert im übertragenen Sinn an jenes Streitgespräch (aus Umberto Ecos „Der Name der Rose") zwischen Bruder William und dem blinden Jorge – ob oder ob nicht Jesus wohl jemals gelacht habe. Hier geht es nicht um Gelächter. Die Chirurgie ist ein ernstes Fach. Aber der tierische Ernst tötet Kreativität und den Optimismus, dessen Übertragung auf unsere Patienten den kleinen Unterschied zwischen Erfolg und Mißerfolg ausmachen kann.

Vielleicht sollten sich unsere universitären Berufungskommissionen auch mehr an diesem Katalog orientieren, anstatt Voten zu zählen, Publikationen zu „wiegen" und transferierbare Drittmittel aufzurechnen.

Ganz gleich, ob er einer solchen Chirurgenschule (oder Mannschaft) als Trainer oder Anfänger beitritt, ein beklemmendes Gefühl wird sich kaum vermeiden lassen angesichts der Weite des Feldes Chirurgie. Da ist es beruhigend zu wissen, daß es wenigstens für den Start ein Prinzip der Chancengleichheit gibt. Man kann diese durch eine große Magnettafel dokumentieren, die für alle einsehbar sämtliche Mitarbeiter aufführt und ihren Werdegang in halbjährlichem Rhythmus aktualisiert. Es geht dabei um die verschiedenen Schwerpunkte der Rotation und um die gerechte Verteilung der Standardoperationen.

Aber Chancengleichheit wäre Falschmünzerei, wollte man darin eine Garantie des Aufstiegs sehen (Merkle 1983). Erfolg setzt Leistung voraus, und es gibt viele Techniken, um genau zu messen, wo jeder einzelne steht. In den USA gibt man sich viel Mühe bei der Beurteilung von Assistenten in der Weiterbildung, etwa durch regelmäßige strukturierte Prüfungen (Anastakis et al. 1991).

Wir verwenden seit 2 Dekaden ein Log- bzw. Tagebuch. Darin führt der werdende Chirurg nicht nur jede Operation auf, sondern alles, was ihn im Rahmen seiner Weiterbildung bewegt (Komplikationen am Patienten, Komplikationen mit dem Umfeld u.a.). Alle 6 Monate fügt der Weiterbilder seine Anmerkungen (Lob oder Kritik) hinzu. Das Gespräch wird dadurch nicht ersetzt. Aber so manches fachliche und menschliche Problem konnte im Logbuch angestoßen und dann im Gespräch gelöst werden.

Andere Probleme sind unlösbar oder doch nur durch eine Trennung. Dies rechtzeitig zu erkennen und dem Kandidaten klarzumachen, ist eine der schwierigsten Aufgaben für den Leiter einer Chirurgenschule. In der oben skizzierten Weise gelang es bislang noch immer einvernehmlich und atraumatisch.

Krankenversorgung an der Universitätsklinik – Aus der Sicht des Kranken

Die große Chance der Universitätsklinik birgt auch gleichzeitig die große Gefahr: Die Vereinsamung des einzelnen Patienten in den labyrinthischen Korridoren, dem Räderwerk der Hochleistungsmedizin. Aber, wie wir alle längst wissen, nicht die Apparatemedizin ist inhuman, sondern allenfalls ihr unreflektierter Einsatz. In einer Chirurgenschule gilt es darum, ein Klima zu pflegen, in dem z.B. invasivdiagnostische Verfahren eben nicht immer und bei jedem zum Einsatz kommen; indem es auch möglich ist, Apparaturen anzuhalten, wenn es nur noch um die Verlängerung von Leiden geht.

Beispiele

Die Aufklärung. Die juristisch lückenlose Aufklärung ist erbarmungslos und ängstigend genug. Wieviel schlimmer ist es aber für den Patienten etwa mit einer Karotisstenose, wenn er sich gleich mehreren pflichtbewußten und völlig korrekt handelnden Spezialisten – jeder mit seiner eigenen (juristisch sogar geforderten) Aufklärung – gegenübersieht: der des Radiologen (vor der Angiographie), des Anästhesisten (vor Narkose) und schließlich noch der des Chirurgen (vor der eigentlichen Operation). Je gewissenhafter und lückenloser die ersten beiden vorgehen, desto unwahrscheinlicher ist es, daß der dritte und letzte (nämlich der Chirurg) überhaupt noch abgewartet wird.

Deshalb muß die Aufklärung als Teil des Vertrauensverhältnisses zwischen Patient und Chirurg mit Augenmaß und Vernunft gehandhabt werden. Vieles läßt sich auf den Nenner bringen, daß die Operation (einschließlich möglicher Komplikationen) weniger Gefahren birgt als ihre Unterlassung.

Die apparative Diagnostik. Mit keiner Silbe würden wir wagen, die Segnungen der bildgebenden Verfahren oder der Laboratoriumsdiagnostik ins Lächerliche zu ziehen. Wir verdanken ihnen viel zuviel. Aber um so wichtiger ist es, daß wir gerade an der Universitätsklinik nicht die Möglichkeiten unserer 5 Sinne (also die einfachen Methoden der Anamnese und klinischen Untersuchung) vernachlässigen.

In einer Zeit, in der so manche die Differentialindikation des stumpfen Bauchtraumas getrost einem Computer anvertrauen und sich bei der Diagnose einer akuten Appendizitis auf die Sonographie verlassen würden, ist es immer wieder ein Aha-Erlebnis, wenn sich die einfache klinische Beobachtung eben doch als zutreffender erweist als noch so komplizierte Verfahren.

Wer kennt nicht die Patientin mit „verheerenden" Blutgaswerten und ebenso bedrohlichem Thoraxröntgenbild, die entgegen jeder Regel ruhig und ohne Dyspnoe (und deshalb auch ohne Tubus!) im Bett sitzt, oder den Patienten mit Leberruptur oder Kolonperforation, der schmerzfrei und mit weichem Abdomen eben doch keiner Laparotomie bedarf, und schließlich jenen Patienten mit akuter Pankreatitis, der vergnügt auf sein soeben angefertigtes Angio-CT deutet, das eigentlich nach Nekrosektomie und Lavage ruft. Wenn der Patient in eine universitäre Chirurgenschule gerät, in der die einfachen Dinge den Vorrang haben, so bleibt ihm viel erspart.

Krankenversorgung und chirurgische Schule

Jeder Chirurg bleibt ein Berufsleben lang Schüler. Er lernt unaufhörlich dazu bis zur letzten Hautnaht – und am meisten lernt er von seinen Schülern.

In einer Zeit und in einem Land, die sich beide schwertun mit der Tradition, rückt auch der Begriff „chirurgische Schule" ins Zwielicht. Schreiber hat es trotzdem in seinen meisterhaften Betrachtungen über *Die Bedeutung der Tradition in der Chirurgie* mutig auf den Punkt gebracht: „Die Schule ist das stabile Kernstück chirurgischer Tradition" (Schreiber 1988).

Die chirurgische Schule hat viele Glieder. Auch sie kommt nicht aus ohne den Lehrer, die Schüler und ohne ein Curriculum.

Das Curriculum befaßt sich mit der Lehre der chirurgischen Entscheidungen und mit der Vermittlung von Handfertigkeiten. Erstere ist gewichtiger. Aber das begründet noch lange nicht die sträfliche Unterlassung der letzteren – besonders an der Universitätsklinik, wo es sehr schnell heißt: „Operieren kann jeder lernen!" Einen Weg – die Übung am Modell – hat Siewert beim Chirurgenkongreß in Berlin 1990 aufgezeigt (Siewert 1990). Wir versuchen, ihn seit 9 Jahren bei den Davoser Kursen für Gastroenterologische Chirurgie nachzugehen.

Aber letztlich kann nichts die Praxis im Operationssaal ersetzen. Hier ist es einer guten Schule und dem Operationserfolg zuträglich, wenn jeder einzelne Eingriff, soweit irgend möglich, nach demselben Muster verläuft (Spencer 1983).

Man kann Einheitlichkeit für alle nachvollziehbar festhalten auf „Gesetzestafeln". Sie hängen vor jedem Operationssaal im Waschraum. Dort ist für alle Standardoperationen aufgezeichnet, was Operateur und Schwester Schritt für Schritt zu tun haben – bis hin zur einzelnen Naht.

Damit daraus niemals Reglementierung oder „Verschulung" wird, gibt es Freiräume in unserer „lernenden Solidargemeinschaft" (Schreiber 1988). So werden die Tafeln regelmäßig erneuert: Aus der zweireihigen Naht wird die einreihige – und selbst der Klammerapparat findet seinen Platz.

Natürlich weiß jedermann, daß „Erfahrung" auch bedeuten kann, daß derselbe Fehler immer und immer wiederholt wird.

Auf William Halsted geht eine solche Schule zurück, deren Ritus man heute noch bei seinen Urenkeln nachvollziehen kann: Peinlich genaue Blutstillung, Achtung vor dem Gewebe, keine Kraftanwendung oder Hast – für unsere Begriffe alles etwas langsam – aber letztlich sehr effektiv.

Aber wichtiger als die Operationstechnik ist wohl der Geist – man kann ihn „Teamspirit" nennen -, der eine Schule durchdringt. Er soll von der persönlichen Ausstrahlung des Lehrers ausgehen. Mir ist immer etwas unwohl bei dem – oft gut gemeinten – Ausspruch: „Wie der Herr – so's G'scherr."

Heute gilt für uns eher ein Aphorismus Leriches: „Maßstab für den Wert eines Professors ist die Persönlichkeit seiner Schüler" (Leriche 1954).

Die Auswahl dieser Schüler ist schwierig und ihre Unterweisung und Heranbildung sollte nicht durch „Gesetzestafeln", sondern durch die Präsenz, das täglich vorgelebte Beispiel der Älteren, erfolgen. Der Chef muß an vorderster Front, d.h. am Krankenbett und im Operationssaal, stehen und sollte nicht vom Schreibtisch aus dirigieren. Er muß alles können im Spektrum seiner Klinik – aber er muß nicht alles selber machen. Denn er soll vor allem und zur rechten Zeit Freiräume offen halten, ohne die sich seine Schüler nicht entfalten und weiterentwickeln können.

Literatur

1. Allgöwer M (1983) Chirurgie wohin? Schweiz Ärztez 64:1508
2. Anastakis DJ, Cohen R, Reznick RK (1991) The structured oral examination as a method for assessing surgical residents. Am J Surg (1988) 162:67–70
3. Bahnson HT (1983) Presidential address: education of a surgical chairman. Ann Surg 208:247–253
4. Eco U (1980) Der Name der Rose. Hauser, München Wien
5. Heberer G (1989) Die Chirurgie in unserer Zeit – Beständigkeit im Wandel. Chirurg BDC 28:85–92

6. Leriche R (1954) La Philosophie de la Chirurgie. Rascher, Zürich
7. Merkle HL (1983) Bildung kommt vor Ausbildung. Informationen BV Dtsch Chirurgen 22:153–155
8. Schreiber HW (1988) Die Bedeutung der Tradition in der Chirurgie. In: Hierholzer G (Hrsg) Chirurgisches Handeln. Thieme, Stuttgart
9. Siewert JR (1990) Lehren und Lernen – Chirurgisches Handwerk. Langenbecks Arch Chir [Suppl II] Kongreßbericht 1990:1265
10. Spencer FC (1983) Observations on the teaching of operative technique. Bull Am Coll Surg March 1983
11. Trede M, Jentschura D (1990) Der Weg zum Chirurgen – an der Universitätsklinik. Langenbecks Arch Chir [Suppl II] Kongreßbericht 1990:1275

Schwerpunkt „Interdisziplinäre Arbeit“

K. Peter, H.-J. Dieterich und L. Frey

Institut für Anästhesiologie (Direktor: Prof. Dr. Dr. h.c. K. Peter), Ludwig-Maximilians-Universität München, Klinikum Innenstadt, Nußbaumstraße 20, W-8000 München 2

Einleitung

„Die Wünschbarkeit interdisziplinärer Zusammenarbeit steht nicht in Frage, wohl aber ihre Machbarkeit. Darin gleicht sie der Tugend. Und wie bei dieser hat es dann wenig Sinn, die Unvollkommenheit allgemein zu beklagen“ [9].

Interdisziplinäre Zusammenarbeit ist eines der wesentlichen, wenn nicht das wesentliche Element des medizinischen Erfolges in Klinik und Forschung. Der Fortschritt in der Medizin bedingt eine Beschränkung auf einen Ausschnitt aus dem gesamten Spektrum der Medizin. Denn dieser Fortschritt ist mehr denn je mit einem immensen Zuwachs an theoretischen Kenntnissen und praktischen Fähigkeiten verbunden. Nur gemeinsam vermögen die Spezialisten heute noch den Gesamtbereich der Medizin abzudecken.

Speziell gilt dies in der operativen Medizin für die Zusammenarbeit von Chirurg und Anästhesist. In der Chirurgie ist diese verzahnende Zusammenarbeit naturgemäß besonders eng. Denn die Zusammenarbeit zwischen Chirurg und Anästhesist spielt sich nicht nur *am gleichen Patienten*, sondern während der Operation auch *zur gleichen Zeit* ab. In dieser Phase ist eine klare Kompetenzverteilung zwingend erforderlich.

Kompetenzverteilung ohne Abgrenzung

Kompetenzüberschneidungen bei der Behandlung eines Patienten bergen zwangsläufig die Gefahr einer lückenhaften Behandlung in sich: Wenn 2 Partner für dasselbe Gebiet zuständig sind, verläßt sich jeder auf den anderen und am Ende hat niemand das gemeinsame Gebiet abgedeckt. „Auch interdisziplinäre Zusammenarbeit wächst am besten auf dem Boden klarer Verhältnisse“, erklärte Müller-Osten [6] für den Berufsverband der Chirurgen und fährt fort: „... Natürlich konnte dies nicht gelingen, wenn man davon ausging, daß dem Chirurgen noch für alle Zeiten die Entscheidungsgewalt im Operationssaal gesichert werden müsse, wie das noch der Fall war, als wir selbst noch die Narkose vornahmen bzw. leiteten.“

Die Zusammenarbeit in der operativen Medizin ist heute durch eine Fülle von Vereinbarungen zwischen den einzelnen Fachgesellschaften geregelt. Dies ist besonders für Universitätskliniken von größter Bedeutung. Hier wird nicht nur ein besonderes Krankengut mit z.T. extremen Risiken und schwerwiegenden Vorer-

L. Schweiberer, J.R. Izbicki (Hrsg.)
Akademische Chirurgie

krankungen behandelt. Wie nirgends sonst tritt an Universitätskliniken die Verknüpfung von Klinik, klinischer Forschung sowie Grundlagenforschung und Lehre in den Vordergrund.

Grundlage dieser planvollen Zusammenarbeit ist das richtungsweisende Gutachten von Walther Weißauer aus dem Jahre 1962, dessen Grundprinzipien, die Arbeitsteilung und die Abgrenzung der Verantwortung, bis heute uneingeschränkt gültig sind [10]. Der Chirurg ist zuständig und verantwortlich für die Planung und Durchführung des operativen Eingriffs, der Anästhesist für Planung und Durchführung des Betäubungsverfahrens sowie für die Überwachung und Aufrechterhaltung der vitalen Funktionen. Beide Partner dürfen wechselseitig darauf vertrauen, daß der jeweils andere bei der Zusammenarbeit die ihm obliegenden Aufgaben mit der gebotenen Sorgfalt erfüllt. Der Chirurg stellt die Indikation zum Eingriff, er entscheidet über Art und Zeitpunkt der Operation. Der Anästhesist unterrichtet den Chirurg seinerseits umgehend, wenn er aus der Sicht seines Fachgebietes Kontraindikationen gegen den Eingriff oder seine Durchführung zu dem vorgesehenen Zeitpunkt sieht. Die letzte Entscheidung jedoch, ob der Eingriff dennoch, wie ursprünglich geplant, durchgeführt werden kann, trifft der Chirurg. Wenn er sich gegen die Bedenken des Anästhesisten für den Eingriff entscheidet, so übernimmt er damit die ärztliche und volle rechtliche Verantwortung für die richtige Abwägung der indizierenden und der ihm vom Anästhesisten mitgeteilten kontraindizierenden Faktoren. In diesem Fall hat der Anästhesist bei Auswahl und Durchführung des Betäubungsverfahrens dem durch die kontraindizierenden Faktoren erhöhten Risiko und Schwierigkeitsgrad Rechnung zu tragen. [11].

Zwingt nicht eine Notsituation zum sofortigen Handeln, so muß die interdisziplinäre Zusammenarbeit bei der Patientenversorgung über die Kooperation Chirurg – Anästhesist hinaus ausgedehnt werden. Dies gilt heute in besonderem Maße für die Chirurgie einer Universitätsklinik, denn der Fortschritt der Medizin und hier speziell der Chirurgie ist das Resultat interdisziplinärer Zusammenarbeit eben an den Universitäten. Viele Beispiele belegen dies. Erst wenn operative Verfahren, neue chirurgische, internistische, anästhesiologische Behandlungsmethoden, diagnostische Neuerungen wissenschaftlich ausreichend gesichert und klinisch angemessen etabliert sind, können sie in die breite Routineanwendung entlassen werden.

Small-Volume-Resuscitation

Als Small-Volume-Resuscitation wird die Bolusinfusion von 4 ml/kg KG einer hyperton-hyperonkotischen Lösung innerhalb von 2 min bezeichnet. Die in Deutschland am häufigsten verwendete Lösung ist eine 10% Dextran 60-Lösung in 7,2% NaCl [5]. Der entscheidende Vorteil der Small-Volume-Resuscitation im Vergleich zur konventionellen Volumentherapie liegt darin begründet, daß durch die Infusion eines geringen Volumens (4 ml/kg KG) eine Sofortwirkung auf den Kreislauf und den nutritiven Blutfluß erzielt werden kann [2].

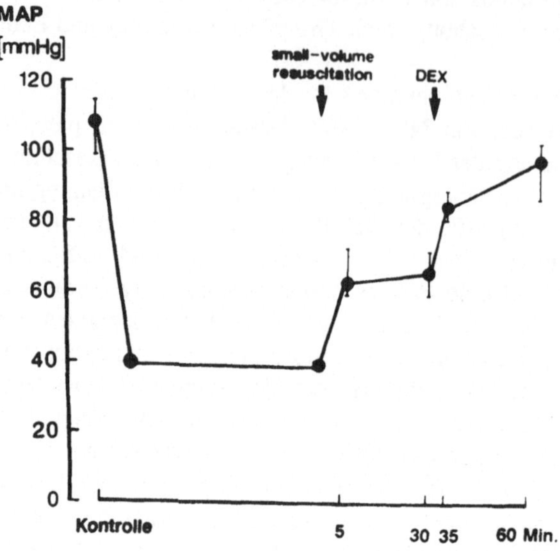

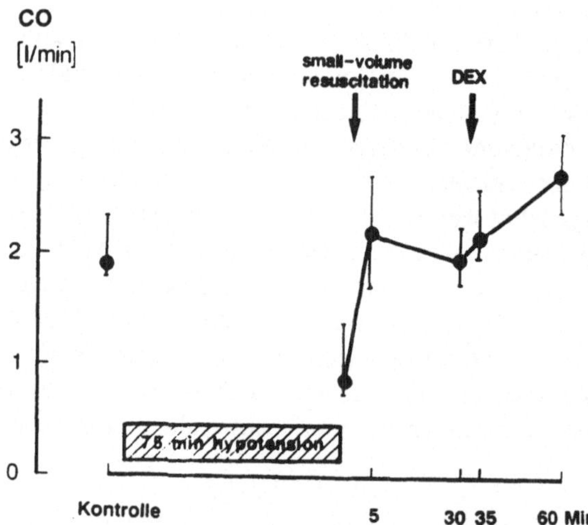

Abb. 1. Kreislaufeffekte bei Small-Volume-Resuscitation mit 4 ml/kg KG hyperton-hyperonkotischer Lösung

Eigene Untersuchungen in Zusammenarbeit mit dem Institut für Chirurgische Forschung der Universität München zu den Kreislaufeffekten einer Small-Volume-Resuscitation beim experimentellen hämorrhagisch-traumatischen Schock sind in Abb. 1 dargestellt: Durch Blutentzug wurde der mittlere arterielle Blutdruck (MAP) bei Beagle-Hunden (n=8) auf 40 mm Hg gesenkt und für 75 min auf diesem Niveau gehalten. Als Trauma-Modell wurde der Dünndarm für 60 min eventeriert.

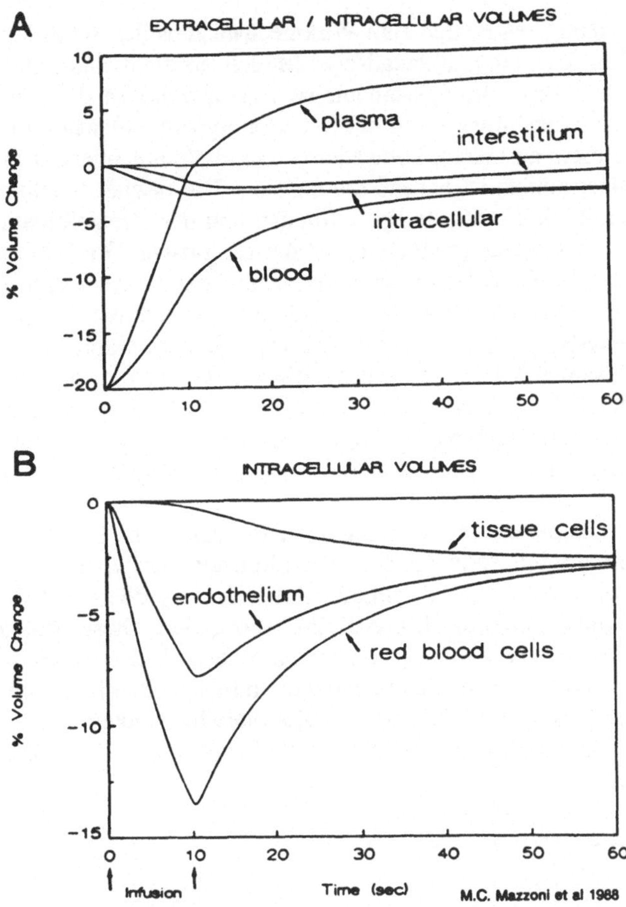

Abb. 2. Wirkmechanismus der Small-Volume-Resuscitation. Mathematisches Modell zur Berechnung der dynamischen Volumenänderungen. A Zunahme von Blut- und Plasmavolumen, Abnahme von interstitiellem und intrazellulärem Volumen. B Mobilisierung von Flüssigkeit aus Erythrozyten, Endothelzellen und Gewebezellen. (Aus [3])

Am Ende der Schockphase erhielten die Tiere 4 ml/kg KG einer 7,2%Kochsalz-10%Dextran 60-Lösung innerhalb von 2 min infundiert. Der MAP steigt bereits 5 min nach der Infusion an und erreicht nach einer weiteren „konventionellen" Volumengabe von ebenfalls 4 ml/kg KG einer 6%Dextran 60-Lösung 30 min nach der ersten Infusion wieder den Normbereich.

Noch eindrucksvoller als die Reaktion des Blutdruckes auf die Small-Volume-Resuscitation ist das Verhalten des Herzzeitvolumens (CO). Die verabreichte Menge der hyperton-hyperonkotischen Lösung von 4 ml/kg KG entspricht nur 1/12 des Blutvolumens, das den Versuchstieren entzogen wurde. Trotzdem ist bereits 5 min nach der Infusion der 7,2%NaCl-10%Dextran 60-Lösung das Herzzeitvolumen wieder normalisiert und bleibt auch während der gesamten weiteren Versuchsphase im Normalbereich.

Die Abb. 2 zeigt die wichtigsten Fakten zum Wirkmechanismus der Small-Volume-Resuscitation: In Teil A ist ein mathematisches Modell für die dynamischen Volumenänderungen der beteiligten Kompartimente bei Entzug von 20% des Blutvolumens dargestellt. Eine Bolusinfusion mit der hyperton-hyperonkotischen Lösung, die 1/7 des Blutverlustes ausmacht, kompensiert diesen Volumenverlust innerhalb von 60 s. Das Blutvolumen ist nahezu normalisiert. Die rasche Zunahme des Plasmavolumens erfolgt auf Kosten der interstitiellen und des intrazellulären Raumes. Ursache dieser Flüssigkeitsverschiebung ist der osmotische Gradient an den Zellmembranen, die den Plasmaraum vom intrazellulären Raum trennen. Teil B (Abb. 2) zeigt, aus welchen der beteiligten Zellkompartimente die Flüssigkeit bei der Small-Volume-Resuscitation mobilisiert wird: Bereits während der 10 s dauernden Bolusinfusion kommt es zu einem Flüssigkeitsausstrom aus den Erythrozyten und den Endothelzellen, erkennbar an der Volumenabnahme der Zellen. Im späteren Verlauf ist dann auch eine Verminderung des Volumens der umgebenden Gewebe festzustellen als Ausdruck einer Flüssigkeitsverlagerung in den Intravasalraum [3].

Im Schock und nach Ischämie entsteht ein Ödem der Endothelzelle. Durch die Extraktion von Flüssigkeit aus den Endothelzellen nach Infusion der hyperton-hyperonkotischen Lösung wird der innere Kapillardurchmesser vergrößert, gleichzeitig wird durch den Dilutionseffekt die Blutviskosität vermindert. Diese beiden Faktoren zusammen bewirken eine Senkung des hydraulischen Widerstandes in den Kapillaren. Mazzoni konnte zeigen, daß die durch die Infusion einer hyperton-hyperonkotischen Lösung bewirkte Reduktion des Kapillarwiderstandes um so größer ist, je stärker die Ausprägung des Ödems der Endothelzelle ist („swollen endothelium") [4] (Abb. 3).

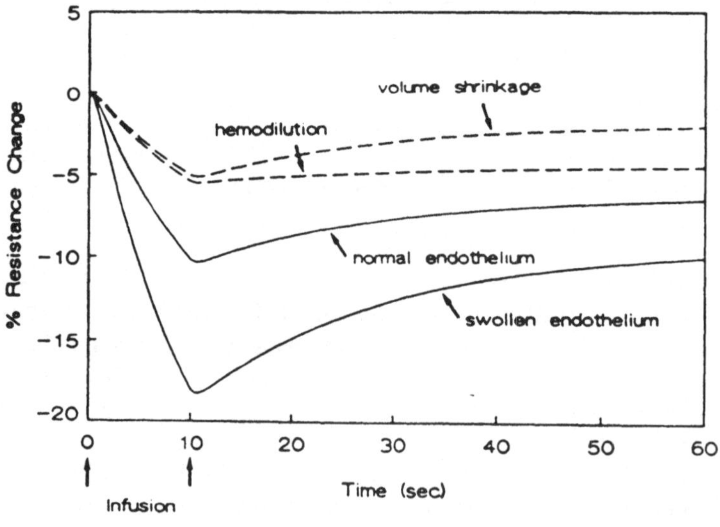

M.C. Mazzoni et al 1989

Abb. 3. Extraktion von Flüssigkeit aus ödematösen Endothelzellen und die folgende Hämodilution bewirken eine Verminderung des Widerstandes in den betroffenen Kapillaren. (Aus [4])

Diese Wirkungen der hyperton-hyperonkotischen Lösung zur Small-Volume-Resuscitation erklärt zu einem Teil die eindrucksvollen Effekte bei der Wiederherstellung der nutritiven Organdurchblutung nach hypovolämisch-traumatischem Schock. Die bisher untersuchten Infusionslösungen beeinflussen auch die durch Reperfusion verursachten Schäden in der Mikrozirkulation positiv. Besonders in postkapillären Venolen haften sich nach einer Ischämiephase nach Wiedereröffnung des Blutflusses Leukozyten an den Endothelien an. Diese sog. „stickers" behindern den Blutfluß in den Kapillaren und können außerdem die Kapillarschädigung verstärken. Untersuchungen des Institutes für Chirurgische Forschung der Universität München konnten zeigen, daß das Anhaften von Leukozyten in den postkapillären Venolen nach Ischämie durch die Infusion von hypertoner Dextranlösung vermindert werden kann. Auch dies wird als Wirkmechanismus der verbesserten nutritiven Organdurchblutung nach Small-Volume-Resuscitation nach Schock und Ischämie gewertet [7].

Die experimentellen Forschungen zur Effektivität, Praktikabilität und zur Aufklärung der Wirkmechanismen der Small-Volume-Resuscitation wurden in enger Zusammenarbeit der Abteilung für Experimentelle Chirurgie der Universität Heidelberg, des Institutes für Chirurgische Forschung und des Institutes für Anästhesiologie der Universität München sowie der University of California, San Diego, La Jolla, USA, durchgeführt.

Der klinische Stellenwert der Small-Volume-Resuscitation wird z.Z. in 2 kontrollierten Multicenterstudien evaluiert. Unter Federführung des Institutes für Chirurgische Forschung der Ludwig-Maximilians-Universität München erproben 4 Zentren den Einsatz der hyperton-hyperonkotischen Lösung bei Sepsis, 9 Kliniken setzten die Small-Volume-Resuscitation zur Primärtherapie bei traumatisierten Patienten am Unfallort ein.

PCA – Patient Controlled Analgesia

Die extrakorporale Stoßwellenlithotrypsie ist als Methode an sich bereits ein Musterbeispiel erfolgreicher interdisziplinärer Zusammenarbeit an der Hochschule. Unter Leitung von Walter Brendl am Institut für Chirurgische Forschung im Klinikum Großhadern haben sich Experten der Luft- und Raumfahrttechnik, der Medizingerätetechnik sowie Mediziner der verschiedensten Fachrichtungen zusammengefunden. Nach der experimentellen Entwicklung und klinischen Erprobung hat sich dieses Prinzip in verschiedenen Varianten weltweit durchgesetzt.

In der interventionellen Inneren Medizin ist die extrakorporale Gallensteinlithotrypsie neben ihrem therapeutischen Einsatz zu einem mittlerweile klassischen Schmerzmodell geworden. Die während der extrakorporalen Gallensteinlithotrypsie erzielten Ergebnisse der patientenkontrollierten On-Demand-Analgesie zeigen, daß sich bei dieser Methode der Analgetikaverbrauch bei verbesserter Analgesiequalität entscheidend reduzieren läßt [8]. Die Umsetzung dieser Erkenntnise der Schmerzforschung aus der Inneren Medizin hat zu einer gleichwertigen Verbesserung der postoperativen Schmerztherapie geführt. Somit ist die Schmerztherapie

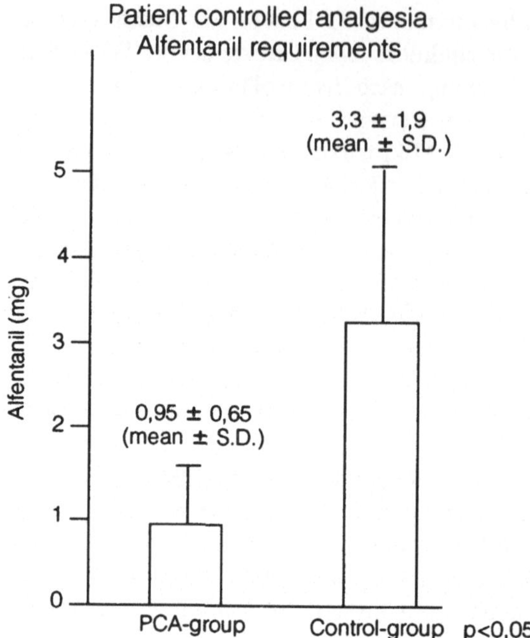

Abb. 4. Reduktion des Analgetikabedarfs (Alfentanil) bei Patient Controlled Analgesia (PCA) während extrakorporaler Gallensteinlithotrypsie. (Nach [8])

ein gutes Beispiel dafür, daß in Klinik und Forschung erzielter Kenntnisgewinn in einem anderen Gebiet der Medizin direkte Vorteile für den chirurgischen Patienten bringt.

Interdisziplinäre Intensivmedizin

Die interdisziplinäre Intensivmedizin stellt die beteiligten Disziplinen vor große Herausforderungen. Dies gilt in besonderem Maße, wenn eine solche Vielzahl verschiedener Disziplinen zusammenkommt wie Tabelle 1 zeigt. Doch durch den engen Zusammenschluß der verschiedenen Spezialisten lassen sich auch für besondere Risikogruppen, bei denen nicht selten die Effektivität und damit der Sinn einer Intensivtherapie angezweifelt werden, Fortschritte in der Behandlung erzielen.

Ein geeignetes Beispiel ist die Gruppe älterer und alter Patienten in unserem Krankengut auf der Intensivstation (Tabelle 2). Fast die Hälfte der 951 im Jahre 1990 Behandelten war 60 Jahre oder älter, 201 Patienten waren sogar älter als 70 Jahre.

Die Verweildauer der unter 60jährigen, der 60–70jährigen und der über 70jährigen unterschied sich nicht wesentlich, ebenso die Dauer der Beatmung. Dies ist nicht die Folge einer Selektion vergleichsweise gesunder älterer Patienten, wie der APACHE-Score zeigt: Er nimmt in den höheren Altersklassen erwartungsgemäß

Tabelle 1. Patienten der Anästhesiologischen Intensivstation (Klinikum Großhadern/1990): Herkunft nach Fachgebieten

Chirurgie	20%
Gynäkol./Geburtshilfe	22%
HNO	20%
Orthopädie	15%
Urologie	9%
Neurochirurgie	4%
Andere	10%

Tabelle 2. Patienten der Anästhesiologischen Intensivstation (Klinikum Großhadern/1990): Aufschlüsselung nach Altersgruppen

Altersgruppe	<60 J.	60–70 J.	>70 J.
Patienten	528	222	201
Liegedauer (Tage)	6,8	4,8	5,1
Beatmungsdauer (Tage)	6,5	4,7	8,0
APACHE II Score	16,3	17,9	18,9
Verstorben	5%	4%	5%

zu. Die Letalität unterschied sich in den 3 gebildeten Gruppen ebenfalls nicht, sie betrug jeweils ca. 5%. Interdisziplinäre Intensivmedizin im hohen Lebensalter ist also effektiv und von Nutzen für den Patienten. Der Therapieaufwand für diese Patienten ist nicht überproportional hoch. Die Langzeitprognose wird überwiegend bestimmt vom Gesundheitszustand vor Intensivtherapie und der Art der Grunderkrankung [1].

Orthotope Lebertransplantation

Die weit umfassende Interdisziplinarität der heutigen operativen Medizin wird besonders deutlich in der Transplantationschirurgie, hier beispielhaft dargestellt an der orthotopen Lebertransplantation. Nur eine enge, vertrauensvolle Zusammenarbeit aller an der Inauguration, Planung und Durchführung eines solchen Programms beteiligten Fachdisziplinen kann einen Erfolg nach sich führen. Dies schließt die experimentelle Chirurgie in der Vorbereitungsphase ebenso mit ein wie in der Realisierungsphase eines solchen Projektes die Innere Medizin, die Chirurgie, die Anästhesie für Operation und Intensivmedizin, die Immunologie, Transfusionsmedizin, Hämostaseologie und eine Vielzahl, von Fall zu Fall wechselnden weiteren Spezialisten. Eine solche gedeihliche Zusammenarbeit hat im Verlauf von wenigen Jahren zu einer Mehrung von Kenntnissen und Erfahrungen aller auf

Tabelle 3. Orthotope Lebertransplantation (OLT) im Klinikum Großhadern: Statistik

6/1985–4/1991	
70 Pat.	1 OLT (3 Cluster)
6 Pat.	2 OLT
4 Pat.	3 OLT
80 Patienten	94 Transplantationen
Überlebensrate gesamt	66% (53/80)
1990/91	79% (30/38)

diesem Gebiet Tätigen geführt. Dies schlägt sich deutlich in den erzielten Ergebnissen nieder: Im Zeitraum Juni 1985 bis April 1991 wurden 80 Patienten operiert, insgesamt wurden 94 Transplantationen durchgeführt. Es gelang, die Überlebensrate der Patienten der letzten 18 Monate auf 79% zu steigern gegenüber einer Rate von 66% während der gesamten Zeit, in der transplantiert wird (Tabelle 3).

Die dargestellten Erfolge der interdisziplinären Zusammenarbeit veranlassen zur Aufforderung an alle Beteiligten, die Kooperation über die Grenzen des eigenen Faches hinaus möglichst frühzeitig zu suchen. Dies gilt in der akademischen Chirurgie für Forschung und Klinik, aber mehr als bisher auch für die Lehre. Die Universitäten müssen sich bemühen, bereits die Studenten von Anbeginn an zu Interdisziplinarität in ihrem Denken und Handeln zu erziehen.

Zusammenfassung

Interdisziplinarität ist das wesentliche Element des medizinischen Erfolges in Klinik, Forschung und Lehre. Aber Interdisziplinarität erfordert von allen Beteiligten ein hohes Maß an innerer Bereitschaft, ein hohes Maß an Fähigkeit zur Kooperation und häufig auch die Notwendigkeit, persönliche Zielsetzungen dem Ganzen unterzuordnen.

Nur so gelingt es, die Schwierigkeiten zu überwinden, die Scheuch 1974 aufgezeigt hat: „Interdisziplinarität als Rückgreifen auf andere Disziplinen bereitet wenig grundsätzliche Schwierigkeiten, werden diese anderen Disziplinen als Hilfswissenschaften benötigt – und große Schwierigkeiten, wenn die Aspekthaftigkeit von Disziplinen durch ein Zusammenfügen von Spezialisten überwunden werden soll“ [9].

Aber wenn es gelingt, gilt für die interdisziplinäre Zusammenarbeit der medizinischen Fachdisziplinen, was Müller-Osten [6] so treffend beschrieben hat: „Wieviel freier jeder atmen und wieviel erfolgreicher er arbeiten kann, wenn die Türen zwischen den Abteilungen im buchstäblichen und im übertragenen Sinne offenstehen, wenn gesichert ist, daß auch der Partner der anderen Disziplin zu Rat und Tat bereitsteht und geholt werden kann, weiß nur, wer derartiges erlebt hat.“

Literatur

1. Forst H (1992) Intensivtherapie im hohen Lebensalter: Ökonomie als limitierender Faktor? Chirurgie BDC (im Druck)
2. Kreimeier U, Brückner UB, Schmidt J, Messmer K (1990) Instantaneous restoration of regional organ blood flow after severe hemorrhage: Effect of small-volume-resuscitation with hypertonic-hyperoncotic solutions. J Surg Res 46:493-503
3. Mazzoni MC, Borgstroem P, Arfors KE, Intaglietta M (1988) Dynamic fluid redistribution in hyperosmotic resuscitation of hypovolemic hemorrhage. Am J Physiol 255:H629-H637
4. Mazzoni MC, Borgstroem P, Intaglietta M, Arfors KE (1989) Lumenal narrowing and endothelial cell swelling in skeletal muscle capillaries during hemorrhagic shock. Circ Shock 29:27-39
5. Messmer K, Kreimeier U (1989) Microcirculatory therapy in shock. Resuscitation 18:S51-S61.
6. Müller-Osten W (1974) Interdisziplinäre Zusammenarbeit aus der Sicht des Berufsverbandes. Langenbecks Arch Chir 337:811-815
7. Nolte D, Bayer M, Lehr HA, Kreimeier U, Messmer K (1990) Hypertonic-hyperoncotic saline-dextran solution abrogate postischemic leucocyte/endothelium interaction in skeletal muscle. Eur Surg Res 22:293-294
8. Schelling G, Weber W, Mendl G, Negri L, Sackmann M (1989) Patient Controlled Analgesia for shock wave lithotripsy. Anesthesiology 71:A683
9. Scheuch EK (1974) Interdisziplinäre Zusammenarbeit – aus der Sicht des Soziologen. Langenbecks Arch Chir 337:785-794
10. Weißauer W (1962) Arbeitsteilung und Abgrenzung der Verantwortung zwischen Anästhesist und Operateur. Anaesthesist 11:239–256
11. Vereinbarung über die Zusammenarbeit bei der operativen Patientenversorgung des Berufsverbandes Deutscher Anästhesisten und des Berufsverbandes der Deutschen Chirurgen (1982). Anästh Intensivmed 23:403-405

Schwerpunkt „Wissenschaft“

F.W. Schildberg

Chirurgische Klinik und Poliklinik (Direktor: Prof. Dr. F.W. Schildberg),
Klinikum Großhadern der LMU München, Marchioninistraße 15, W-8000 München 70

Unter den 3 Aufgaben Lehre – Forschung – Krankenversorgung dürfte es der Forschungsauftrag sein, der als besonderes Charakteristikum universitäre Einrichtungen von anderen Krankenhäusern am meisten unterscheidet. Zugleich ist es aber auch dieser Bereich, der zwar mit großem Interese, aber oft ohne ausreichendes Know how, fehlenden Kenntnissen im Wissenschaftsmanagement, unzureichenden Mitteln und verbesserungsbedürftiger Effizienz wahrgenommen wird. Es überrascht daher nicht, daß trotz eindeutiger Fortschritte in den vergangenen 2 Jahrzehnten über Möglichkeiten, Umfang und Ergebnis wissenschaftlichen Arbeitens in der Chirurgie – und nur dieses Gebiet soll hier betrachtet werden – nicht nur Positives berichtet wird.

Dafür gibt es Gründe – innere und äußere –, die zu kennen als Voraussetzung für notwendige Verbesserungen nützlich sein könnte.

Zunächst scheint mir die Frage interessant, ob und – wenn ja – warum es überhaupt sinnvoll ist, in Anbetracht der vielen Schwierigkeiten den Chirurgen zusätzlich zu seinen ärztlichen Aufgaben mit Forschungsarbeit zu belasten. Wäre es nicht einfacher, sinnvoller und vom Ergebnis her besser, den Chirurgen seiner täglichen Klinikarbeit zu überlassen und wissenschaftliche Fragestellungen als Forschungsaufträge an andere Institutionen zu vergeben? Solche Vorstellungen sind nicht etwa aus der Luft gegriffen, sondern werden immer wieder vorgetragen und nicht nur dann, wenn es darum geht, die finanziellen Belastungen der Länderhaushalte durch die Universitätskliniken zu senken. Überzogene Vorstellungen von Arbeitsteilung, die man ja soeben erst in der Fertigungsindustrie als kreativitätsmindernd und antiproduktiv erkannt hat, tragen das Ihre zu solchen gedanklichen Entwicklungen bei.

Dem stehen die Humboldtschen Überlegungen zur Idee der Universität gegenüber, von denen heute zu hören ist, daß sie teilweise den Erfordernissen der Massenuniversität nicht mehr gerecht werden könnten [2]. Das mag für einzelne der Forderungen gelten, aber gewiß nicht für das Postulat von der Einheit von Forschung und Lehre. Lehre ohne Forschung wäre nämlich eine Wissensvermittlung ohne Lebendigkeit, ohne die Flexibilität, Neuentwicklungen zu erkennen, zu interpretieren und zu vermitteln, wäre letztlich ein Repetitorium ohne wissenschaftliche Authentizität. Hamburger [3] wies überzeugend nach, daß allein schon durch den Vorgang des Forschens weitgehend unabhängig von den dabei zu erzielenden Ergebnissen die Kritikfähigkeit geschult und das analytische Verständnis geschärft wird, was letztlich der Qualität der Lehre und auch der Krankenversorgung direkt

L. Schweiberer, J.R. Izbicki (Hrsg.)
Akademische Chirurgie

und indirekt zugute kommt. Nur die Forschung im weitesten Sinne ermöglicht dem Chirurgen die Auseinandersetzung mit seiner Aufgabe, ihre geistige Durchdringung und ihr Verstehen. Sie enthebt ihn dem Zwang zur ausschließlichen Imitation und verleiht ihm Kreativität und Souveränität. Bretschneider [1] vermerkt hierzu, daß letztlich selbst zur Erhaltung des gegenwärtigen medizinischen Standards die ständige subjektive Neuerwerbung des Wissens durch Forschung notwendig ist.

Ist der fördernde Einfluß der Forschung auf die Lehre allgemein akzeptiert, so werden bis heute die möglichen Rückwirkungen der Lehre auf die Forschung kaum diskutiert. Der enge Zusammenhang von Wort und Gedanken, von Wissen und Sprache ist den meisten unter uns aus Erfahrung geläufig. Die Sprache als Transportmedium für Gedanken wirkt in 2 Richtungen. Sie belehrt den Angesprochen und fördert beim Sprecher die Klarheit der Gedanken. Insbesondere derjenige, der unter Lehre mehr versteht als die reine Wissensvermittlung, der Fakten zwar präsentiert, ihre Interpretation jedoch mit anderen erarbeitet, der Gedanken zur Diskussion und zur Disposition stellt, wird aus der Lehre Bereicherungen für die wissenschaftliche Arbeit erfahren.

Als Gegenstand chirurgischer Forschung kommen alle wissenschaftlich begründeten Ansätze über Entstehung, Verlauf, Erkennung und Behandlung chirurgischer Erkrankungen in Frage. Nicht die Forschungsmethode ist chirurgisch, sondern die Problemstellung kommt aus der Chirurgie und wird für die Chirurgie bearbeitet. Chirurgische Forschung ist also in aller Regel angewandte Forschung, die durch neue Erkenntnisse und Methoden aus der Grundlagenforschung stimuliert wird. Aus diesem breiten Ansatz wird deutlich, daß kaum theoretische und noch weniger methodische Abgrenzungen zu den Nachbardisziplinen zu erwarten sind.

Die chirurgische Forschung bedient sich im Prinzip dreier Instrumente, nämlich der klinischen Studie, der Untersuchungen am Patienten und des Tierexperiments. Sie unterscheidet sich darin kaum von anderen klinischen Fächern. Es soll darauf auch hier nicht näher eingegangen werden, da es mir wichtiger erscheint, in der zur Verfügung stehenden Zeit über das zu diskutieren, was die chirurgische Forschung behindert und wie solche Hindernisse umgangen oder beseitigt werden können. Eine nähere Analyse dieser Situation zeigt, daß Schwierigkeiten besonders aus 3 Bereichen zu erwarten sind:

- Aus der Komplexität chirurgischer Forschungsinhalte,
- der Person des Chirurgen und
- den heutigen Gegebenheiten der Klinikstruktur.

Die thematische und methodische Komplexität der Forschungsinhalte läßt heute bestenfalls noch die Lösung von Detailfragen durch einen einzelnen Forscher zu. Größere Fragestellungen und Themenkomplexe erfordern oft simultane morphologische, funktionelle, biochemische und biologische Untersuchungen in Teamarbeit. Dies gilt sowohl für die rein klinischen Untersuchungen als auch für solche mit mehr experimentellem Charakter. Die notwendige Kooperation mehrerer Partner aus unterschiedlichen Bereichen und das Zusammenspiel von Grundlagenforschung und Klinik wird dabei mit fortschreitendem Wissensstand im Spezialgebiet und aufwendigerer Methodik auf beiden Seiten schwieriger und kostspieliger. Für die Grundlagenforscher alltägliche Untersuchungstechniken sind dabei für den Kliniker in Aussagekraft und den methodischen Fallstricken nicht immer leicht zu übersehen. Erfolgt die Forschung nicht in einem bereits etablierten Arbeitsgebiet, so wird viel Energie, persönlicher Einsatz und Zeitaufwand notwendig, um ein neues Projekt einzurichten. Viele unterstützenswerte Ansätze scheitern schon in der Planungsphase an ungleichen Interessen. Hier liegt einer der Vorteile von langfristigen Forschungsplanungen und Strategien, da sich in einem eingespielten Team die verschiedenen Partner im Laufe der Zeit Kenntnisse und Verständnis für Methoden, Themen und ähnliches erworben haben.

Viele, letztlich entscheidende Gründe für die geringe Forschungsintensität und Qualität sind in der Situatin des Chirurgen zu sehen. Ursächlich wird hier am häufigsten die Zeitbeschränkung genannt. Als Assistent ist der Chirurg ebenso wie später als Facharzt und Oberarzt durch die anspruchsvolle Krankenversorgung und zusätzliche Lehraufgaben belastet. Tage, an denen er für Forschungsaufgaben freigestellt wird, gibt es meist nicht. Versucht sich der Chirurg selbst Freiräume zu schaffen, wird ihm vielleicht vorgeworfen, seine Patienten zu vernachlässigen oder kein guter Kliniker zu sein, während ihm seine Kooperationpartner vorhalten, sich wissenschaftlich zu wenig zu engagieren. Der forschende Chirurg befindet sich auf einem schmalen Grad zwischen Klinik und Wissenschaft, auf dem es gilt, ein gutes Balancegefühl zu entwickeln.

Nicht jedem gelingt dies, so daß sich gelegentlich gute Wissenschaftler mit geringer klinischer Erfahrung oder gute Kliniker ohne wissenschaftliche Leistung entwickeln. Beide haben m.E. das Berufsziel des akademischen Chirurgen verfehlt. Dem Kliniker bleibt dabei wenigstens noch der Weg in die klinische Chirurgie erhalten, dem nur Wissenschaftler eröffnen sich dagegen kaum berufliche Zukunftsperspektiven.

Bei einem Teil der jüngeren Kollegen besteht darüber hinaus eine gewisse Schwellenangst vor der Forschung, vor allem dann, wenn sie keine theoretische Vorbildung aufweisen und wenn eine Heranführung und Anleitung zu Forschungsaufgaben in der Klinik unterblieb, nachdem in der verschulten Ausbildung allenfalls in Ansätzen auf Forschungsfragen und Probleme eingegangen wurde.

Ein großes Problem liegt in der Persönlichkeit des Chirurgen und seiner geringen Forschungsmotivation begründet. Herausforderung, Beanspruchung, Erfolgserlebnisse und Anerkennung bei der täglichen Betreuung chirurgischer Patienten entsprechen am ehesten der humanitären Motivation seiner Berufswahl. Sie offenbaren ihm aber auch die Wichtigkeit seines Tuns, bestätigen seine Fertigkeit und vermitteln ihm ein Selbstwertgefühl. Für ihn ist die Operation das zentrale Ereignis seiner Arbeit, weswegen er diesen Beruf ergriffen hat. Wissenschaft empfindet er deshalb häufig als weniger gewichtig. Der gelungene Eingriff vermittelt ihm Zufriedenheit, die seine Verpflichtung zur Forschung zurückdrängt. Vom tätigen Siegen ermattet – wie Stelzner [5] es formuliert – wird er wissenschaftsmüde, mental und psychisch.

Auch die Tatsache, daß für einen forschungsorientierten Kliniker keine entsprechenden Stellen vorhanden sind, daß jedem Universitätschirurgen klar ist, daß seine Lebensstellung wahrscheinlich keine Forschungsaufgaben mehr beinhalten wird und ihm bei Bewerbungen die Forschung u.U. negativ angelastet wird, dient nicht der Motivation zu wissenschaftlicher Arbeit. Wird sie schließlich als reines Karrierevehikel betrachtet, so kann im Einzelfall zwar ein sinnvoller Ansatz gefunden und durchgeführt werden, meist liegen die erworbenen Fähigkeiten, Kenntnisse und Ergebnisse kurz nach Abschluß einer Arbeit, z.B. einer Habilitationsarbeit, wieder brach, und Anschlußfragen werden weder formuliert noch bearbeitet. So ist es wenig verwunderlich, daß zu selten eine Kontinuität in der wissenschaftlichen Arbeit einzelner Chirurgen oder auch einer ganzen Klinik erkennbar wird.

Die nicht mehr zeitgerechte Klinikstruktur sowie eine unzulängliche räumliche, personelle und apparative Ausstattung resultieren in äußeren Rahmenbedingungen, die eine Kompensation der Probleme, die sich aus der Person und der Situation des Chirurgen ergeben, nicht zulassen. Technisches Personal, Dokumentationsassistenten, Statistiker, Zeichner, Fotografen und Schreibkräfte fehlen ebenso wie ausreichende Labormöglichkeiten. Diese Mängel führen dazu, daß ärztliche Mitarbeiter einen Großteil ihrer Zeit unter Wert für Arbeit opfern, die eigentlich außerhalb ihrer Aufgaben in Krankenversorgung, Lehre und Forschung liegen. Nachdem sich die Universitätskliniken zunehmend zu Krankenhäusern der Maximalversorgung mit zusätzlicher Ausbildungsbelastung durch eine unangemessen hohe Studentenzahl entwickelt haben, läßt die innerklinische Organisationsstruktur kaum noch Freiheiten für die Forschung. Die Möglichkeit zur freien Zeitwahl für Laborbesprechungen mit dem technischen Personal, in interdisziplinären Gesprächskreisen oder mit Kooperationspartnern ist kaum gegeben. Viele Aufgaben in der Forschung bedürften jedoch wegen der notwendigen Kooperation und der vorgegebenen Dienstzeiten einer Erledigung vor 16.00 Uhr.

Diese Aufzählung von Schwierigkeiten in der praktischen Durchführung der Forschung ließe sich noch weiter fortsetzen. Eine solche Situationsanalyse führt natürlich nur weiter, wenn zugleich auch über Lösungsmöglichkeiten nachgedacht wird. Solche bieten sich tatsächlich an:

Im Hinblick auf die schwierige Situation des Chirurgen darf man allerdings nur auf indirekte Lösungsansätze hoffen. Das Wichtigste ist zweifellos, die Motivation zur Forschung zu stärken. Dies muß bereits während der studentischen Ausbildung beginnen, wo neben Praxisnähe vermehrt Wert auf Diskussion und Erörterung wissenschaftlicher Probleme zu legen ist. Dem Studenten müssen Problembewußtsein und analytisches Denken im Spezialfall vermittelt und so Interesse und Anreiz zur Forschung geweckt werden.

Die Erwartungen an eine Dissertation sind dem Forschungsanspruch und der Forschungskonzeption der Klinik anzupassen. Die Doktorarbeit sollte zu mehr dienlich sein als nur zum Anspruch auf einen Titel. Sie sollte im Idealfall als Grundlage für eine spätere wissenschaftliche Tätigkeit und Laufbahn ausreichen. So wie Dissertationen gehandhabt werden, können sie diesem Anspruch nicht gerecht werden. Der Doktorand kommt zwar in aller Regel früher oder später zum Abschluß der Doktorarbeit und erhält nach dem Rigorosum den begehrten Titel zuerkannt, er ist jedoch durch die ausschließlich Fokussierung seines Interesses auf Inhalt und Methodik seiner Dissertation kaum je in der Lage, seine Untersuchungen in einen größeren klinischen, wissenschaftlichen oder methodischen Rahmen einzuordnen, obwohl doch schon Th. von Aquin wußte, daß es wichtiger ist, Weniges vom Ganzen zu wissen, als Vieles von den Teilen. Es darf nicht länger verkannt werden, daß die Dissertation ein wichtiges Forschungsinstrument sowohl in inhaltlicher als auch in erzieherischer Hinsicht darstellt. Der Doktorand verdient deshalb ein Höchstmaß an Aufmerksamkeit und eine Schulung, die über das zur Anfertigung einer Dissertation notwendigen Minimum deutlich hinausgeht. Ein erhöhtes Engagement in diese Richtung wird mit Sicherheit schon in relativ kurzer Zeit auch Früchte tragen.

Für ein forschungsfreundliches Klima innerhalb der Klinik sind das Interesse des Klinikleiters, seine Anregung, Ausstrahlung und Förderung mitentscheidend. Es muß deutlich gemacht werden, daß sich Klinik und Forschung nicht ausschließen, sondern gegenseitig ergänzen und bedingen. Die Forschung als Ganzes ist deshalb nicht delegierbar, vielmehr ist ihre Integration in den Klinikalltag notwendig und Voraussetzung für eine fruchtbare Arbeit. Selbstverständlich muß innerhalb des Klinikalltags Zeit für wissenschaftliche Kolloquien und Diskussionskreise zu akzeptablen Tageszeiten zur Verfügung stehen. Schließlich muß auch die Möglichkeit geschaffen werden, Mitarbeiter zu wiederholten oder kontinuierlichen Forschungsaktivitäten für kürzere oder längere Zeit freizustellen. Falls dies bei engem Stellenplan nicht möglich erscheint, können dazu auch Forschungsstipendien herangezogen werden.

Die inhaltliche und methodische Komplexität einer anspruchsvollen Forschung erfordert eine thematische Konzentration mit überlegter systematischer Forschungsplanung und Strategie. Die Schaffung klinikinterner Arbeitsgruppen mit einer thematischen Spezialisierung, die dem klinschen Schwerpunkt entspricht, wird zu Lasten von Einzelprojekten zu bevorzugen sein, ohne daß Kreativität und Entfaltungsmöglichkeiten dadurch eingeengt werden. Innerhalb einer Arbeitsgruppe können Aufgaben sinnvoll auf mehrere Mitarbeiter verteilt werden, wodurch der Methodenvielfalt und Komplexität Rechnung getragen wird. Erfahrene Mitarbeiter sollen in diesen Gruppen auch nach der Habilitation mitarbeiten, ihr Wissen und ihre Erfahrung weitervermitteln sowie bei der Heranführung jüngerer Kollegen an ein Thema hilfreich sein. Mit einem solchen Konzept können auch schwierige Fragestellungen kompetent in eigener Regie oder zumindest aber als adäquater Kooperationspartner angegangen werden. Die Vorarbeiten der Älteren sind auch in wirtschaftlicher Hinsicht von Bedeutung. Sie sichern die Mischfinanzierung für die Untersuchung der Anschlußfragestellungen. Durch Einwerbung neuer Mitarbeiter, die gezielt theoretisch gefördert werden, kann das Methodenspektrum erweitert und kontinuierlich aktualisiert werden.

Nachdem klinisch relevante Fragen im wesentlichen aus der Klinik heraus entstehen und nicht vorausgesetzt werden darf, daß Grundlagenforscher primär mit der klinischen Problematik vertraut sind, müssen Kooperation und Dialog zwischen Klinik und Grundlagenforschung gesucht und aufgebaut werden, worauf Heberer bereits 1980 hinwies [4]. Die Modalitäten einer Kooperation müssen der Situation angepaßt werden. Sie können sich auf eine beratende Begleitung des Vorhabens beschränken, eine gemeinsame Geräte- oder Laborbenützung beinhalten oder auch eine echte Arbeitsteilung. Meist handelt es sich um eine objektorientierte und deshalb in der Regel ziemlich begrenzte Zusammenarbeit, die nach Lösung der zu bearbeitenden Probleme oder bei Änderungen des Forschungsvorhabens beendet werden kann. Wissen, Können und Engagement der Partner müssen in etwa gleich verteilt sein, damit Vorwürfen des Ausnutzens einerseits oder des Trittbrettfahrens andererseits der Boden entzogen wird. Entscheidend ist bei jeder Kooperation das gegenseitige Verständnis für die Interessen des Partners, die den Chirurgen unter Beratung und Führung an der Basiswissenschaft teilhaben lassen, ohne andererseits dem Theoretiker Freiräume für seine Beschäftigung mit der reinen Grundlagenforschung zu beschneiden.

Der natürliche wissenschaftliche Kooperationspartner für den Chirurgen ist der theoretische oder experimentelle Chirurg, eine Institution, die erstmals durch Heberer in Deutschland etabliert wurde. Diese haben sich unter Verzicht auf die Krankenbehandlung ganz der Forschung verschrieben und verfügen somit über günstige Voraussetzungen zur Lösung wissenschaftlicher Fragestellungen. In manchen Universitäten sind ihnen alle Möglichkeiten für tierexperimentelle Forschungsansätze unterstellt, woraus sich natürlich auch eine besondere Verpflichtung zur Kooperation ergibt. Selbstverständlich kann nicht erwartet werden, daß sie die ganze Breite theoretischer und methodischer Fragen, die sich bei der Bearbeitung chirurgischer Probleme ergeben, kompetent überblicken. Der Kliniker muß sich deshalb für seine klinikspezifischen Fragestellungen evtl. auch in anderen theoretischen Instituten geeignete, methodisch versierte Partner suchen, die ihrerseits ebenfalls Interesse an der chirurgischen Fragestellung aufbringen. Zur Verbesserung der Kooperation und des gegenseitigen Verständnisses ist es wünschenswert, dem experimentellen Chirurgen den Zugang zu klinischen Fragen und Arbeiten offenzuhalten. Die engagierte Teilnahme an klinischen Veranstaltungen wie Visiten, Fallbesprechungen, Morbiditätskonferenzen und disziplinübergreifenden Kolloquien liegt im Interesse der Sache.

Darüber hinaus kann es außerordentlich sinnvoll sein, das genannte Kooperationsmodell auszudehnen und theoretische Wissenschaftler ohne oder mit zeitlicher Begrenzung in die Klinik zu integrieren. Zweifellos kann eine solche Konstruktion, die als Forschungsgruppe von der DFG gefördert wird, eine enorme Bereicherung für die wissenschaftliche Arbeit darstellen.

Eine chirurgische Forschung verlangt natürlich adäquate Forschungsmöglichkeiten, angefangen von den räumlichen und apparativen Gegebenheiten bis hin zu einer kompetenten personellen Ausstattung. Der Chirurg ist wegen seiner Verpflichtungen bei der Krankenversorgung in seiner Forschungsaktivität stark behindert und gegenüber anderen Disziplinen benachteiligt. Es ist deshalb unumgänglich, zur Förderung der chirurgischen Forschung mehr als bisher technisches und administratives sowie – in geringerem Umfang – auch wissenschaftliches Personal ohne Aufgaben in der Krankenversorgung an die Klinik zu verpflichten. Nur so ist es realisierbar, die chirurgischen Mitarbeiter von Routineaufgaben, die unterhalb ihres Qualifikationsniveaus liegen und auch von Arbeiten, für die sie nicht die notwendigen Voraussetzungen mitbringen, zu entlasten. So ist es z.B. notwendig, die Möglichkeiten der modernen Datenverarbeitung durch Bereitstellung von entsprechender Hardware, Einstellung von qualifiziertem Personal und Weiterbildung der Mitarbeiter zu nutzen.

Es kann nicht eindringlich genug betont werden, daß mit den internen Strukturen, die sich zu Beginn des Jahrhunderts als sinnvoll erwiesen, die Zukunft nicht gemeistert werden kann. Die Umgestaltung der chirurgischen Universitätskliniken im genannten Sinne muß jetzt als Reaktion auf die Entwicklung in anderen Ländern dringend in Angriff genommen werden. Sie darf sich nicht noch über Jahre hinwegschleppen, da sich anderenfalls wissenschaftliche Potenz nicht entfalten kann, sondern in der täglichen Routine mit Arbeiten erschöpft, die besser, schneller und billiger von einem anderen Personenkreis erledigt werden können. Flexible und reaktionsfähige Organisationsstrukturen müssen entsprechend dem modernen Management in der Industrie und in eigenständigen Forschungsinstituten auch auf Universitätsebene erprobt und gefördert werden.

Zusammengefaßt wird an chirurgischen Kliniken um so eher qualitativ anspruchsvolle Forschung möglich sein, je mehr es gelingt, sich thematisch auf ein oder wenige Themen zu beschränken, die Motivation der Chirurgen und von Doktoranden zu stimulieren, Klinikstrukturen im Hinblick auf eine effektivere Forschungsarbeit umzugestalten und Kooperationspartner aus den Bereichen der Grundlagenforschung zu finden. Auch hier gilt, daß der Anfang oft beschwerlich ist und Enttäuschungen häufig sind. Ist aber erst einmal eine gewisse kritische Masse an den genannten Einrichtungen vorhanden, wird auch der Forschungsbereich leichter eine Eigendynamik entfalten können.

Über all den praktischen Schwierigkeiten und Lösungsansätzen sollte nicht vergessen werden, daß Wissenschaft aus innerem Antrieb und mit neugierigem Interesse betrieben werden sollte. Sie gedeiht am besten fernab jeder Alltagshektik, und oft genug entstehen große Gedanken und Entdeckungen mehr zufällig, als daß nach ihnen gesucht würde. Qualität ist in jedem Falle wichtiger als Quantität. Lassen Sie mich deshalb mit einem Wort Nietzsches schließen, von dem ich glaube, daß es hierher paßt, gerade weil wir Chirurgen oft eine ganz andere Einstellung haben und leben:

> Die geborenen Aristokraten des Geistes sind nicht zu eifrig; ihre Schöpfungen erscheinen und fallen an einem ruhigen Herbstabend vom Baume, ohne hastig begehrt, gefordert, durch Neues verdrängt zu werden. Das unablässige Schaffenwollen ist gemein und zeigt Eifersucht, Neid, Ehrgeiz an. Wenn man etwas ist, so braucht man eigentlich nichts zu machen – und tut doch sehr viel. Es gibt über dem produktiven Menschen noch eine höhere Gattung.

Jeder mag für sich selbst entscheiden, inwieweit er dieses Zitat nachvollziehen kann und möchte. Ich glaube aber, daß es wenigstens des Nachdenkens wert ist. Vielleicht läßt sich dadurch verhindern, daß man im Rückblick auf die wissenschaftliche Tätigkeit einmal eingestehen muß: Weniger wäre mehr gewesen.

Literatur

1. Bretschneider HJ (1986) Forschungsinhalt und Forschungsplanung im Rahmen der medizinischen, speziell der chirurgischen Forschung. In: Eigler FW, Peiper HJ, Schildberg FW, Witte J, Zumtobel V (Hrsg) Stand und Gegenstand chirurgischer Forschung. Springer, Berlin Heidelberg New York Tokyo
2. Eigen M, Gadamer HG, Habermas J, Lepenies W, Lübbe H, Meyer-Abich KM (1988) Die Idee der Universität. Versuch einer Standortbestimmung. Springer, Berlin Heidelberg New York Tokyo
3. Hamburger J (1973) Macht und Ohnmacht der Medizin. Bertelsmann, München
4. Heberer G (1980) Langenbecks Arch Chir 352:3
5. Stelzner F (1985) Langenbecks Arch Chir 366:3

Teil B. Bestandsaufnahme: Wo steht die Universitätsklinik heute?

Allgemeine Probleme

Elemente, Auftrag und Beurteilung: Schrittmacher oder Nachzügler?

H. Troidl

Chirurgische Klinik (Direktor: Prof. Dr. H. Troidl), II. Lehrstuhl für Chirurgie der Universität zu Köln, Ostmerheimer Straße 200, W-5000 Köln 91

Das eindrucksvolle Jubiläum der Chirurgischen Universitätsklinik in der Nußbaumstraße war sicher zu Recht ein Anlaß für eine Bestandsaufnahme und Orientierung der akademischen Chirurgie heute. Im Speziellen fiel mir die Aufgabe zu, Standort und heutige Bedeutung der Institution Chirurgische Klinik zu analysieren. Die Nuancierung „Schrittmacher oder Nachzügler" meines Themas impliziert, der Frage nachzugehen, ob die Institution, also die Universitätsklinik als solche, ihrer Aufgabe gerecht wurde bzw. wird.

Unter den verschiedenen möglichen Gründen, die die Veranstalter möglicherweise bewogen haben, mich mit diesem Thema zu betrauen, nehme ich folgende drei für mich in Anspruch:

1. In der Nußbaumstraße bei Professor Zenker habe ich begonnen.
2. Ich habe ein Buch geschrieben, das dieses Thema in vielen Punkten tangiert.
3. Man weiß, daß ich derartige Themen nicht mit der Technik und Taktik von „Sonntagsrednern" behandle. Fakten und Ehrlichkeit sind die Basis.

Um dieser Aufgabe einigermaßen zu entprechen, habe ich neben einem Literaturstudium [1–17] die Hilfe meiner Freunde und Kollegen in Anspruch genommen. Besonders hilfreich waren hier John Goligher (Leeds), Bernie Langer (Toronto), Alan Pollock, M.D. (Scarborough), W. Böcher, Essen, E. Neugebauer, Köln, und natürlich die Freunde, die Mitherausgeber meines Buches sind [14]. Dennoch ist diese Darstellung überwiegend meine persönliche Sicht, die sicher auch – ob bewußt oder unbewußt – durch meine persönlich Erfahrung (seit 10 Jahren Chef einer solchen Institution) geprägt ist. Beschränkung in vielen Aspekten ist notwendig.

Um eine Chirurgische Universitätsklinik mit anderen nicht-universitären Kliniken zu vergleichen und zu bewerten, muß darauf eingegangen werden, was eine solche Institution von anderen Kliniken unterscheidet und welche Elemente und Faktoren für eine Universitätsklinik bestimmend sind. Anhand von Kriterien soll dann diese Institution einer Bewertung unterzogen werden. Die Frage, ob „Schrittmacher oder Nachzügler", wird anhand einger Beispiele beantwortet.

L. Schweiberer, J.R. Izbicki (Hrsg.)
Akademische Chirurgie

Spezifika der Chirurgischen Universitätsklinik im Vergleich zu nicht-universitären Häusern

Die Institution Universitätsklinik mit ihrem Spezifikum der Verbindung von ärztlicher Ausbildung und Krankenversorgung mit klinischer und später experimenteller Forschung geht in unserem Land auf das 18. Jahrhundert zurück [16]. Bis dahin war Forschung und sogar Ausbildung von der Patientenversorgung völlig getrennt. Diese so entstandenen Universitätskliniken in unserem Lande, aber auch in Europa, stellen nach den Angaben des Bundesamtes für Arbeit und Soziales etwa 9% der Betten der sog. Akutkrankenhäuser. Ihr Anteil an chirurgischen Kliniken der Maximalversorgung liegt aber über 30%, eher bei 50%. Im Kammerbereich Nordrhein mit 17 000–20 000 chirurgischen Betten entfallen auf die 5 Universitätskliniken in diesem Landstrich 750 Betten, d.h. pro Klinik etwa 150. Das bedeutet, daß nur 5% der chirurgischen Betten in diesem Kammerbereich auf Universitätskliniken entfallen.

Versucht man, wie es Siewert 1990 getan hat [12], die Stellung der Universitätsklinik im Vergleich zu außeruniversitären Kliniken anhand der am häufigsten durchgeführten Operationen zu beschreiben, wird der oben angedeutete Aspekt überdeutlich: Den Operationszahlen von 473 692 an nicht-universitären Kliniken stehen 40 602 Operationen an den deutschen Universitäten (alte Bundesländer) gegenüber. Die ganz überwiegende Zahl der Kranken wird also an nicht-universitären Kliniken behandelt. Die Art der durchgeführten Operationen ist fast gleich.

Gerade diametral entgegengesetzt zu diesen Zahlen stehen die Kosten für den medizinischen Bedarf an den Universitätskliniken. Es geht hier nicht um Finanzmittel für Forschung und Lehre, sondern um reine Kosten für die Krankenversorgung, etwa für den Operationsbedarf, therapeutische Maßnahmen und spezielle Untersuchungen. Im Schnitt liegen die Kosten für den „medizinischen Bedarf" der Universitätskliniken 80% höher als in außeruniversitären Kliniken (Wissenschaftsrat 1986; Dt. Krankenhausgesellschaft 1985). Die so simpel klingende Frage: „Was kostet eine Universitätsklinik im Verhältnis zu einer vergleichbar großen außeruniversitären Klinik?", kann aber nicht so einfach beantwortet werden. Diese Frage muß nach unserem heutigen Verständnis von Ökonomie mit den einzelnen Varianten ökonomischer Analysen beantwortet werden, wobei den Kosten des Systems der Nutzen für die Patienten gegenübergestellt werden muß [2]. Dieser Frage kann und soll aber an dieser Stelle nicht weiter nachgegangen werden; auch nicht der Frage, ob Medizin noch als Beruf oder Geschäft (profession or business [9]) betrachtet werden muß.

Die bestimmenden Elemente einer Chirurgischen Universitätsklinik

Nach Andrew Wechsler sind es v.a. 4 Elemente, die für eine Chirurgische Universitätsklinik bestimmend sind, wobei dem Leiter und der Örtlichkeit die größte Bedeutung zukommen (Tabelle 1). Sie sind im weitesten Sinne auch vorgegeben, während Mitarbeiter und die chirurgische Thematik beeinflußbar sind.

Der Leiter (Ordinarius)

Der Leiter ist nach wie vor das Element in einer chirurgischen Klinik mit der überragenden Dominanz. Er drückt mit seiner Persönlichkeit im wahrsten Sinne des Wortes der Klinik seinen Stempel auf. Hierfür gibt es genügend Beispiele: In unserem Land kann man Chirurgen anführen wie Langenbeck, Billroth, Mikulicz, Zenker etc. In den USA oder England war und ist es nicht anders. Namen wie Halsted, Wangensteen, Moynihan sprechen für sich. Der Lehrstuhlinhaber muß zweifellos in höchstem Maße die Charakteristika eines akademischen Chirurgen (s. unten) auf sich vereinigen. Trede [13] pointiert dieses wichtige Element, indem er Harvey Cushing zitiert, der einmal gesagt hat, daß er „den Tag erleben möchte, an dem sich eine Universität bereit findet, einen Mann ohne Hände als Professor für Chirurgie zu berufen".

Der Ordinarius muß aber v.a. in der Lage sein, Ideen zu entwickeln, Ideen und Strömungen zu erkennen und die Kraft und möglicherweise aber das Geschick haben, den Boden für Ideen zu bereiten. Todsünden für einen Ordinarius sind der „Tunnelview", geringes Standvermögen und geringe Flexibilität.

Die in diesem Sinne so erfolgreichen Chirurgen in Deutschland, Frankreich, England oder Amerika haben sicher ihre Wirkung in ihren Kliniken, für ihre Schulen, für die Chirurgie schlechthin kaum auf dem Boden der Mitspracheregeln aller Beteiligten bis hin zur Reinigungsfrau erbracht. Diese hier ausgesprochene hierarchische Führungsstruktur mit ihren nachgewiesenen Erfolgen wird gerade den deutschen Ordinarien, und da speziell den chirurgischen, bei jeder passenden

Tabelle 1. Elemente der chirurgischen Universitätsklinik

– Leiter	➔	Ordinarius
– Mitarbeiter	➔	Akademisch nicht akademisch
– Chirurgische Thematik	➔	Patienten
– Umgebung	➔	Örtlichkeit Träger Kollegen

und unpassenden Gelegenheit vorgehalten. In der ersten Reihe der Kritiker stehen hier die Kollegen aus England und Amerika. „Geheimratuniversität" ist die beliebte Charakterisierung meines Freundes Brendan Devlin.

In dem Buch *The Germans* von einem Professor der Stanford-Universität für Humanitäres [1] beginnt das Kapitel „Professors and Students" mit dem Satz: „Perhaps no institution in modern Germany has mor resistant to change than the university ..." Es ist schon erstaunlich, daß diese Kritik aus Ländern kommt, bei deren Besuch ich eigentlich nie die totale Demokratisierung bzw. Liberalisierung beobachten konnte. Dies gilt speziell für meine Kollegen in England. Die Diskussion zu diesem widersprüchlichen Thema schloß Martin McKneally, M.D., Professor and Chairman (Dept. of Surgery, Toronto General Hospital), mit folgendem Satz, wie man es nur in englischer Sprache so kurz und prägnant tun kann: „Children can not run the family!" Im übrigen könnte man anführen, daß zu Zeiten eines von Bergmann, Mikulicz, Billroth, Sauerbruch etc. die deutsche Chirurgie insgesamt im internationalen Vergleich keine schlechte Stellung einnahm. Als Gegenbeispiel könnte man die Situation unserer leidgeprüften Kollegen der ehemaligen DDR anführen, wo v.a. das Prinzip der Gleichmacherei oberste Maxime war. Der Chef der Charité bezeichnet dies als „Russifizierung" mit ihren jetzt überall erkennbaren Wirkungen.

Der Lehrstuhlinhaber muß sich damit abfinden, daß er mehr Organisator und Problemlöser ist, als eigener Forscher, Teilhaber an wissenschaftlichen Basisdiskussionen und dem Erleben von wissenschaftlichen Daten und Ergebnissen, wie ich es bezeichnen möchte. Es ist Realität, daß wenig Zeit bleibt, in Ruhe Operationen zu entwickeln oder normale Eingriffe ohne den Druck der „Tagespolitik" durchzuführen. Prof. B. Langer, ein ausgewiesen anerkannter akademischer Chirurg und hervorragender Operateur, meint, daß er als Chairman bis zu 80% mit der Lösung von Problemen, „Bodenbereiten" und Organisation zu tun hat.

Der Konflikt ist erkennbar. Zu viel von dem wichtigen Organisationstalent, zu viel Politik, politisches Geschick und „Power" und dessen Ausleben können „Ferne" zur akademischen Welt bedeuten. Dies ist nach meiner Überzeugung für einen Lehrstuhlinhaber geradezu tödlich.

Der Leiter bzw. Ordinarius muß auch vorbereitet sein, mit Neid, Mißgunst und Ignoranz zu leben. Anzunehmen, daß eine tolle Idee allgemeine Akzeptanz findet, ist naiv. Das Gegenteil war, ist und wird die Norm sein. Ihm muß klarwerden, daß eine erfolgreiche Organisation, das Auf-den-Weg-Bringen von Ideen oder ganzer Abteilungen ganz sicher keinen hohen Zitierungsindex bringt, meist wenig Freunde, eher Feinde und Skepsis bei den „Kollegen" und höchstens weit in der Zukunft, wenn er lange genug lebt, Anerkennung oder gar Dank zur Folge hat. Hierzu gibt es Lesenswertes: „Swimming with the Sharks" [15] mit dem eindringlichen Rat: „Do not bleed", und „How to swim with Sharks without the family beeing eaten alive" [6], ein weltweites Thema, wie man sieht, und natürlich auch nicht neu.

Die Umgebung

Die Umgebung bzw. Örtlichkeit und das Umfeld, ein überwiegendes „statisches" Element, ist in seiner bestimmenden Wirkung für die Universitätsklinik nicht hoch genug anzusetzen. Um dies deutlich zu machen, entgegnete mir W. Böcher mit Gedanken von A. Saint-Exupéry aus dem Buch *Wind, Sand und Sterne*, Kap. 4 „Die Menschen" [10]:

Es wird eine Familie beschrieben mit einer zerschundenen Mutter, einem kraftlosen Vater, dazwischen ein hoffnungsvoll lächelndes, „liebliches" Kind. Resümee: „Mozart ist zum Tode verurteilt." Die Örtlichkeit, Klein- oder Großstadt, ländliche oder industrielle Umgebung, hohe Bevölkerungsdichte in und um eine Großstadt sprechen für sich. Berlin, Hamburg, Köln, München, dagegen Kiel, Marburg, Jena oder Rostock, egal ob vor oder nach der Wende, machen dies deutlich. Ich habe es teilweise erlebt.

Die Tatsache, daß Köln 22 chirurgische Kliniken mit großen Universitätskliniken und mindestens 4 große, leistungsstarke außeruniversitäre Kliniken hat, hat einen anderen Einfluß auf den einzelnen Kliniksleiter und auf die Universitätsklinik als das Umfeld in Marburg oder Kiel. Hier ist die Universitätsklinik die einzige chirurgische Versorgungsstätte mit einer völlig anderen Bevölkerungsstruktur in der Stadt selbst und in der Umgebung. Nicht zu vergessen ist die bloße Einwohnerzahl, die Größe der zu versorgenden Patientenzahlen, unterschiedlichstes Krankengut mit unterschiedlichsten Prognosefaktoren, unterschiedliche Finanzmittel, Konkurrenz und Erfolgsdruck.

Zum Element Umgebung gehört aber noch der Faktor „Kollege".

Was die klinische Arbeit, aber auch die klinische Forschung anbelangt, so ist die chirurgische Klinik von der Kooperation des Anästhesisten, des Pathologen und des Internisten geradezu abhängig. Wenn es um die Forschung geht, ist die Notwendigkeit der Kooperation und Abhängigkeit vielleicht noch vielfältiger, unterschiedlicher und elementarer als in der klinischen Arbeit. In der bekannten „Sonntagsredenmentalität" wird neben dem hohen Stellenwert der Kooperation die Situation der „offenen Tür" beschworen. Dies soll Kollegialität, d.h. Verständnis, Hilfsbereitschaft, faires Verhalten, offenes Gespräch, auf keinen Fall geschicktes Erarbeiten von Vorteilen auf Kosten des Fakultätskollegen bedeuten. Zu dieser natürlich nicht nur universitätsspezifischen Verhaltensweise hat Karl Jaspers sehr ausführlich und deutlich Stellung genommen [5]. Er vergleicht das Verhalten von Fakultätsmitgliedern mit dem der Affen auf den Palmen im Heiligen Hain von Benares: „Auf jeder Kokospalme sitzt ein Affe, alle scheinen sehr friedlich und kümmern sich gar nicht umeinander; wenn aber ein Affe auf die Palme eines anderen klettern möchte, gibt es eine wilde Keilerei, Abwehr durch Werfen von Kokosnüssen ..." Er fährt an anderer Stelle fort: „Die freie Kommunikation, die der Idee der Universität erwächst, verwandelt sich unter den persönlichen Bedingungen der Institution oft in bloße Polemik, Eifersucht und Neid, führt zu einer bedingungslosen Verneinung", und: „Die Kommunikation verkümmert auf das taktvolle Formale." Umgesetzt in unsere internationale moderne Welt: Das typische Gespräch, wenn sich zwei Kollegen während eines Kongresses auf dem Gang treffen:

Der eine ruft aus zwei Metern Entfernung: „How are you;“ „Fine“, sagt der andere, „nice to see you. Bye-bye.“ Nach dem schnellen Händedruck in der üblichen Hektik späht der „Kollege“ schon über die Schulter seines gerade so formell begrüßten Gegenübers, ob nicht ein „noch wichtigerer“ Kollege in Sicht ist, mit dem man einige politisch wichtigere, in Wirklichkeit aber absolut flache, inhaltslose Redensarten austauscht.

Die Realität der Situation „offene Tür“ kann man folgendermaßen erleben:

1. Hinter der offenen Tür ist ein Kollege, kompetent, kooperativ, freundlich, interessiert, hilfsbereit und mit Zeit zur Zusammenarbeit. Das eigene Interessengebiet ist auch das seine oder dem sehr nahe.
2. Hinter der offenen Tür ist ein Kollege, kompetent, kooperativ, freundlich, interessiert, hochakademisch, aber das eigene Thema ist weit entfernt von seinem Interessengebiet.
3. Hinter der offenen Tür ist ein freundlicher, netter Kollege, er findet alles in Ordnung, er hat keine Probleme, er ist aber völlig inkompetent, er ist – nur – nett, es passiert aber absolut nichts.
4. Hinter der offenen Tür ist ein Kollege, ignorant, von beißendem Sarkasmus, hypertroph, zynisch, weiß alles besser, aber in Wahrheit ist er absolut flach.
   Die Tür, die man besser nicht geöffnet hätte, trägt das Schild Prof. Dr. med. mit großen Lettern.

Jeder, der eine Institution wie eine Universitätsklinik leitet, kann sich glücklich schätzen, wenn er einen Kollegen hinter der „offenen Tür“ findet, die der ersten oder wenigstens der zweiten Kategorie angehören.

Die Mitarbeiter

Die nicht-akademischen Mitarbeiter

Die Mitarbeiter als Element einer chirurgischen Universitätsklinik können in ihrer bestimmenden Funktion, v.a. in unserer Zeit, nicht hoch genug angesetzt werden. Dies betrifft v.a. die nicht-akademischen Mitarbeiter, genauer gesagt, Pfleger oder Schwestern. Dies ist nicht nur ein Problem unseres Landes. Es ist v.a. das Problem der sog. westlichen, entwickelten Länder. Jeder beschreibt dieses noch nicht in seiner vollen Schärfe zur Wirkung gekommene Problem als vielschichtig. Tatsache aber ist, daß keine wirkliche Lösung in Sicht ist und der Mangel an Operationspersonal oder Personal auf den Intensivstationen den Ablauf in einer chirurgischen Klinik extrem beeinflussen, ja sogar dirigieren und blockieren kann. Eine völlig andere Ausbildung, möglicherweise sogar Spezialisierung, danach höhere Klassifizierung, höheres Ansehen sollten eine Lösung sein. Das bedeutet aber auch deutlich mehr Investition – sprich mehr lernen, länger lernen – des einzelnen und nicht nur des Staates. Das Allheilmittel „bessere Bezahlung“ ist nach W. Böcher fragwürdig. Für ihn bedeutet dies: „Anspruch wecken, Anspruch befriedigen, der Kreislauf des Anspruchdenkens ist angeworfen.“ Die eigentliche Intention ist bald aus dem Auge. Helfen und Dienen sind schwer zu „kaufen“. Ein weiterer Lösungsansatz ist es, Operationstechniken zu entwickeln, die weniger personalaufwendig sind. Die endoskopische Chirurgie, z.B. die laparoskopische Cholezystektomie, ist hierfür ein Beispiel. Die Entfernung der Gallenblase mit dem Endoskop bedarf keiner Operationsschwester.

Die akademischen Mitarbeiter

Bei den akademischen Mitarbeitern gibt es 3 grundätzlich zu unterscheidende Gruppen, die von ihrer Struktur her ihren Einfluß auf die Klinik haben.

Es gibt die sog. innovativen Mitarbeiter, die überwiegend kooperativen Mitarbeiter und nicht zuletzt die Querulanten. Letztere wissen um ihre Rechte; sie sind „Spezialisten des BAT", des formalen Rechtsanspruchs, eine wissenschaftliche Arbeit haben sie aber weder geschrieben, noch haben sie Wissenschaft im Sinn. Gelingt es dem Ordinarius, möglichst viele Mitarbeiter der ersten Kategorie um sich zu versammeln, ist der Erfolg der Klinik vorprogrammiert.

In Tabelle 2 sind summarisch die Eigenschaften und Charakteristika eines Chirurgen aufgelistet, die er auf sich vereinigen muß, um ein erfolgreicher akademischer Chirurg zu sein. Ein akademischer Chirurg muß neben operativem Geschick in der Lage sein, Patienten professionell zu behandeln, wissenschaftliche Ideen testen und analysieren zu können, diese überzeugend vortragen und schriftlich niederlegen zu können. Er muß bei der Fülle seiner Aufgaben v.a. hoch organisiert sein. Intelligenz und Ideen alleine reichen nicht aus. Er muß mit Energie, Neugierde, mit Courage, Risikobereitschaft und Begeisterung einem Problem nachgehen und dieses lösen. Nicht von ungefähr haben wir deshalb den akademischen Chirurgen mit einem Zehnkämpfer verglichen [14]. Der König der Athleten, der sehr viele Disziplinen sehr gut können muß.

Tabelle 2. Notwendige Eigenschaften und Charakteristika eines „akademischen" Chirurgen

Einstellung	Antrieb
Offenheit	Neugier – Kuriosität
Nüchternheit	Freude an Innovationen
Ehrlichkeit	Freude am Lernen
Suche nach Wahrheit	Risikobereitschaft
Souveränität	Diskussionsfreude
Positive Skepsis	Beobachtungsgabe
Härte	Intuition
Ausdauer	Ehrgeiz
Bescheidenheit	Begeisterung
Elitedenken	Unruhe, Unzufriedenheit mit dem Gegebenen
Moral	

Die Patienten

Ein weiteres Element sind die Kranken, d.h. das Krankengut, das die Klinik zu versorgen hat bzw. sich bis zu einem bestimmten Maße rekrutieren läßt. Hier ist wieder die Örtlichkeit von enormem Einfluß, aber auch der Ideenreichtum und das Engagement der Klinikleitung und der Mitarbeiter.

Faktoren mit speziellem Einfluß auf den Ordinarius/Klinikleiter

Bei der herausragenden Bedeutung, die der Ordinarius innerhalb einer chirurgischen Universitätsklinik einnimmt, muß man sich noch Klarheit darüber verschaffen, welchen Einflußfaktoren er in seiner speziellen Situation ausgesetzt ist und was dies für ihn speziell und damit für die Klinik bedeutet (Tabelle 3).

Ordinarius in Kriegszeiten, in politischen Wirren oder in einer Zeit mit der Dominanz spezifischer politischer Ideologien macht sofort den Einfluß der *Zeitperiode* deutlich. Die Übernahme eines Ordinariats Ende der 50er oder Anfang der 60er Jahre im Boom des deutschen Wirtschaftswunders muß im Vergleich zur heutigen Situation an das goldene Zeitalter denken lassen. Die stereotype Antwort heute lautet: „Kein Geld", „keine Mittel", „keine Mittel". Hierhin gehört auch, was man landläufig als „Zeitgeist" beschreibt, mit dem sich natürlich nicht nur der Lehrstuhlinhaber auseinanderzusetzen hat. Bedürfnisse, Wünsche, allgemeine und individuelle Rechte sind die dominierenden Faktoren unserer Zeit. Das Beste für den einzelnen und dies sofort, zu jeder Zeit, ist das Bestimmende, und dies natürlich ohne Anstrengung, ohne Investitionen, am besten zum Nulltarif. Verantwortung, Pflichten, Selbstlosigkeit sind nicht mehr die hochgehaltenen Ideale unserer Zeit. Die Medien sind voll von Freizeit, Urlaub, Erholung, die ganz persönliche Verwirklichung, das Glück. Alle sind gleich, Lernen, Einschränkung, Bescheidenheit, Einsatz, Respekt vor Personen, Ehrfurcht vor dem Alter oder objektiv erbrachter Leistung sind nicht mehr „in".

Tabelle 3. Faktoren mit speziellem Einfluß auf Ordinarien/Klinikleiter

Faktor		Anspruch
– Zeitperiode	➔	Zeitgeist, Ökonomie
– Patienten	➔	Optimale Versorgung
– Mitarbeiter	➔	Optimale Ausbildung Karriere
– Träger	➔	Ökonomische Führung
– Universität	➔	Akademisches Niveau
– Eigene Zielvorstellung	➔	Akademische Chirurgie

Dann sind da die *Kranken* mit ihren sicher berechtigten Ansprüchen auf optimale Versorgung. Dies natürlich auch zu jeder Tages- und Nachtzeit, wobei das beste und teuerste gerade gut genug ist, aber auch zum berühmten Nulltarif. „Zeitgeist" wird hier erkennbar.

Die *akademischen Mitarbeiter* fordern eine optimale, risikoarme breite Ausbildung, die einen eine akademische Karriere, die anderen die Basis für eine hervorragende Position in einem großen Krankenhaus. Gelingt dies nicht, liegt die Schuld beim „Chef", der sich nicht genügend beim Stadtrat oder der jeweiligen Institution eingesetzt hat.

Der *Träger* fordert v.a. in der heutigen Zeit eine kostendeckende Führung. Die Verwaltung, nach Jaspers ein Teil der Institution, ein Teil des Körpers, kümmert sich wenig um die Seele. Ein enormer Konflikt, der täglich in den verschiedensten Dimensionen zum Ausbruch kommt. Forschung und Lehre mit dem oft nicht unmittelbar erkennbaren Gewinn wird im Gegenteil für eine Verwaltung zum Problem.

Die *Universität oder Fakultät* als Institution hat selten die Mittel, aber v.a. auch selten die innere Bereitschaft, ihrer eigentlichen Pflicht nachzukommen oder dem einzelnen Mitglied, das sie in ihre Gemeinschaft aufgenommen hat (Berufung), wirksam zu unterstützen. Die eigenen individuellen Vorteile, ich möchte eher sagen „vermeintlichen Vorteile", dominieren.

Dann sind da noch die *eigenen Zielvorstellungen*, mit denen sich der Leiter dieser Position auseinanderzusetzen hat. Schließlich hat er ja über lange Zeit mit enormer Investition und persönlicher Einschränkung diese Position angestrebt. Das einzige Ziel war, mit dem Erreichen dieser Position eigene Ideen experimenteller und klinischer Forschung zu realisieren.

Und dann gibt es auch noch *die Familie*, die auch ihre „berechtigten Forderungen" an den Vater und Ehemann stellt.

Das war immer so, es wird immer so sein; die einzelnen Faktoren werden nur in unterschiedlicher Gewichtung ihren Anspruch beim Leiter der Klinik anmelden.

Der Auftrag/die Aufgaben der chirurgischen Universitätsklinik

Zu den Aufgaben der Universität schreibt Karl Jaspers [5]: „Aufgabe der Universität ist die Wissenschaft, aber Forschung und Lehre der Wissenschaft dienen der Bildung geistigen Lebens als Offenbarwerden der Wahrheit. Die Aufgabe läßt sich daher als Forschung, als Lehre, als Bildung fassen." Jaspers betont in diesem Zusammenhang die Institution Universität. Anders ausgedrückt, die Einbettung der universitären Aufgaben in die notwendigen Strukturen, wie Verwaltung, Gebäude, Kommunikationssysteme etc. Er schreibt: „Universität erfüllt ihre Aufgaben sprich Forschung, Unterricht, Erziehung, Kommunikation im Rahmen ihrer Institution. Nur als Institution hat die Universität ihr Dasein in der Welt. Ihre Idee gewinnt in der Institution ihren Leib. Der Leib hat Wert in dem Maße, wie die Idee sich in ihm verwirklicht. Und der Leib wird wertlos, wenn die Idee ihn verläßt." Wie wertlos wäre eine noch so gut funktionierende Verwaltung oder noch so modern gestaltete Institute ohne die Ideen der Forscher. Ob dies je eine Verwaltung versteht?

Der Wissenschaftsrat [16] stellt 1986 konkret und kompromißlos auf unser spezifisches Thema bezogen fest: „Die Hochschulkliniken haben in erster Linie dem Bedarf von Forschung und Lehre zu dienen und den Anforderungen für die Ausbildung von Fachärzten zu genügen ... Dagegen gehört die allgemeine ärztliche Versorgung der Bevölkerung nicht zu ihren spezifischen Aufgaben."

Hier wird der Konflikt klar, auf den im übrigen auch der Wissenschaftsrat hinweist (s. Abb. 1). Bei meinen Diskussionen zu diesem Thema kamen bei der Frage nach den Aufgaben der Universität spontan die Antworten: „Excellent patient's care, research and teaching." Auch in den landläufigen Diskussionen und Vorträgen wird natürlich die Patientenversorgung immer an die erste Stelle gesetzt. Ohne Patientenversorgung, ohne Krankengut ist Ausbildung und klinische Forschung unmöglich.

Hier ist die ambulante Betreuung der Patienten und die Patientennachsorge (follow-up) angesprochen. Die Follow-up ist das Labor des Klinikers.

Dennoch erinnere ich an Harvey Cushing, der durch seine Bemerkung die Gewichtung der Aufgaben der Universität mehr in Richtung der sog. universitätsspezifischen Aufgaben, nämlich, Lehre, Forschung und Ausbildung verschiebt (Abb. 1).

Tatsache ist, daß Universitätskliniken in erster Linie Operationen entwickeln und auf den Weg bringen müssen und mit allen ihnen zu Gebote stehenden Ressourcen dafür Sorge tragen müssen, daß Therapiekonzepte wissenschaftlich geprüft werden. Die Polarisierung wird verdeutlicht mit dem bekannten Spruch „Viel Operieren macht dumm", aber vielleicht noch nuancierter „Man kann mit der besten Technik die falsche Operation machen." Gerade letzteres darf gemäß dem Anspruch und Auftrag einer Universitätsklinik in ihren Mauern nicht passieren. Dies wäre die Pervertierung ihrer Daseinsberechtigung.

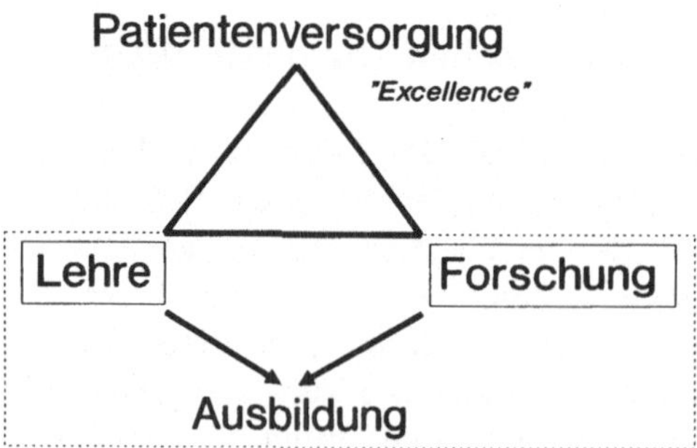

Abb. 1. Spannungsfeld der Aufgaben chirurgischer Universitätskliniken. Gestrichelte Linie = universitätsspezifisch. „Zielkonflikte" (Wissenschaftsrat 1986)

Möglichkeiten zur Bewertung der Qualität einer chirurgischen Universitätsklinik

Es gilt nun zu diskutieren, wie die Aufgaben einer Universitätsklinik zu bewerten und objektiv zu messen sind. Dies ist sicher ein schwieriges Anliegen. Hier ist ein Vorschlag.

Lehre

Von den 3 universitätsspezifischen Aufgaben ist die Qualität der Lehre sicher am schwierigsten zu bewerten. In der Regel hat der Chirurg keine pädagogische Ausbildung. Da es für die Lehre keinen Zitierungsindex, keinen „Lorbeerkranz" und kein Geld gibt und es für den Kliniker meist eine Unterbrechung seiner klinischen Tätigkeit bedeutet, empfinden manche Kliniker die Lehre nur als Belästigung. Dabei sollte man sich klar werden, daß die Lehre auch ein nicht zu unterschätzender Faktor zur Entwicklung von Ideen ist und oft die Vorlesung alleine – die Fragen von jungen Studenten – der Beginn einer neuen Forschung bedeuten kann. Andererseits kann die Bedeutung dieser universitätsspezifischen Aufgabe nicht genug betont werden. Wiederum berufe ich mich auf Jaspers [5], der fordert:

„daß die Grundwissenschaften von den hervorragendsten Professoren in der Hauptvorlesung als je Ganzes behandelt werden müssen. Hauptvorlesungen gehören zu den unersetzlichen Wirklichkeiten der Überlieferung. In dieser Vorlesung zeigt der Lehrer sich unbeabsichtigt in seinem Denken, seinem Ernst, seinen Fragen, seiner Betroffenheit. Er läßt wirklich an seinem geistigen Inneren teilhaben. Aber dieser Wert ist verloren, wenn er gewollt wird. Dann entsteht sogleich Ziererei, Rhetorik, Pathetik, Künstlichkeitsformen, Effekte, Demagogie, Schamlosigkeit. Daher gibt es keine Regeln, wie eine gute Vorlesung zu machen sei. Es gibt keine andere Regel, als die Sache ernst zu nehmen, die Vorlesung als einen Höhepunkt der Berufsleistung mit voller Verantwortung zu halten. Im übrigen auf alle Kunst zu verzichten."

Ein hervorragendes Postulat für die an europäischen Universitäten in der Vergangenheit gepflegte Hauptvorlesung; welch grundsätzlicher Unterschied in dieser richtigen Einstellung zum Unterricht der Medical School in den USA. Die Betonung liegt auf „Schule".

Ein überzeugendes Kriterium von all den angeführten Möglichkeiten zur Prüfung der Qualität der Lehre (Tabelle 4) ist das Lehrbuch, das zum sog. Klassiker wird. John Golighers Surgery of the Anus, Rectum and Colon ist für mich hier das Paradebeispiel. Die Konzeption, die Darstellung aller zum jeweiligen Thema vorliegenden Arbeiten, faire Diskussion dieser Ergebnisse, Konfrontation mit den eigenen Ergebnissen und die Empfehlung des Autors aufgrund seiner Erfahrung.

Eine mögliche, wenn auch in ihrer Absolutheit anzuzweifelnde Methode ist die Bewertung der Vorlesung durch die Studentenschaft. In Köln haben dies unsere Studenten durchgeführt (Abb. 2). Bewertet wurden nach ihrer Vorstellung der Lerneffekt, das Nahebringen des Stoffes, die Systematik und der Praxisbezug.

Tabelle 4. Möglichkeiten zur Bewertung der Qualität einer chirurgischen Universitätsklinik

Patientenversorgung	Lehre[a]	Forschung[a]	Ausbildung[a]
Patienten- und Op.-Zahlen	Studentenzahlen	Zitierungsindices	Operationsbreite
Therapieerfolge	Vorlesungsanzahl	Forschungsmittel	Operationszahl
Chirurgische Kunst	Prüfungsergebnisse	Publikationen, Vorträge	Facharztausbildung
Umgang mit Patienten	Kurse/Weiterbildung	Promotionen, Habilitationen	Facharztprüfung
Atmosphäre	Kolloquien-Mitarbeiter	Gäste	Spezialisierung
Diskussionsklima	Op.-Lehren (Textbooks)	akzept. Schüler	Mitarbeiter-Weiterbildung: universitäre und nicht universitäre Positionen
		Verbesserungen von Therapiekonzepten	

[a] Schwerpunkte nach den Empfehlungen des Wissenschaftsarates zur klinischen Forschung in den Hochschulen (1986).

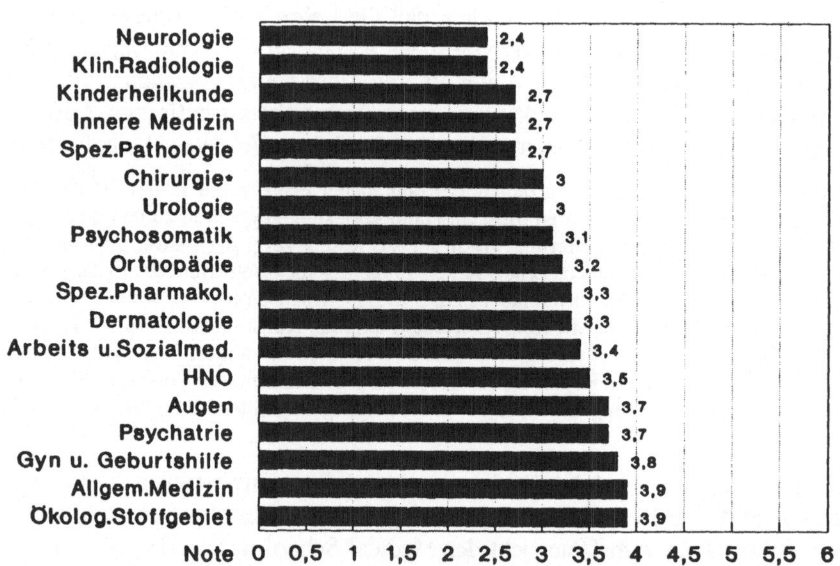

Abb. 2. Qualität der Lehre – Institutsvergleich an der Universität zu Köln. Studentenumfrage (1991) der Fachschaft Medizin zur Bewertung der Veranstaltungen innerhalb des klinischen Teils des Studiums. (* Praktikum und Vorlesung Chirurgie). Bewertet wurden: Lerneffekt, Nahebringen des Stoffes, Systematik, Praxisbezug, GK-Relevanz und Patientennähe nach Punkten von 1 = sehr gut bis 6 = ungenügend. Von 400 befragten Studenten/innen antworteten 300 (75%)

Forschung

Für die Bewertung der Qualität der Forschung einer Klinik werden bei uns üblicherweise die Anzahl und die Wichtigkeit der Publikationen und Vorträge sowie die Promotionen und Habilitationen herangezogen. In Amerika sind es v.a. die eingeworbenen Forschungsmittel.

Für mich ist das entscheidendste Qualitätsmerkmal, ob es mit Hilfe der Forschung gelungen ist, Einfluß auf Therapiekonzepte für die Klinik oder chirurgisch relevante Forschungprobleme zu nehmen. Gelingt es einer chirurgischen Klinik, ein neues Therapiekonzept zu etablieren oder auch ein falsches zu eliminieren, dann hat die Klinik ihre Pflicht als wissenschaftliche Institution erfüllt.

Oft wird der Zitierungsindex als Spezifikum für den akademischen Erfolg gewertet. Alle meine Kollegen, mit denen ich darüber diskutiert habe, haben einen sehr kritischen Zugang zu diesem Kriterium. So kann ein in einem Modetrend stehendes Therapiekonzept zu einem echten Renner werden; dies kann aber auch eine absolut schwache Publikation mit zum Widerspruch auffordernden Statements und Ergebnissen sein.

Ordinarienspezifische Aufgaben – Ideen auf den Weg bringen, Finanzmittel beschaffen, Probleme lösen – bringen absolut keinen Punkt im Zitierungsindex, obwohl sie die Chirurgie meist nachhaltiger beeinflussen, als eine Veröffentlichung mit einer enorm hohen Zitierungsrate. Der Zitierungsindex ist für einen Ordinarius sicher kein ausreichendes Kriterium zur Bewertung seiner wissenschaftlichen Qualität.

Haben die Mitarbeiter als Gesamtheit einen akzeptablen Zitierungsindex, spricht dies für die wissenschaftliche Qualität der Klinik. Umgekehrt ist es natürlich fast pervers, wenn ein Ordinarius überhaupt keinen Zitierungsindex hat (s. Abb. 3). Hier sollte er sich fragen, ob er zuviel auf Power, politische Wirksamkeit und Rhetorik gesetzt hat, für einen Ordinarius nicht zu akzeptieren.

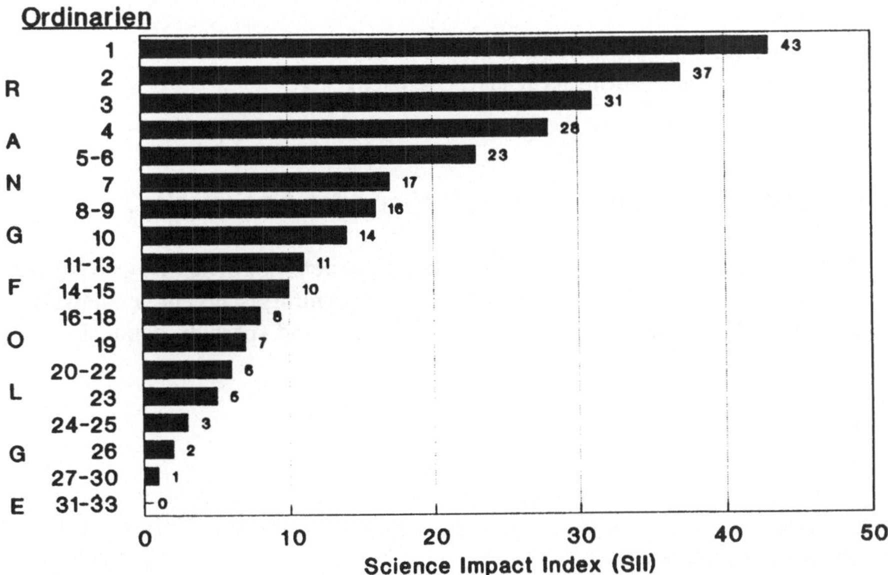

Abb. 3. Qualität der Forschung – Zitierungsraten der Ordinarien der alten Bundesländer (n = 33) im Vergleich. Science Impact Index (SII): Anzahl der Zitierungen / Jahr minus Selbstzitierungsrate minus Mehrfachzitierungen durch einen Fremdautor (nach S. Lehrl, pers. Mitteilung)

Ausbildung

Bei der Ausbildung drückt sich die Qualität v.a. in der Anzahl der erfolgreich zum Facharzt geführten Mitarbeiter und an den etablierten Spezialabteilungen aus.

Schwieriger ist die Bewertung anhand von Zahlen und Daten, wenn es um die Patientenversorgung geht. Die Anzahl der versorgten Patienten ist sicher auch mit ein Aspekt der Qualität einer chirurgischen Universitätsklinik. Gibt es aber keine Alternative zu einer anderen Klinik, ist dies zu relativieren. Schwierig, aber enorm wichtig ist bei der Patientenversorgung das Verhalten der Ärzte am Kranken und v.a. die offene, wissende und kritische Diskussion über Therapiekonzepte und deren Erfolge (wissenschaftliche Atmosphäre).

Der globale und wichtigste Gradmesser der Qualität einer erfolgreichen chirurgischen Universitätsklinik ist die Etablierung einer chirurgischen Schule (Tabelle 5). Hierzu gehören die Akzeptanz der Schüler, oder besser die Akzeptanz der Denkweise, Aussagen in der chirurgischen Gemeinschaft und der Umgang dieser Schüler mit dem Patienten. Hierfür gibt es ebenfalls genügend Beispiele. In Europa ist dieser Gradmesser etwa mit der Schule von Billroth, mit der Schule von Sauerbruch und Zenker, in Amerika mit der Schule von Hallstedt zu verdeutlichen.

Tabelle 5. Gradmesser und Nachweis der Qualität einer chirurgischen Universitätsklinik

Chirurgische Schule
– Akzeptanz der Schüler
– Akzeptanz in der chirurgischen Gemeinschaft (Denkweise, Aussage, Patientenbetreuung, Operieren)

Die Universitätsklinik: Schrittmacher oder Nachzügler?

Nach Darstellung der Elemente, ihrem Auftrag, den möglichen Bewertungskriterien gilt es nun, die Frage zu beantworten, ob die chirurgische Universitätsklinik Nachzügler oder Schrittmacher war bzw. ist. Daten sind spärlich, dennoch werde ich es versuchen.

Lehre

Jede chirurgische Universitätsklinik bietet ein breites Lehrangebot an. Nicht-universitäre Kliniken tun dies nicht. Insofern wird die chirurgische Universitätsklinik ihrem Auftrag gerecht.

Zur Bewertung der Lehre kann man die Bewertung des Vorlesungsbetriebes an der Universität Köln durch Studenten heranziehen (Abb. 2). Von den 400 befragten Studenten haben 300 geantwortet, das entspricht 75%. Zur Bewertung kam der Vorlesungsbetrieb der klinischen Fächer. Bewertet wurde der Lerneffekt, das Nahebringen des Stoffes, die Systematik und der Praxisbezug. Dazu kam die klinische Relevanz und die Patientennähe. Für die Chirurgie wurden das chirurgische Praktikum und die begleitende Vorlesung bewertet. Wie in der Schule wurden Noten von 1–6 vergeben. Hier lag die Chirurgie im oberen Drittel und erhielt die Note 2,7.

Ein nicht zu unterschätzender Einwand dieser Bewertung kam von einem außer jeden Zweifel stehenden, anerkannten Hochschullehrer: „Die wissen ja gar nicht, was sie lernen müssen."

Andererseits wissen wir, was wir lernen müssen. Was muß ein Arzt in 5 Jahren wissen? Ist chirurgisches Denken zu lehren oder ist ein „Kochbuch" in der Medizinschule zu vermitteln?

Ein weiteres Kriterium sind anerkannte Lehrbücher, die Klassiker. Hier kann man eine hohe Auflage anführen oder Zitierungen aus diesen Klassikern nennen Beispiele sind Golighers Buch *Surgery of the Anus, Rectum and Colon* (5. Auflage). In Deutschland *Operationslehre* von Zenker, Berchthold, Hamelmann (3. Auflage) oder gar *Textbook of Surgery* von Sabiston (14. Auflage).

Forschung

Bei der Bewertung des universitätsspezifischen Kriteriums Forschung kann als ein Maß der Zitierungsindex (hier den Science Impact Index) herangezogen werden. Er berücksichtigt die Anzahl der Zitierungen pro Jahr, hiervon abgezogen werden die Selbstzitierungen und die Mehrfachzitierungen, auch durch einen Fremdautor. Die Abb. 3 zeigt die Rangliste der Zitierungsraten der Ordinarien der alten Bundesländer.

Was man zu diesem Kriterium auch immer einwenden mag, habe ich bereits getan. Festzustellen bleibt aber, daß wenn der Leiter einer akademischen Abteilung einen Science Impact Index von 0 hat, dies indiskutabel ist. Dies wird für mich auch nicht durch das Bewertungskriterium Etablierung einer anerkannten Chirurgenschule ausgeglichen.

Patientenversorgung

Zum Thema Schrittmacher oder Nachzügler in der Patientenversorgung liefert die Abb. 4 interessante Aufschlüsse. Hier sind die 10 häufigsten Operationen an universitären und nichtuniversitären Krankenhäusern nach ihrer Häufigkeit aufgelistet. Es ist erkennbar, daß es kaum eklatante Unerschiede zwischen den beiden Institutionen gibt. An 2 klinisch relevanten Beispielen, nämlich der Gallengangschirurgie und der Chirurgie des peptischen Ulkus, kann die Frage Schrittmacher oder Nachzügler deutlich gemacht werden:

Durch die Entwicklung der endoskopischen Techniken (ERC/ERCP) kommt es in den Jahren 1979–1989 zu einem deutlichen Rückgang der Chirurgie am Choledochus an den Universitätskliniken (Abb. 4a), während an den außeruniversitären

Häusern diese Chirurgie sogar noch zunimmt (Abb. 4b). Die Universitätskliniken sind Schrittmacher, die außeruniversitären Häuser sind Nachzügler.

Ähnlich ist es bei der Therapie des Ulcus pepticum. Durch Akzeptanz der konservativen Therapie und der Vagotomie kam es zu einem schnellen Rückgang der resezierenden Verfahren. Die distale Magenresektion ist ab Ende 1970 als Therapie des Ulcus pepticum verlassen (Abb. 4a). Diese Entwicklung ist an den nichtuniversitären Kliniken fast 10 Jahre später deutlich (Abb. 4b).

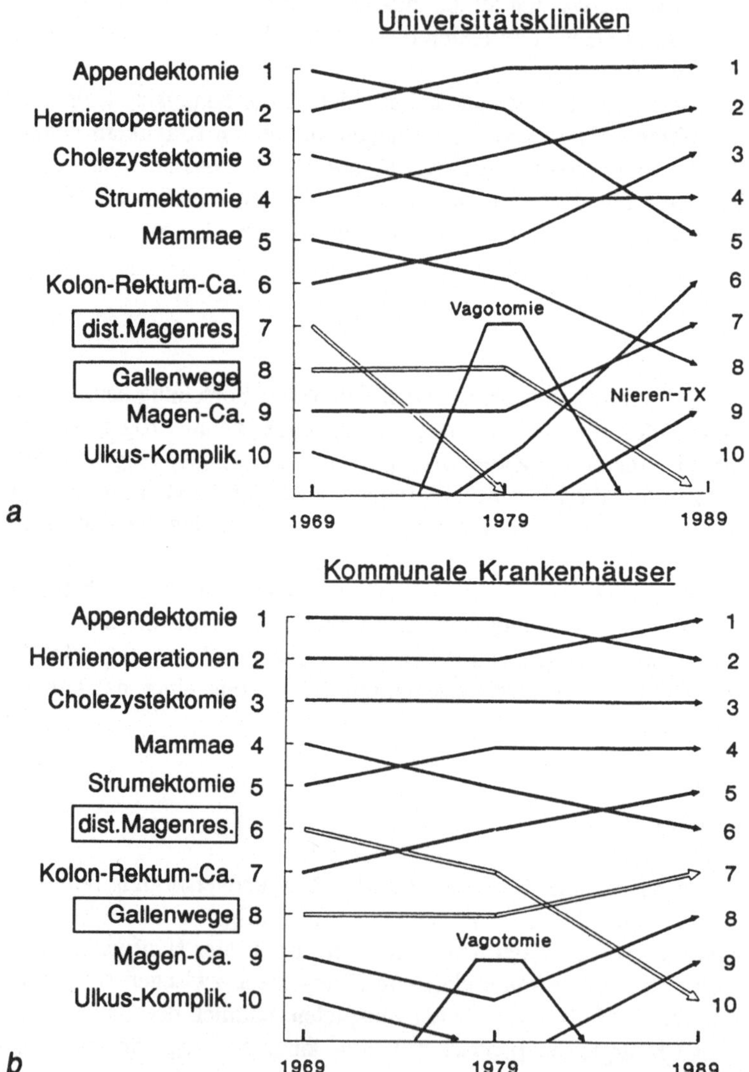

Abb. 4 a, b. Rangfolge der 10 häufigsten Operationen und zeitliche Reaktion auf Entwicklungen klinischer Forschung am Beispiel der Therapie des Ulcus pepticum und der Gallenwegserkrankungen: Vergleich der Universitätskliniken mit kommunalen Krankenhäusern über 20 Jahre (nach Siewert et al. 1990). Rangfolge 1 = häufigste Operation

Die Universitätskliniken sind Vorreiter, die kommunalen Häuser Nachzügler.

Betrachtet man noch isoliert den Verlauf der Vagotomie, wird klar, daß die Universitätskliniken diese konservative Therapieform in höherem Maße annehmen und aus den bekannten Gründen an Zahl zurücknehmen. Die Akzeptanz dieser Methode ist an kleinen Häusern geringer. Die Universitätskliniken sind hier erneut Vorreiter, die kommunalen Häuser Nachzügler.

Nur der Klarheit wegen: Schnelle Akzeptanz oder Nicht-Akzeptanz ist nicht gleich „gute oder schlechte Chirurgie".

Es bedarf wohl auch keiner detaillierten Beweisführung, daß die Universitätskliniken bei den großen, aufwendigen Themen Vorreiter waren, wie etwa in der Herzchirurgie, der Intensivmedizin, der Transplantationschirurgie. Die Basis hierfür ist wohl „die Nähe zur Theorie", zur Forschung und die vergleichsweise enorm großen Mittel an Personal und Finanzen und nicht zuletzt das akademische Umfeld.

Umgekehrt gibt es genügend Beispiele – nur einige sind in Tabelle 6 aufgeführt –, bei denen klinisch relevante Therapiekonzepte außerhalb universitärer Institutionen entwickelt wurden. „Die Patientennähe", die Praxisnähe – der Druck des großen Krankengutes – könnten hier die Auslöser sein.

Dies gilt ganz grundsätzlich für die Unfallchirurgie. In unserem Sprachraum ist das Leben und Werk von L. Böhler im wahrsten Sinne des Wortes ein Beispiel. In England ist der Name Charnley mit der von ihm auf den Weg gebrachten Endoprothetik verbunden.

Die chirurgische Therapie der Gallenblase und der Gallengänge ist ein deutliches Beispiel, das aus vielerlei Gründen hier anzuführen ist. Alle entscheidenden Entwicklungen dieser für Kranke wichtigen chirurgischen Therapie sind außerhalb der Universitätskliniken entwickelt worden [4]. Dies gilt auch bis in unsere Zeit.

Tabelle 6. Beispiele für Entwicklungen klinisch bedeutsamer Therapiekonzepte an nicht-universitären Kliniken mit geringer Akzeptanz oder gar anfänglicher Ablehnung durch die Universitäten

Böhler L/Wien (1885–1974)
- Konservative Knochenbruchbehandlung

Charnley J/Manchester (1911–1982)
- Endoprothetik Hüfte
- Aseptischer Operationssaal

Forßmann W/Frankfurt/O. (1929)
- Herzkatheterismus im Selbstversuch

Langenbuch C./Berlin (1882)
- Cholezystektomie

Mouret Ph/Lyon, Dubois F/Paris, Mühe E/Böblingen (80er Jahre)
- Laparoskopische Cholezystektomie

Carl Johann August Langenbuch (1846–1901) war Chefarzt des St. Lazarus Hospitals im Norden von Berlin; 15. Juli 1882 erste Cholezystektomie.

L.G. Courvoisier (1843–1918) hat das Gesetz „der Unterscheidung des Tumorikterus vom Steinikterus" eingeführt. Er war Spitalarzt in Riehen bei Basel.

Hans Kehr (1882–1916), der Gallenchirurg schlechthin, war Chefarzt in seiner Privatklinik in Halberstadt am Fuße des Harzes. Das T-Drain, das „Kehr-Drain", ist nur eine seiner vielen Innovationen in der Chirurgie an den extrahepatischen Gallengängen.

100 Jahre nach Carl Langenbuch wurde die Chirurgie der Gallenblase erneut entscheidend verändert, und dies wieder außerhalb der chirurgischen Universitätskliniken. Allgemeinchirurgen wie Mühe als Chefarzt in Böblingen, Mouret als Belegarzt für Gynäkologie und Chirurgie in Lyon und Dubois in einem großen Spital in Paris sind die Pioniere.

Bei all diesen klinisch so wichtigen chirurgischen Therapiekonzepten waren die chirurgischen Universitätskliniken Nachzügler.

Dies ist die eine Wahrheit. Die andere Wahrheit – und dies ist historische Tatsache – ist, daß alle diese Innovationen von den Leitern der universitären Institutionen nicht nur mit größter Skepsis betrachtet wurden, sondern meist abgelehnt wurden. Und dies gilt bis auf den heutigen Tag.

Mit diesem Verhalten haben die Leiter der Universitätskliniken versagt. Sie haben als Akademiker versagt. Davor scheint aber niemand gefeit. E.F. Sauerbruch, der nicht nur die Thoraxchirurgie mit vielen Innovationen begründet hat, ein Akademiker, hat den intratrachealen Tubus von F. Kuhn – einem Chefarzt aus Kassel – nicht erkannt. K. Voss-Schulte muß feststellen, daß er dementsprechend die intratracheale Narkose nicht gefördert hat [3].

Als der Professor für Gynäkologie K. Semm Anfang der 80er Jahre erstmals den Wurmfortsatz endoskopisch entfernt hat, konnte er in Deutschland nicht publizieren und wäre beinahe aus der Deutschen Gesellschaft für Chirurgie ausgeschlossen worden.

All das ist nichts Neues. Früher wurden Leute wegen ihrer Erkenntnis, wegen der Wahrheit verbrannt. Die Art des Feuers hat sich verändert.

Umgekehrt gibt es aber auch genügend Beispiele (s. Tabelle 6), bei denen klinisch relevante Therapiekonzepte außerhalb der universitären Institutionen entwickelt wurden. Diese Tatsache mag zum Nachdenken anregen. Viel bedeutender ist aber das Faktum, daß alle Entwicklungen von den Leitern der chirurgischen Universitätskliniken nur mit großem Widerstand anerkannt wurden. Die bekannten Beispiele sind hier die konservative Knochenbruchbehandlung oder die Unfallchirurgie schlechthin von L. Böhler in unserem Sprachraum. Ähnlich war es in England mit der Endoprothetik, propagiert von Charnley, und nicht zu vergessen die absolute Pionierleistung von Karl Langenbuch mit seiner erstmals durchgeführten Cholezystektomie an einem kleinen städtischen Krankenhaus in Berlin.

Die Gallenchirurgie, eine der häufigsten chirurgischen Maßnahmen in den westlichen Ländern überhaupt, scheint grundsätzlich wenig Interesse an universitären Anstalten gehabt zu haben. Auch Kerr war nicht an einer universitären Klinik tätig, sondern an einem privaten Krankenhaus in Jena.

Die endoskopische Chirurgie, mit ihrem Paradebeispiel laparoskopische Cholezystektomie, hat das gleiche Schicksal durchgemacht – und dies in unserer doch so offenen und toleranten Gesellschaft. Entwickelt außerhalb der universitären Institution von den Allgemeinchirurgen Mühe (Böblingen), Mouret (Lyon), Dubois (Paris), wurde sie mit größter Skepsis, ja anfangs sogar mit Spott von seiten der Vertreter der Universitäten bedacht. Erst durch ihren offensichtlichen, plakativen Erfolg wurden manche Universitätsvertreter vom Saulus zum Paulus.

Ein weiteres Beispiel, das hier angeführt werden muß, ist Küntscher mit seiner bahnbrechenden Idee der Marknagelung. An der Universität entwickelt, hatte sie es schwer, Anerkennung zu finden oder zumindest diskutiert zu werden. Beim ersten öffentlichen Bericht vor der Medizinischen Gesellschaft am 17. 12. 1939 wurden die Risiken wie folgt beschrieben: ein gewaltiger Metallprügel, dessen Schäden man sich gar nicht ausmalen kann [17]. Während eines Vortrages auf der 64. Tagung der Deutschen Gesellschaft für Chirurgie in Berlin am 18. 3. 1940 wurde sein Vortrag, der als letzter in einer Sitzung am Freitag nachmittag stattfand, von einem damals bekannten Unfallchirurgen kommentiert, „... grundsätzliche Bedenken dagegen aussprechen zu müssen, daß es etwa Mode wird, auf diese Weise die Knochenbrüche zu behandeln". Der bedeutende Unfallchirurg bekam auf diesen Kommentar hin den Beifall der Anwesenden.

Schlußfolgerungen

Universitäten erfüllen ihre Schrittmacherfunktion vor allem dort, wo ein großer Aufwand an Theorie, Forschung, Personal und Finanzen erforderlich ist. Die Herzchirurgie, die Intensivmedizin, die Tumorchirurgie und die Transplantationschirurgie sind Beispiele hierfür.

Sie werden ihrem Auftrag absolut gerecht, wenn es gilt, auf Forschungsergebnisse schnell und richtungweisend zu reagieren.

Universitätskliniken und ihre Repräsentanten haben aber immer und werden wohl auch in Zukunft Mühe haben, mit Innovationen, die außerhalb universitärer Institutionen auf den Weg gebracht wurden, adäquat umzugehen. Auf diese Innovationen wird oft mit extremem Widerstand und Ablehnung von seiten der Vertreter der Universitäten und der Institutionen reagiert. So betrachtet, haben die universitären Institutionen einer ihrer wesentlichen Aufgaben nicht entsprochen, nämlich der Bereitschaft, Ideen positiv-kritisch aufzunehmen und sie frühzeitig mit Methoden der klinischen Forschung zu prüfen.

Literatur

1. Craig GA (1982) The Germans. Penguin Books, USA
2. Drummond et al. (1990) Methods for the economic evaluation of health care. Programmes Oxford Medical Publication
3. Engelhardt D v, Hartmann F (1991) Klassiker der Medizin II. Beck, München
4. Hess W, Rohner A, Cirenei A, Akovbiantz A (1986) Die Erkrankungen der Gallenwege und des Pankreas, Band II. Piccin Nuova Libraria, Padova
5. Jaspers K (1980) Die Idee der Universität. Springer, Berlin Heidelberg New York
6. Moore EE (1990) Presidential address: Swimming with the sharks – without the family being eaten alive. Surgery 108/2:125-134
7. Popper KR (1973) Objektive Erkenntnis – Ein evolutionärer Entwurf. Hoffmann & Campe, Hamburg
8. Popper KR (1984) Auf der Suche nach einer besseren Welt. Vorträge und Aufsätze aus dreißig Jahren. Piper, München
9. Relman AS (1991) Shattuck lecture – The health care industry: Where is it taking us? N Engl J Med 325:854–859
10. Saint-Exupéry A (1986) Wind, Sand und Sterne. Rauch, Düsseldorf
11. Schoeck H (1987) Der Neid und die Gesellschaft. Ullstein, Frankfurt
12. Siewert JR, Bollschweiler E, Hempel K (1990) Entwicklungsperspektiven in der Chirurgie. Wandel der Eingriffshäufigkeit in der Allgemeinchirurgie. Chirurg 61:855–863
13. Trede M, Jentschura D (1990) Der Weg zum Chirurgen – an der Universitätsklinik. Langenbecks Arch Chir Suppl II:1275–1280
14. Troidl H, Spitzer WO, Mulder DS, Wechsler AS, McPeek B, McKneally MF, Balch DM (1990) Principles and practice of research. Springer, Berlin Heidelberg New York Tokyo
15. Voltaire, Cousteau (1973) How to swim with sharks: a primer. Perspectives in Biology and Medicine. Summer 1973
16. Wissenschaftsrat (1986) Empfehlungen zur klinischen Forschung in den Hochschulen. Herausgegeben vom Wissenschaftsrat, Köln
17. Voigt J, Lohff B (1986) Ein Haus für die Chirurgie 1802–1986. Wachholtz, Neumünster

Die Ausbildungsmisere

F. Eitel*

Chirurgische Universitätsklinik und Chirurgische Poliklinik, Klinikum Innenstadt der LMU München, Nußbaumstraße 20, W-8000 München 2

Die medizinische Ausbildung befindet sich, historisch gesehen (Renschler 1990; Thomas u. Renschler 1989), permanent in der Krise. Heute verzeichnen wir die 7. Novelle zur Ärztlichen Approbationsordnung von 1970. Wirsching (1988) führt den Zustand der gegenwärtigen Ausbildung darauf zurück, daß die Approbationsordnung nicht verwirklicht werde, und stellt fest: „Die Reformuniversitäten zeigen Rückentwicklung."

Wer angesichts dieser Problematik von Ausbildungsmisere (Bauer et al. 1990) spricht, äußert ein Qualitätsurteil, wobei zunächst einmal zu fragen ist, was unter „Qualität" verstanden wird. Zweitens stellt sich die Frage nach den Ursachen, und drittens, wie das Problem in Kenntnis der Ursachen gelöst werden kann.

Was ist Qualität?

Eine allgemein anerkannte Definition von Qualität findet sich in den Normvorschriften (ISO 8402): Qualität stellt die Gesamtheit von Eigenschaften und Merkmalen eines Produkts oder einer Dienstleistung dar, die sich auf deren Eignung zur Erfüllung festgelegter oder vorausgesetzter Erfordernisse beziehen. Dies bedeutet mit anderen Worten, daß ein Istzustand, der sich aus einem Ausgangszustand durch eine Menge von Zustandsänderungen entwickelt haben kann, mit einem Zielzustand, der in einem Kriterium, einem Standard, einer Norm oder einer Erwartung, einem Erfordernis oder einem Bedarf besteht, verglichen wird (Abb. 1).

Befindet sich der gemessene Momentanzustand nahe beim vorausgesetzten Zielzustand, d.h. ist die Differenz zwischen Zielzustand und Istzustand klein, dann ist die Qualität hoch. Ist umgekehrt der momentan gemessene Zustand weit vom vorgesehenen Zielzustand entfernt, dann ist die Qualität gering. Letzteres ist offenbar der Fall in der medizinischen Ausbildung.

---

* Der Autor versteht sich als Berichterstatter einer Gemeinschaftsarbeit, an der viele Köpfe und Hände teilgenommen haben und teilnehmen. Dargestellt ist die Lehre der Klinik und der mit ihr kooperierenden Institutionen. Die Reform wurde mit Mitteln der Robert-Bosch-Stiftung unterstützt.

L. Schweiberer, J.R. Izbicki (Hrsg.)
Akademische Chirurgie

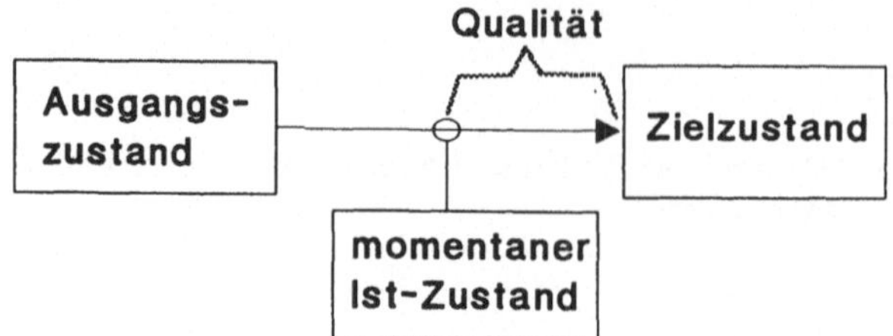

Abb. 1. Grundprinzip der Qualitätsmessung: Ist-Soll-Wertvergleich

Ursachen der Ausbildungsmisere

Das Qualitätsdilemma der Ausbildung hängt – das ist die Hypothese – mit unzureichender Zielstellung und mangelnder Entwicklung der Unterrichtsmethodik zusammen. Um die Ausbildungsproblematik besser zu verstehen, bedarf es in erster Linie der Untersuchung des Zielzustandes, mit anderen Worten: der Ausbildungsziele. Es gibt eine ganze Reihe von Definitionen oder Empfehlungen in bezug auf Ausbildungsziele. Einige prominente Formulierungen sind in Tabelle 1 benannt. Die Ausbildungsphilosophie der McMaster-Universität in Ontario, Canada, und der amerikanische GPEP-Report von 1984 haben zahlreiche Reformbemühungen beeinflußt. Der sogenannte „McMaster-Approach" (Neufeld et al. 1989) weist folgende Charakteristika auf:

- Analyse von Problemen der Gesundheitsversorgung als Hauptmethode, Wissen zu erwerben und anzuwenden.
- Entwicklung von selbstgesteuertem, lebenslangem Lernen.
- Kleingruppenunterricht als zentraler Ausbildungsprozeß.
- Möglichkeit individueller Praktika.

  Früher Patientenkontakt und problemorientiertes Lernen charakterisieren den Unterricht an McMaster.

Ähnliche Zielvorstellungen finden sich in unserem Sprachraum, beispielsweise im Zielkatalog der Bundesassistentenkonferenz (Tabelle 2) bzw. in den Empfehlungen des Murrhardter Arbeitskreises (Habeck und Doppelfeld 1988; Robert-Bosch-Stiftung 1989).

Tabelle 1. Positionen zur Formulierung von Ausbildungszielen

McMaster Approach (Neufeld et al. 1989)
GPEP-Report
Murrhardter Empfehlungen (R.-Bosch-Stiftung 1989)
GMA-Empfehlungen (Habeck et al. 1988)
EG-Richtlinien
ÄAppO 7. Novelle

Tabelle 2. Lernzielkatalog der Bundesassistentenkonferenz (Zit. n. Sauerbrey 1974)

- Flexibilität im Denken und Handeln
- Kritikfähigkeit
- Problemlösungsverhalten
- Lifelong learning
- Methodenkenntnisse und methodenkritisches Bewußtsein
- Fähigkeit, die gesellschaftlichen Konsequenzen des individuellen Denkens und Handelns zu beachten
- Fähigkeit zur Kooperation und Kommunikation
- Kreativität

Es mag dahingestellt bleiben, ob das Fehlen einer klaren Ausbildungsdefinition bis zur 6. Novelle der Approbationsordnung wesentlich zur Entstehung der Ausbildungsmisere beigetragen hat. Pauli (1988) betont die Bedeutung von Lernzielkatalogen bzw. operationellen Lernzieldefinitionen für die Curriculumentwicklung, für die Examina und für die Bewertung des Unterrichtsprozesses.

Es ist auch zu berücksichtigen, daß Strukturdefizite in der Ausbildung wirksam sind: So ist beispielsweise die Einführung von Kleingruppenunterricht ohne die Erweiterung der Personal- und Raumkapazität nicht denkbar, was aber von seiten der Administration nicht geschieht.

Die Entwicklung moderner Lehrmaterialien geht der didaktischen Entwicklung voraus. Die Studentenzahlen sind nach wie vor zu hoch für den Kleingruppenunterricht. Das Prüfungssystem begünstigt einen Lernstil, der erfahrungsgemäß nicht dem entspricht, was der approbierte Arzt tut, um sein Wissen zu pflegen und fortzuentwickeln. Die Ausbildung der Ausbilder (Jolly und Macdonald 1987) ist kein Thema der Ausbildungsdiskussion. Fakultäre Strukturen und fehlende Gratifikationssysteme tragen dazu bei, daß der Stellenwert der Lehre gering ist. Damit hängt zusammen, daß in Deutschland, im Gegensatz zum angloamerikanischen Ausland (Rippey 1981) und zu den Niederlanden (Gijselaers 1990), medizinische Ausbildungsforschung (s. auch Wulf 1974; Wittmann 1985) in nennenswertem Umfang nicht betrieben wird.

Calhoun et al. (1986) konnten auch für den angloamerikanischen Sprachraum in einer Metaanalyse zeigen, daß in einem Zeitraum von 20 Jahren (1964 bis 1984) nur 292 Arbeiten zur chirurgischen Ausbildung, Weiterbildung und Fortbildung erschienen. Davon beschäftigten sich nur 28 Publikationen mit der Fragestellung der Unterrichtsbewertung und von diesen 28 nur die Hälfte mit Untersuchung der chirurgischen Ausbildung. Die Autoren kommen zu dem Schluß, daß Evaluation wahrscheinlich eine der am meisten vernachlässigten Aufgaben in der medizinischen Aus-, Weiter- und Fortbildung ist.

Problemlösung

Die aufgezeigten Bedingungen und Defizite zeigen die Hindernisse, die einem innovativen Ausbildungskonzept entgegenstehen. Da die Lehre in die Dienstaufgabe der akademischen Chirurgie fällt, war die Notwendigkeit gegeben, sich zur Beseitigung dieser Defizite vordringlich mit Ausbildungsforschung zu beschäftigen. Am Hause fällt die Aufgabe der Lehrorganisation und der Ausbildungsforschung in den Bereich der „Theoretischen Chirurgie" (Eitel et al. 1990).

Der Input in die theoretische Chirurgie besteht in der Erhebung von Daten zur Unterrichtsqualität und Daten des Lernerfolges (Abb. 2). Der Output der Theoretischen Chirurgie besteht in einer Lehr- und Lernunterstützung. Mit dem in Abb. 2 dargestellten Regelkreismodell stellt sich die Ausbildungsforschung und die Unterrichtsorganisation in den Rahmen der *Sicherung von Strukturqualität in der Gesundheitsversorgung* (Donabedian 1966). Lehrunterstützung besteht z.B. in der Implementierung und Wartung von Arbeits- und Lernplätzen, im „faculty development" (Jolly und Macdonald 1987), insbesondere in bezug auf Konzeptualisierung, Durchführung und Auswertung von Lehrveranstaltungen, in wissenschaftlicher Untersuchung des Lehralgorithmus bzw. der Lernformen und in der Organisation von Kommunikation und Kooperation sowie Einführung von Innovationen in die Curricula. Die Lernunterstützung besteht in der Ablauforganisation und in der Organisation von Arbeitsplätzen für die Studenten. Wie an anderer Stelle zu zeigen sein wird, kann die Veranstaltungsqualität den Lernstil der Studenten positiv beeinflussen. Schließlich ist wesentliche Aufgabe von Qualitätssicherungsmaßnahmen im Rahmen der Ausbildungsforschung, den Lernerfolg zu messen und den Unterrichtsprozeß kriterienorientiert abzubilden und zu bewerten.

Konkret bestanden die Qualitätssicherungsmaßnahmen im Rahmen der Konzeption des Curriculums für das Haus in einer operationellen Definition des Managementzieles: Verbesserung der Ausbildungsqualität, in der Gründung des Arbeitskreises Hochschuldidaktik (Tabelle 3), in der Entwicklung eines curricularen Konzeptes nach neueren didaktischen Gesichtspunkten (s. Tabelle 1), in der Im-

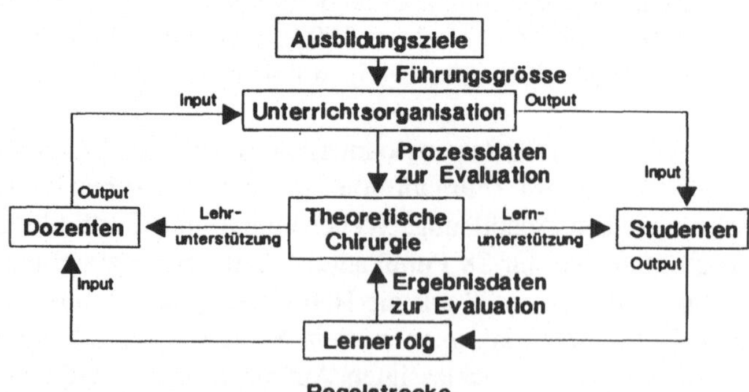

Abb. 2. Aufgaben und Tätigkeit der Theoretischen Chirurgie in der Lehre am Hause: Bereitstellung von Daten als Führungsgrößen, Maßnahmen zur Lehr- und Lernunterstützung sowie Prozeß- und Ergebnisevaluation

Tabelle 3. Interdisziplinärer Ansatz zur Reform der Lehre am Hause: Arbeitskreis für Hochschuldidaktik

Teilnehmer der Chirurgischen Klinik:

Prof. Dr. F. Eitel	Dr. R.-J. Schoenheinz
Dr. G. Feuchtgruber	Dr. R. Seibold
Dr. G. Kanz	Dr. J. Sklarek
Dr. A. Neumann	Dr. B. Steiner

Teilnehmer der Studentenschaft:

cand. med. R. Holzbach	cand. med. S. Salchegger
cand. med. A. Prölss	cand. med. B. Söllner

Teilnehmer des Instituts für Empirische Pädagogik und Pädagogische Psychologie der LMU-München:

PD. Dr. phil. M. Prenzel

plementierung des curricularen Konzeptes in Abstimmung mit dem Lehrkörper, in der Evaluation (Rossi et al. 1988; Rippey 1981; Guilbert 1979) der Verwirklichung und Wirksamkeit des curricularen Konzeptes sowie in der evaluationsgesteuerten Weiterentwicklung des Curriculums.

Die Reform des Curriculums hatte sich an didaktischen Erfordernissen zu orientieren (s. Guilbert 1979). Eine Strukturierung der Unterrichtsorganisation in didaktische Variablen (Frank 1971) hat sich bewährt (Lernziel, Lerninhalte, Lehrform, Medieneinsatz und schließlich Leistungskontrolle sowohl des Unterrichtsprozesses als auch des Lernerfolges).

Es wurden Lernzieldefinitionen in Zusammenarbeit mit der Studentenschaft und dem Ärztekollegium erarbeitet, Vorlesungen wurden radikal zugunsten von Kursen zurückgedrängt. Die Lerninhalte mußten für die einzelnen Kurse in den jeweiligen Semestern aufeinander abgestimmt werden („vertikale Integration" zum stufenweisen Kompetenzerwerb). Lehrformen hatten sich an der Problemorientierung (Pauli 1984; Renschler 1988; Neufeld et al. 1989) auszurichten und die Medien sollten indiziert nach einer Lernzieltaxonomie (Tabelle 4) eingesetzt werden. Schließlich mußten Instrumente zur formativen Evaluation, d.h. zur Rückmeldung an den Studenten über seinen aktuellen Leistungsstand, entwickelt werden.

Die Definition von Ausbildungsebenen entsprechend der Lernziele hat sich für die Reorganisation der Praktika bewährt. Wir unterscheiden Wissenserwerb, Fertigkeitentraining und Wissenstransfer in der realistischen Anwendungssituation. Diese Zuordnung zu einzelnen Lernebenen nennen wir die „horizontale Integration" des Curriculums. Derzeit durchlaufen die Studenten im 1. klinischen Semester den sog. Untersuchungskurs, der dem Erwerb von Fertigkeiten in der chirurgischen Untersuchungstechnik dient. Im 2. klinischen Semester werden Fertigkeiten zur Anwendung lebensrettender Sofortmaßnahmen im sog. Notfallkurs geübt. Im 3. und 4. klinischen Semester hören die Studenten eine systematische Vorlesung mit Patientendemonstrationen. Im 5. klinischen Semester absolvieren sie das

Tabelle 4. Lernzieltaxonomie in Relation zur Unterrichtsreform im Praktikum der Chirurgie

Lernebene	Unterrichtsform	Lernziel
A	Fallsimulation Seminar	Fachliches, deklaratives Wissen
B	Praktische Übung im Fertigkeitenlabor	Prozedurales Wissen, sensomotorische Fertigkeiten
C	Unterricht am Krankenbett: Anamnese- und Befunderhebung, Formulierung von Therapievorschlägen	Training von A und B im Berufsfeld: Wissenstransfer

Praktikum der Chirurgie, in dem chirurgisch-technische Basisfertigkeiten und -fähigkeiten sowie Kenntnisse in der ambulanten und stationären Patientenversorgung behandelt werden. Für das 6. klinische Semester wird derzeit der Notfallkurs entwickelt.

Mit der didaktischen Orientierung des Unterrichts, der Entwicklung eines vertikalen und horizontalen Curriculums, der Reduktion der Lerninhalte auf etwa 50 Diagnosen sowie der indizierten, multimedialen Verwendung von Lehrmitteln war ein Konzept erarbeitet, das zur erfolgreichen Drittmitteleinwerbung bei der Robert-Bosch-Stiftung verwendet wurde. Dieses Konzept sollte mit seiner Implementierung die Qualität des chirurgischen Curriculums verbessern und damit die Approbationsordnung in ihrer 7. Novellierung tatsächlich verwirklichen.

Die Erhebung qualitativer und quantitativer Daten des Unterrichtsprozesses gibt Aufschluß über die Implementierung des Konzeptes. Im Vordergrund der im folgenden darzustellenden Evaluation des Unterrichtsprozesses steht das Praktikum der Chirurgie, da hier die längste Erfahrungszeit seit dem Wintersemester 1988/89 besteht. In diesem Semester wurde das traditionelle Curriculum mit einem Akzeptanzfragebogen evaluiert. Aber auch direkte Beobachtung und retrospektive Fragebogenuntersuchungen des ab Sommersemester 1989 reformierten chirurgischen Praktikums wurden durchgeführt.

Es ergab sich für die Ausbildungsebene A (Fallsimulationen, Selbstlernprogramme, Seminare) ein relativer Anteil an der Gesamtlehrzeit im chirurgischen Praktikum von 22%. Für die Ebene B (Fertigkeitsübungen im Labor oder am Modell) ergab sich ein Zeitanteil von 34%. Die meiste Zeit (44%) verbrachten die Studenten am Krankenbett. Dementsprechend erhöhte sich die Verweildauer am Krankenbett im Vergleich zum traditionellen Curriculum etwa um das Doppelte (Abb. 3).

Wesentlich erscheint die Einführung lerntheoretisch relevanter Lehrformen. So wurde z.B. eine Mediothek mit Computerarbeitsplätzen für interaktive, problemorientierte Selbstlernprogramme eingerichtet. Die Mediothek enthält derzeit 400 Videofilme unterschiedlichster Qualität. Sie wird pro Semester von etwa 1000 Studenten besucht. Andere Arbeitsplätze, wie z.B. zur Erlernung einer Wundnaht am Modell oder zu Fertigkeitsübungen (Kanz et al. 1989) in der Notfallmedizin, wur-

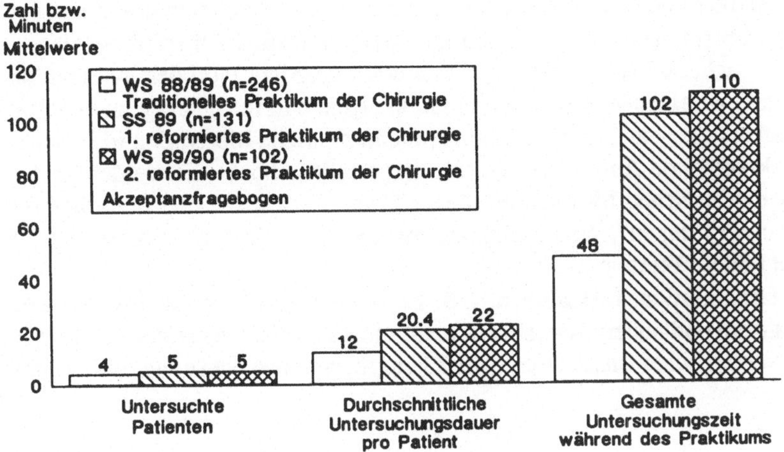

Abb. 3. Verweildauer zur Untersuchung am Krankenbett

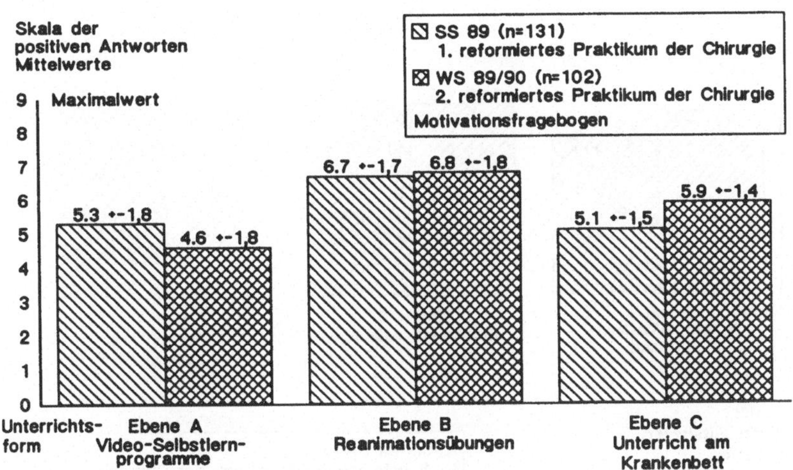

Abb. 4. Veranstaltungsparameter sachliches Feedback

den eingerichtet. In mehreren Sitzungen wurde mit dem Ärztekollegium das Konzept und die Einführung didaktischer Maßnahmen, wie z.B. der sachbezogenen, informierenden Rückkoppelung des Lernerfolges an den Studenten (sachliches Feedback), durchgeführt. Die Evaluation zeigt, daß im Unterrichtsprozeß tatsächlich Feedback vorhanden ist (Abb. 4).

Weiterhin wurde darauf geachtet, problemorientierte Lehrformen einzuführen. Zur kognitiven Wissensvermittlung wurden Videofallsimulationen (Schoenheinz et al. 1991) entwickelt, bei denen der Student selbst tätig werden konnte. Die Unterrichtsveranstaltungen auf allen Ausbildungsebenen wurden in ihrer problemorientierten Qualität von den Studenten wahrgenommen und konnten mit einem standardisierten Fragebogen (Motivationsfragebogen, Prenzel 1990) erfaßt werden.

Es zeigte sich, daß die Studenten durch den Unterricht motiviert wurden, sich mit dem Stoff auseinanderzusetzen und ihn in eigenen Lernzugängen zu erwerben. Beispielhaft sei hier einer der Indikatoren, die intrinsische Motivation (d.h. der aus der Sache kommende Antrieb zu lernen), dargestellt (Abb. 5). Es werden im Vergleich zur extrinsischen Motivation, die sich mit „Zuckerbrot und Peitsche" oder „Lernen auf Prüfungen", also sachunabhängigem Fremdantrieb, übersetzen läßt, signifikant höhere Werte erzielt.

Durch Organisationsmaßnahmen, z.B. Einbeziehung von akademischen Lehrkrankenhäusern und außeruniversitären Institutionen in den Unterricht auf freiwilliger, nicht-vertraglicher Basis, konnte der Kleingruppenunterricht eingeführt werden.

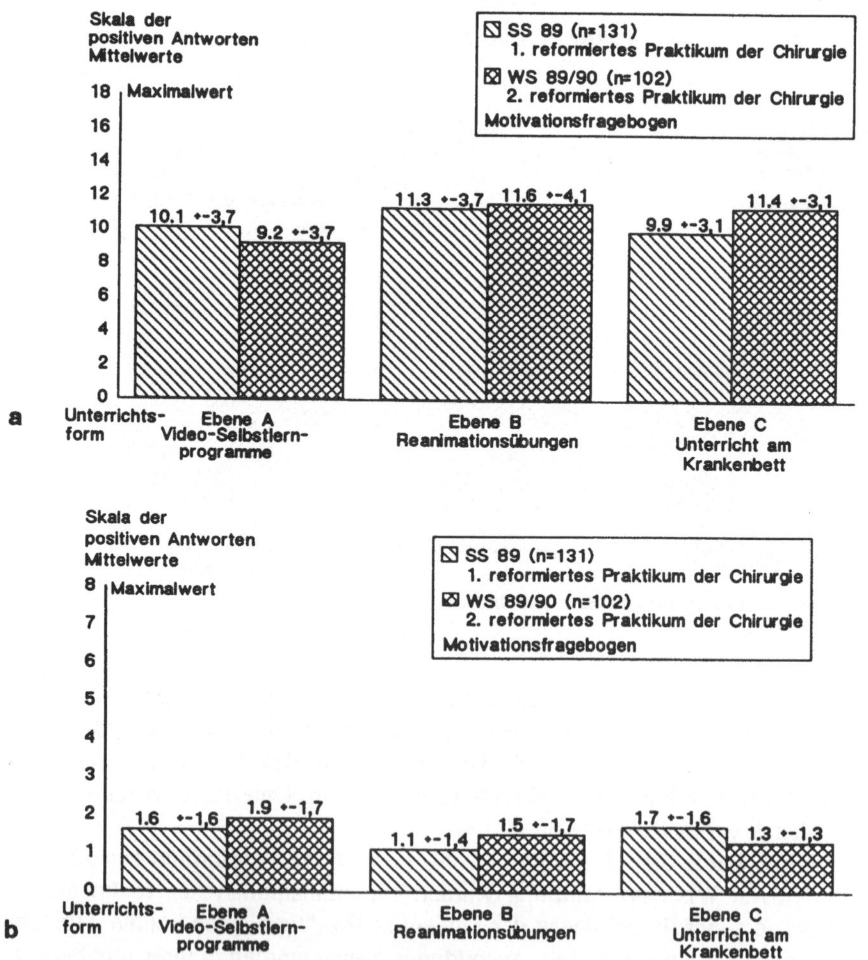

Abb. 5. a Intrinsische Motivation, **b** extrinsische Motivation

Am Krankenbett halten sich jeweils 3 Studenten auf. Sie agieren in definierter Rollenverteilung, wobei der „Kursarzt“ den Patienten unmittelbar untersucht und dem „Protokollanten“ die Befunde sagt, der diese in den stationsüblichen Untersuchungsbogen einträgt. Die Rolle des Dritten im Bunde, des „Beobachters“, besteht darin, die Interaktionen zu beobachten und nach der Arbeit am Krankenbett den beiden anderen Kolleginnen oder Kollegen zurückzumelden. Diese Rollen werden von Patient zu Patient permutiert. Anschließend an die Patientenuntersuchung erfolgt die Patientenvorstellung im Beisein des Tutors im Rahmen der Gruppenvisite. Auf den Stationen von etwa 20 Betten befinden sich maximal 6 Studenten, d.h. 2 Studentengruppen. Diese Gruppen bleiben über das ganze Semester zusammen, eine Maßnahme, die sich sehr bewährt hat aus organisatorischen Gründen und die von den Studenten begrüßt wird. Anschließend an die Patientenvorstellung findet noch die Diskussion der Fälle im Lehrzimmer statt. Durch eine straffe Organisation, wobei beispielsweise die Studentenzuteilung auf die einzelnen Lehrplätze durch ein Computerprogramm unterstützt wird, gelang es, das Dozenten-Studenten-Verhältnis im Schnitt auf rund 1:6 zu halten (Spannweite von 3–12 pro Tutor je nach Ausbildungsebene und Arbeitsplatz).

Diese Ergebnisse zeigen zum einen, daß es möglich ist, die Approbationsordnung in praktische Unterrichtsorganisation umzusetzen, zum anderen Ausbildungsforschung dadurch in Gang zu setzen, daß die Implementierung überprüft und – wie an anderer Stelle darzustellen sein wird – der Lernerfolg examiniert wird.

Offene Fragen bleiben: Das Transferproblem, also die Anwendung des Gelernten in der Praxis des Berufsfeldes, ist nicht bearbeitet. Hier wird v.a. das praktische Jahr zu evaluieren sein. Insgesamt stellt die Implementierung eines adäquaten Evaluationssystems, also das Problem der Sicherung der Strukturqualität, eine Herausforderung dar. Schließlich sind Kosten-Nutzen-Analysen, inklusive Wirkungsanalysen des Unterrichtes, noch durchzuführen.

Zusammenfassend zeigt die Implementierung des vorliegenden Konzeptes, daß sich Mittel und Wege finden lassen, um die durch die Approbationsordnung gegebenen Strukturdefizite und Mängel zu „verwalten“.

Literatur

Bauer TM, Busam K, Fetscher S (1990) Geht es bei uns ohne „Perestroika“? Dtsch Ärztebl 87/5:B210–212

Calhoun JG, Ten Haken JD, Da Rosa D, Zelenock GB (1986) Evaluating performance in surgical education. In: Bartlett MH, Zelenock GB, Strodel WE, Harger ML, Turcotte JG (eds) Medical education, a surgical perspective. Lewis, Chelsea (Michigan)

Donabedian A (1966) Evaluating the quality of medical care. Milbank Mem Fund Q 44:166–206

Eitel F, Schoenheinz RJ, Kanz KG, Sklarek J, Neumann A, Schweiberer L (1990) Entwicklung einer Fachdidaktik als Aufgabe der chirurgischen Forschung. ACA 3/22:69

Frank H (1971) Kybernetische Grundlagen der Pädagogik. Kohlhammer, Stuttgart Köln Berlin Mainz (Urban Taschenbuch 137)

Gijselaers W (1990) Curriculum evaluation. In: Van der Vleuten C, Wijnen W (eds) Problem-based learning: Perspectives from the Maastricht experience. Thesis, Amsterdam

Guilbert JJ (1979) Ausbildung in den Gesundheitsberufen, Pädagogischer Leitfaden. Huber, Bern Stuttgart Wien

Habeck D, Doppelfeld E (1988) Gesellschaft für Medizinische Ausbildung: Empfehlungen für eine Verbesserung der Ärztlichen Ausbildung. Med Ausbild 5/1:2–9

Jolly B, Macdonald MM (1987) More effective evaluation of clinical teaching. Ass Evaluat High Educ 12/3:175–190

Kanz KG, Deiler S, Ruhland B, Duswald KH, Eitel F, Schweiberer L (1989) Trauma Management Trainer – Lehr- und Trainingseinheit für die Versorgung von polytraumatisierten Patienten. Chirurg 60:821–824

Neufeld VR, Woodward CA, MacLeod SM (1989) The McMaster M.D. Program: A case study of renewal in medical education. Acad Med 64:423–432

Pauli H (1984) Problemorientiertes Lernen in der ärztlichen Ausbildung. Med Ausbild 1:4–10

Pauli H (1988) Erfahrungen mit der Studienreform in der Medizinischen Fakultät. Bern: Wie geht es weiter? Meducs 1/3:52–59

Prenzel M (1990) Evaluationsbericht zum Chirurgischen Praktikum. Manuskript

Renschler HE (1988) Definition der Fallmethode aus ihrer geschichtlichen Entwicklung in den Medizinschulen Europas. Praxis, Bern

Renschler HE (1990) Praxisbezogene medizinische Ausbildung. Frankfurter Allgemeine Zeitung 81 (5. 4. 1990):10

Rippey KM (1981) The evaluation of teaching in medical schools. Springer, New York

Robert Bosch Stiftung (1989) Das Arztbild der Zukunft. Abschlußbericht des Murrhardter Kreises, Beiträge zur Gesundheitskökonomi 26. Bleicher, Gerlingen

Rossi PH, Freemann HE, Hofmann G (1988) Programm-Evaluation. Einführung in die Methoden angewandter Sozialforschung. Enke, Stuttgart

Sauerbrey W (1974) Medizinische Didaktik. Springer, Berlin Heidelberg New York

Schoenheinz RJ, Eitel F, Holzbach R, Prenzel M, Schweiberer L (1991) Problemorientierte Video-Fallsimulationen in der chirurgischen Studentausbildung – Beliebter als Seminar und Vorlesung. Dtsch Ärztebl *46B*:2623–2626

Thomas MS, Renschler HE (1989) Bewertung der ärztlichen Ausbildung an der McMaster Universität, Kanada, anhand des Konzepts der „Fallmethode". Klin Wochenschr 67:421–430

Wirsching M (1988) Zwölf Thesen zur Reform der Ausbildung. Dtsch Ärztebl 85:13–17

Wittmann WW (1985) Evaluationsforschung Aufgaben Probleme und Anwendungen. In: Albert D, Pawlik K, Stapf KH, Stroebe W (Hrsg) Lehr- und Forschungstexte Psychologie. Springer, Berlin Heidelberg New York Tokyo

Wulf C (1974) Evaluation. Piper, München

Fortschritt in der Chirurgie durch spezialisierte Universitätschirurgie

Ch.E. Broelsch

Chirurgische Klinik, Abt. Allgemeinchirurgie (Direktor: Prof. Dr. Ch.E. Broelsch), Universitätskrankenhaus Eppendorf, Martinistraße 52, W-2000 Hamburg 20

Fortschritt wird in allen Wissenschaften nurmehr durch die spezielle Beschäftigung mit einer besonderen Materie erzielt. Für eine chirurgische Klinik stellt diese Erfahrung einen fortwährenden Prozeß der strukturellen Anpassung dar.

Vor 40 Jahren erfolgte die erste erfolgreiche Nierentransplantation durch Dr. Joseph Murray vom Peter Brent Brigham Hospital in Boston. Der plastische Chirurg hatte sich „spezialisiert" auf Hauttransplantationen bei Verbrennungen und Unfällen und dabei die Transplantation von viszeralen Organen ermöglicht, die den gleichen immunologischen Prozessen unterliegen, die die Hauttransplantation so schwierig machten. Der Prototyp des Spezialisten erhielt dafür im vergangenen Jahr den Nobelpreis für Medizin.

Vor 40 Jahren ernannte Chairman Dr. Lester Dragstedt vom Department of Surgery der University of Chicago den jungen Dr. Charles Huggins zum Urologen des Departments. Dr. Huggins hatte kaum seine Grundrotation hinter sich, als er zum Assistant Professor und Spezialisten gestempelt wurde. Seine Tumorforschung setzte er fachspezifisch an der Prostata fort und erhielt für die Entdeckung der Tumorrezeptoren 1966 den Nobelpreis für Medizin.

Wenigen Chirurgen – Alexis Carrell ebenfalls an der University of Chicago, Theodor Kocher aus Bern und W. Forssmann – wurde diese Auszeichnung zuteil. Sie stehen für die Vielen, die in kleinen Ausschnitten ihres Fachgebietes Großes bewegt haben, weil sie auf den Grundlagen aufbauend Spezialgebiete entwickelten, die heute teilweise eigene Fachgebiete darstellen.

Spezialisierung als Fortschrittsgarant zwingt zu der Überlegung, in welcher Struktur Spezialisierung an einer Universitätsklinik realisiert werden kann.

Der Blick schweift hinüber in das amerikanische Universitätssystem. Die Idee eines Departments für Chirurgie entsteht, in dem sich neu entwickelte Spezialdisziplinen als erkennbare Fachabteilungen etablieren können. – Die Reformhochschule Hannover muß an dieser Stelle erwähnt werden, deren akademische Repräsentanten zum großen Teil aus dieser Alma mater stammen, deren Jubiläum wir heute begehen.

Erstmals wurde dort ein Department als solches benannt und funktionell eingerichtet mit einem Chairman, gemeinsamen Ausschüssen, Konferenzen, Ausbildungsplänen, fachübergreifenden Dienstgruppen in der Patientenversorgung und gleichgestellten Abteilungsleitern.

Den Abteilungen wurden sogar eigene Forschungsmöglichkeiten eingeräumt, nachdem vielerorts – wenn überhaupt vorhanden – experimentelle Forschungs-

L. Schweiberer, J.R. Izbicki (Hrsg.)
Akademische Chirurgie

möglichkeiten von den klinischen Fächern weitgehend separiert waren. Man kann fast sagen, daß das Hannoversche Department ein Münchner Modell war: so wie es Prof. v. Ziemssen 1878 bei der Einweihung des medizinisch-klinischen Institutes der kgl. Universität München entworfen hatte: „Eine Lehrstätte, in der alle für den Unterricht und die wissenschaftliche Arbeit bestimmten Räume und Mittel vorhanden sind. Der Umschwung der Anschauungen und der Forschungsmethoden in der Medizin verlange die Einrichtung spezieller wissenschaftlicher Institute."

Dem Zeitgeist folgten andere Kliniken, ohne sich speziell als „Department" zu bezeichnen.

Durch schrittweise Aufteilung der ursprünglich solitären Klinikstruktur entstanden die notwendigen Räume für Spezialisten. So konnte sich z.B. in Hamburg über den Schritt eines Extraordinariats die Herzchirurgie und bei Ausscheiden des letzten „Großordinarius" Zuckschwerdt die Unfallchirurgie und die Allgemeinchirurgie in ähnlicher Weise verselbständigen.

Die Namensrudimente der monolithischen chirurgischen Klinik sind noch sichtbar, wenn man sich vergegenwärtigt, daß aus der einstmals unierten chirurgischen Klinik die Anästhesie, das Blutbank- und Transfusionswesen, die Gerinnungsdiagnostik, die Kinderchirurgie und als letztes die endoskopische Chirurgie zusätzlich entstanden.

Der Fortschritt hat sich zweifelsfrei entwickelt, und nachdem er sichtbar wurde, wurde auch in Deutschland – sozusagen „after the fact" – die Struktur angepaßt. In Amerika ist die Situation umgekehrt, die Struktur ist vorhanden und produziert den Fortschritt; vorhersehbar, berechenbar – wie in einem Wirtschaftsunternehmen oder im Leistungssport.

Die Spezialisten der deutschen Universitätschirurgie sind durchaus wettbewerbsfähig, innovativ, wenn nicht sogar führend auf manchem Gebiet. Die Münchner Repräsentanten des Hannoverschen Departmentmodells, Borst und Pichlmayr, gehören zu den bekanntesten Chirurgen der Welt, gemessen an ihren Mitgliedschaften und Auszeichnungen. Departmenteffekt oder Persönlichkeitsstruktur? Beides ist voneinander nicht zu trennen.

Sicher war es der Departmenteffekt, der den aufblühenden Spezialdisziplinen ein neues Tätigkeits- und Forschungsfeld ermöglichte.

Persönlichkeitseffekt war es, daß er genutzt wurde; der Preis jedoch, der dafür gezahlt wurde, war gewaltig, und ebenso einleuchtend ist die Lektion:

Was als Departmentstruktur begann und der Spezialordnung Rechnung tragen wollte, hat sich als fachtrennend und divergierend auseinanderentwickelt, anstatt die gemeinsame Basis unverbrüchlich zu behalten. Spezialisierung wurde mit Trennung gleichgesetzt, mit Ausscheren aus dem Hauptstrom. Eigene Ziele wurden als Hauptziele priorisiert; ja das Fehlen einer echten Departmentstruktur lud geradezu dazu ein, die Kette von Spezialisierung – zur Selbständigkeit – bis zur Teilung voranzutreiben. Das Regulativ blieb nicht die akademische Selbstverwaltung, die Eigenkontrolle, sondern die extern ansetzenden Faktoren wie Verwaltungsdominanz und Budgetvorgaben.

Im Klartext: Spezialisierung hat in Deutschland zur fachlichen und administrativen Trennung in unserem großen Fachgebiet der Chirurgie geführt. Auf der Bonusseite stehen beachtenswerte Einzelleistungen, bewahrte aber deutlich reduzierte und aufgeteilte akademische Privilegien sowie – lassen Sie mich dieses ruhig zynisch sagen – ein gewisser Schutz voreinander.

Auf der Minusseite steht vorrangig die Aufgabe der Selbstverwaltung innerhalb einer Klinik und damit der Verlust von Eigenstrukturierung und Flexibilität, beides so wichtig, um sich den wachsenden Aufgaben der Chirurgie anzupassen, d.h. Spezialisierung zu integrieren, anstatt sie zu „entlassen" – von Fortschrittsproduktion ganz zu schweigen.

Was wir heute mit Standortbestimmungen versuchen, wieder zurückzugewinnen, ist längst verloren und läßt sich weder mit Argumenten der Patientenversorgung noch mit Ausbildungszielen realisieren. Ich verstehe alle, die sich vehement dagegen sperren, weitere „Spezialisierungen" überhaupt aufkommen zu lassen und chirurgische Kliniken damit weiter zu zerstückeln.

Unabhängig von dieser Fehlentwicklung ist das Konzept richtig, daß ohne Spezialisierung kein Fortschritt in der Chirurgie erzielt werden kann und daß wir mit den Vorgaben unseres Gesundheitssystems, der universitären Personal- und Verwaltungsstruktur den Mikrokosmos unserer chirurgischen Kliniken so strukturieren müssen, daß ein Lebensraum für alle entstehen kann.

Den gemeinsamen Grund hat Dr. Frances Moore treffend charakterisiert: „Surgery is integrative rather than molecular (Internal medicine finds its scientific consummation in understanding disease at a molecular level). An academic surgeon often brings together a new team to accomplish a job or fosters change by absorbing new advances, new concepts or new techniques, either of his own creation or from other fields."

Für die Chirurgie, die immer schwerer Basisforschung betreiben kann, kommt es darauf an, neue Erkenntnisse zu *integrieren,* neue Konzepte oder Verfahren zu absorbieren, d.h. sie direkt für den Patienten nutzbar machen. Der akademischen Departmentchirurgie gelingt es mitunter sogar, mit eigenen, im Labor gewonnenen Erfahrungen neue Entwicklungen zu *katalysieren.* Cushing und seine Arbeiten über die Hypophyse schufen die Grundlage für moderne Endokrinologie, Starzl und seine Arbeiten zur Lebertransplantation ermöglichten der Hepatologie zum entscheidenden Durchbruch, Dr. Joseph Murray und Dr. Donell Thomas verhalfen der Transplantationsbiologie und der Tumorbehandlung zur klinischen Anwendung.

Wir brauchen nur der Spur zurück zu folgen, um zu erkennen, in welcher akademischen Struktur diese Fortschritte durch Spezialisten in der Chirurgie erzielt worden sind: Das amerikanische Department of Surgery ist eine eigene Welt im Kleinen, eingebettet in eine Universität als allumgebender Schutzwall und – in der Regel – in eine Division of Biological- and Medical Science äquivalent der Medizinischen Fakultät. In dieser Division befinden sich andere Departments unterschiedlicher Größe: Internal Medicine, Anesthesiology, Pediatric, Pathology, OB-Gyny, um die größten zu nennen, und ebenso die theoretischen Fächer.

Dieses System erscheint uns ähnlich, wird aber sofort unterschiedlich, wenn man sich die Exekutivstruktur ansieht, die vom Präsidenten der Universität, dem Provost (Kanzler) und dem Dean (Dekan) heruntergeht auf die einzelnen Chairpersons (geschäftsführende Direktoren) der Departments und schließlich bei den Professoren, den Chief of sections (Abteilungsleitern) in der Klinik landet.

Drei wesentliche Unterschiede werden bei Kopien dieses Systems gerne übersehen:

1. Alle Leitungsfunktionen – vom Präsidenten bis zum Abteilungsleiter – sind durch Wahl auf Zeit von gewählten Gremien vergeben.
2. Die besagten Positionen sind administrative Leitungsfunktionen mit Exekutivgewalt – keine Dekorationsposten.
3. Alle diese Funktionen sind sog. „full time jobs" mit gesicherter Honorierung aus dem Einkommenspool der Division und einer „Fall-back"-Option im Falle einer Abwahl oder eines Rücktritts.

Diese klar gegliederte Gewalten- und Funktionsteilung ordnet den Handlungsspielraum eines Departments – ja einer ganzen Universität. Letztlich unabhängig – aber funktionell eingegliedert – sind die Academic Appointments (Berufungen), die einen Wissenschaftler in seine Lehr- und Forschungsaufgaben eingliedern, sowie die klinische Rolle zuschreiben. In diesen ist er quasi unantastbar frei und je nach Berufung unkündbar oder wiederernennbar.

Der Schutz gegen Störungen von außerhalb der Universität ist in dieser Struktur garantiert und die Verantwortung zur inneren Ordnung obligat. Die Schaffung bzw. Wahrung der inneren Struktur ist grundsätzlich Sache des Departments selbst, wobei Direktiven auch von extern, d.h. Dean, Provost und anderen Departments, einwirken können und müssen. Der Handlungsspielraum eines Departments wird von seiner Größe und den Aufgaben definiert, die sich aus den typischen 3 Faktoren der Krankenversorgung, Forschung und Lehre ergeben.

Ein Department stellt somit kein statisches Gebilde dar, sondern ist einem ständigen Wandel unterworfen. Dieser Wandel wird gefordert durch die stürmische Entwicklung unseres Faches. Die Integration stellt gar kein Problem dar, weil die Neuentwicklungen ja aus der Struktur selbst kommen. Sind sie stark genug, überleben sie, sind sie Eintagsfliegen, wird das Department sie eingehen lassen.

Wer wie ich das Glück hatte, eine neue Subspezialität in einem solchen System entwickeln zu können, der verspürt dreierlei:

1. den unglaublichen Freiraum und geregelte Ordnung eines solchen Departments, die dem Neuen unter Einräumung von Ressourcen und Zuständigkeiten eine Bewährungschance gibt,
2. die immense Erwartungshaltung und den Zwang zum Erfolg im Wettbewerb mit etablierten Strukturen und anderen neuen Programmen,
3. den Wunsch zur natürlichen kollegialen Integration bei allgemein gültigen, klar definierten Erfolgskriterien.

In einem Department kann der Spezialist zur Hauptfigur aufsteigen, ohne mit den Aufgaben des Chairman – v.a. seinem Ego – zu kollidieren, ja beide sind geradezu aufeinander angewiesen, damit die Gesamtqualität des Departments steigt und die Ausgewogenheit eines Departments angesichts limitierter Ressourcen bewahrt bleibt.

Die Struktur eines solchen Departments bleibt in Deutschland angesichts der administrativen Struktur der Universität, der beamtenrechtlichen und tarifrechtlichen Anstellungsverträge und letztlich aufgrund der bereits eingetretenen Zersplitterung der Subspezialitäten in der Chirurgie eine schwer rekonstruierbare Entität. Will man es überhaupt, so begönne die Arbeit mit einer Verwaltungsreform, die Zuständigkeiten neu definieren müßte und alles letztlich in die Hände der Universitätsgremien zurücklegen müßte. Diese Umstrukturierung müßte von innen her rational organisiert werden und von einer Mehrheit getragen werden. In der bestehenden politischen Verflechtung müßte dies auch politisch gewollt werden, d.h. die behördlich-politische Aufsicht müßte dafür gewonnen werden.

Politiker sind bekanntlich für alles zu gewinnen, wenn etwas besser und billiger wird. Bezüglich der Qualität läßt sich leicht argumentieren. Der Nachweis der geringeren Kosten bei gleichzeitigem Fortschritt der Chirurgie ist dagegen schwer zu führen – aber führbar (wahrscheinlich aber nur als Lebensaufgabe).

Im Gegensatz zu den amerikanischen Departments sind die deutschen chirurgischen Kliniken keine Wirtschaftsunternehmen. Sie könnten es sein, da ihre Leistungen von den Krankenkassen finanziert werden. Lassen wir außer Acht, daß deutsche Universitäten keinen Endowment Fund haben und Studenten für das Privileg, eine höhere Ausbildung zu bekommen, nichts bezahlen müssen (sie tun es später als Ärzte mit entsprechendem Einkommen und Steuern).

Die Verfügbarkait eines eigenen Budgets, akkumuliert aus Patientenbehandlung, Forschungs- und Unterrichtsgeldern, verleiht den amerikanischen Departments die Möglichkeit, „außertariflich" zu agieren und kompetente Chirurgen z.B. für neue Spezialitäten heranzuziehen. Die Solidargemeinschaft des Departments selbst trägt dabei das Risiko des Erfolges oder Verlustes. Da frei verfügbare Einkommen in Deutschland wie in den USA nur aus der Behandlung von Privatpatienten entstehen, werden diese Gelder von denen, die sie nicht einnehmen, gerne zur Disposition gestellt. Dazu muß man wissen, daß der Anteil der voll zahlenden Patienten in den USA 65% beträgt, gegenüber 5-20% in Deutschland. Vergleichsweise ist der Anteil der behandlungsberechtigten Fachärzte an der Gesamtzahl der Patienten in den USA aber wesentlich höher als in Deutschland.

Das Finanzvolumen eines Departments ist entsprechend höher und erlaubt eine wesentlich größere Flexibilität. Fortschritt durch Spezialisierung kann also ohne Störung der Gesamtstruktur in einem Department erfolgen – die entscheidende Frage ist, ob ein Department sich einen solchen Spezialisten „leisten" kann!

Ein anderes Element der Departmentstruktur liegt in der Unterstützung eines Spezialisten durch mehrere Departments einschließlich der Gesamtfakultät (Division). Die Berufung z.B. eines Theoretikers in die Forschung mit gleichzeitigen Aufgaben in der klinischen Lehre und Krankenversorgung ist in der Kooperation der Departments geläufig. Diese Vorgehen schaffen eine verzahnte Infrastruktur, die sich für die zumeist mit Krankenversorgung überlasteten Chirurgen proliferativ auswirkt.

Chirurgischer Fortschritt kann in einem Departmentsystem nicht nur gedeihen – er wird darin sogar geboren.

Anreiz und Möglichkeiten zur Entfaltung gibt es in jedem System. In keinem anderen System jedoch sind diese derart geordnet, diszipliniert und institutionalisiert, aber dennoch variabel wie im Departmentsystem amerikanischer Prägung. Was den Fortschritt angeht, werden wir wohl noch lange in eine andere Richtung blicken müssen – unser eigenes System lädt dazu nicht ein.

Folgen wir einstweilen dem Rat Goethes und beschränken uns auf das, was wir besonders verstehen – werden wir „Spezialisten" – dann können wir sicher ebenbürtige Meister sein oder werden – auch ohne Department!

Fortschritt in der Chirurgie durch „Allgemeine Universitätschirurgie"

J.R. Siewert

Chirurgische Klinik Technische Universität (Direktor: Prof. Dr. J.R. Siewert), Klinikum rechts der Isar, Ismaninger Straße 22, W-8000 München 80

In der derzeitigen Diskussion um „Department-System" oder „allgemeine Universitätschirurgie" geht es im Kern darum, ob eine gemeinsame Basis für alle Disziplinen, die derzeit noch unter dem Dach des Facharztes für Chirurgie vereint sind, auch in Zukunft erhalten werden soll oder ob eine komplette Fragmentation unseres Faches der Realität angemessener ist. In dem heutigen Symposium ist die Thematik noch durch den Aspekt erweitert, welches dieser beiden Systeme eher einen Fortschritt in der Chirurgie ermöglichen wird.

Somit gilt es zwei Aspekte zu diskutieren:

- Einmal Argumente abzuwägen, warum ein gemeinsames Fundament für die verschiedenen chirurgischen Spezialitäten vorteilhaft sein könnte und
- zum anderen zu überlegen, welche Voraussetzungen der Fortschritt in der Chirurgie benötigt.

Argumente für ein gemeinsames Fundament

Ich benutze bewußt den Begriff „Fundament" und nicht den Begriff „Dach", weil ich zum Ausdruck bringen möchte – die Empfindlichkeiten unserer Kollegen inzwischen kennend –, daß ein solches Fundament nichts anderes als die Basis für eine optimale Entwicklung der einzelnen Spezialitäten darstellen soll und kann. Dieses Fundament stellt gleichsam den Mutterboden für ein erfolgreiches Wachsen seiner Früchte, also der verschiedenen chirurgischen Disziplinen, dar. Der Begriff „Dach" könnte dagegen leicht im Sinne von Deckelung der Spezialitäten oder Begrenzung des Wachstums dieser Spezialitäten verstanden werden.

Der Begriff „Fundament" erscheint auch deshalb sinnvoll, weil dieser Teil der Chirurgie vom jungen Assistenten ganz zu Beginn seiner Ausbildung erlebt werden sollte. Er stellt sozusagen die „Grundschule der Chirurgie" dar.

L. Schweiberer, J.R. Izbicki (Hrsg.)
Akademische Chirurgie

Gibt es genug Gemeinsamkeiten in der Chirurgie, um ein solches Fundament mit Inhalt ausfüllen zu können?

Ohne Zweifel ja. – Da gibt es zunächst einmal die inhaltlichen, fachlichen chirurgischen Gemeinsamkeiten, die am besten mit dem alten Begriff der *„Allgemeinen Chirurgie"* beschrieben werden können. Unter diesem Begriff werden Sachinhalte, beginnend mit Asepsis und Sepsis, Entzündungslehre, chirurgischer Pathologie bis hin zur modernen chirurgischen Intensivmedizin zusammenfaßt. Das grundsätzliche chirurgische Denken von der chirurgisch gezielten Diagnostik über die Indikationsstellung bis hin zur Verfahrenswahl sowie der Pathophysiologie des chirurgischen Eingriffes und seines postoperativen Verlaufes gehören ebenfalls hierher wie die modernen Aspekte der chirurgischen Datenverarbeitung und Qualitätskontrolle.

Orientiert man sich an den Aufgaben einer Universitätsklinik, so werden noch mehr Gemeinsamkeiten, v.a. organisatorischer Art offenkundig:

Die *studentische Ausbildung* im Fach Chirurgie muß koordiniert und organisiert werden. Es gilt nicht, Fachärzte für Unfallchirurgie oder Herzchirurgie auszubilden, sondern gemäß der Approbationsordnung praktische Ärzte. Ein fragmentiertes Kolleg wird zu einem lockeren Nebeneinander verschiedenster Spezialitäten und läßt die allgemeinchirurgische Ausbildung vermissen. Ein Schüler-Lehrer-Verhältnis kann sich gar nicht erst entwickeln.

In der *Weiterbildung* zum Gebietsarzt für Chirurgie erscheint es sinnvoll, dem jungen Assistenten zunächst einmal die Breite des Faches zu zeigen und ihm so überhaupt die Möglichkeit zu verschaffen, eine fundierte Entscheidung für das eine oder andere Spezialgebiet zu treffen. Nur auf dem Boden einer möglichst breiten und guten Information ist er in der Lage, die richtige Entscheidung für eine Spezialisierung zu treffen – oder eben auch nicht. Möchte der heranwachsende Chirurg die Festlegung auf eine Spezialität ganz oder möglichst lange vermeiden, so muß er dafür die organisatorischen Voraussetzungen vorfinden, d.h. er benötigt dafür ein Fundament, von dem er die Weiterbildung in den verschiedensten Spezialitäten erfahren kann und auf das er jederzeit zurückkehren kann. Diese Möglichkeit der breiten Ausbildung muß erhalten bleiben, weil wir auch in Zukunft den breit ausgebildeten Chirurgen, der im Krankenhaus der Peripherie alle anfallenden Probleme lösen oder zumindest in die richtige Bahn lenken kann, erhalten müssen. Ohne ein Fundament für seine rotierende Weiterbildung wird eine solche breite Ausbildung an den organisatorischen Hindernissen der Fachgrenzen scheitern.

Auch in der *Patientenversorgung* benötigen wir gemeinsame Einrichtungen, die alle Spezialitäten nutzen können. Allein aus finanziellen Gründen wird es in Zukunft unmöglich sein, 5 oder 6 verschiedene Polikliniken, Aufnahmestationen oder Intensivpflegestationen mit jeweils eigener Infrastruktur zu unterhalten. Kleine Einheiten sind in ihrer Funktion störungsanfälliger als große. Nur große Einheiten verfügen über die Flexibilität, auch in Zeiten des Pflegenotstandes zu überleben. Eine Konzentration von Dienstleistungen wird daher künftig mehr denn je nötig sein.

Es gilt, einen *Austausch an Informationen* zwischen den einzelnen Spezialitäten zu gewährleisten, um eine Nutzung spezieller Erfahrungen auch anderen zu ermöglichen. Dafür bedarf es gemeinsamer Konferenzen und Begegnungsforen. Auch der Unfallchirurg muß an den Fortschritten der modernen Onkologie teilhaben, will er z.B. Weichteil- oder Knochentumoren in Zukunft noch adäquat behandeln können. Der Viszeralchirurg muß an den Fortschritten der Mikrochirurgie partizipieren können. Er kann ansonsten seinen Aufgaben, z.B. im Organersatz, nicht gerecht werden.Die Wirbelsäulenchirurgie hat sich zumindest in unserer Klinik nur deswegen so rasant entwickelt, weil zu Beginn für die verschiedenen schwierigen Zugangswege immer erfahrene Spezialisten hilfreich zur Verfügung standen. Die septische Unfallchirurgie hat durch die überzeugende Dokumentation der Vorteile des aggressiven Débridements und der intensiven Lavage die Behandlung der Peritonitis in unserer Klinik nachhaltig beeinflußt. Auf die Darstellung der Vorteile in der Behandlung Polytraumatisierter in einer solchen, sich noch zur Gemeinsamkeit bekennenden Einheit soll an dieser Stelle gar nicht erst eingegangen werden.

Auch in der *klinischen Forschung* gibt es gemeinsame Anliegen, die gemeinsamer Anstrengungen bedürften, von der Thromboembolieprophylaxe bis hin zur Sepsis.

Ohne Zweifel also gibt es genug Gemeinsamkeiten und gemeinsame Aufgaben, ein solches Fundament mit Leben erfüllen zu können. Akzeptieren wir diese Argumente, dann gelangen wir nun zu einem besonders sensiblen Punkt in der Diskussion:

Wer soll im Rahmen einer solchen chirurgischen Struktur dieses gemeinsame Fundament repräsentieren?

Besser sollte man fragen, wer soll sich dieser Dienstleistung an der Chirurgie unterziehen? Diese Formulierung soll klarmachen, worum es geht. Es geht nicht darum, den das gesamte Fach „Chirurgie" beherrschenden, allwissenden, omnipotenten Chirurgen der Generation vor uns, sozusagen durch die Hintertür, wieder zu reinthronisieren. Vielmehr geht es darum, einen objektiven Sachwalter oder besser Verwalter dieses Fundamentes zu finden, der sich dieser schwierigen und oft unangenehmen Aufgabe annimmt. Natürlich sollte er eine adäquat breite Ausbildung haben. Er sollte den Blick für das Gesamtfach noch nicht verloren haben, und zudem sollte er einen möglichst großen Teil des Gesamtspektrums „Chirurgie" repräsentieren. Aus meiner Sicht ist unter den derzeitigen Bedingungen dafür der Allgemeinchirurg am besten geeignet. Grundsätzlich kann aber natürlich der Repräsentant jeder Spezialität, soweit er die eben genannte Voraussetzung erfüllt, diese Aufgabe übernehmen. Die Entscheidung, wer nun letztendlich das Fundament repräsentiert, wird wohl von Ort zu Ort unter den besonderen Aspekten der lokalen Gegebenheiten erfolgen müssen. Ich sehe eine solche Organisationsform in großer Ähnlichkeit zum amerikanischen Chairman-System.

Wird ein solches System den Fortschritt in der Chirurgie fördern oder bremsen?

Es wird ihn fördern, weil sich die Chirurgie durch diese Struktur ihren Humusboden erhält, aus dem sich alle – heute so vermeintlich glänzend dastehenden – Spezialisten entwickelt haben. Sie hält sich damit die Möglichkeit offen, auch in Zukunft noch Spezialitäten je nach Bedarf und Notwendigkeit hervorbringen zu können. Wir dürfen nicht so hypertroph sein und bereits heute zu wissen meinen, welche Aufgaben die Chirurgie in Zukunft zu bewältigen haben wird. Wir verhalten uns aber so, wenn wir heute den Spezialitäten-Kanon der Chirurgie ein für allemal festlegen und damit die Entwicklung neuer Spezialitäten behindern. Die Erhaltung eines gemeinsamen Fundamentes ist die sicherste Garantie für eine fortwährende Weiterentwicklung von neuen Spezialitäten, die, wie ja immer wieder betont wird, eine entscheidende Voraussetzung für jedweden Fortschritt in der Chirurgie darstellen.

Lassen Sie mich abschließend noch einen anderen Aspekt kurz ansprechen, der ebenfalls für die weitere Entwicklung der Chirurgie von großer Bedeutung werden wird. Nur eine kräftige, starke, von inneren Zwistigkeiten befreite Chirurgie wird *im Rahmen des Fächerkanons* unserer Fakultäten den ihr gebührenden Platz einnehmen oder verteidigen können. Im Verteilungskampf des Etats sowie der Sach- und Personalmittel innerhalb einer Fakultät kann nur eine starke Chirurgie die für den Fortschritt notwendigen Ressourcen erobern.

Ein gemeinsames Fundament der Chirurgie nimmt niemandem etwas, es stellt aber für alle eine Bereicherung dar. Notwendige Umverteilungen oder Konzentrationen auf wichtige Aufgaben sind jederzeit möglich, Flexibilität ist eine entscheidende Voraussetzung für jeden Fortschritt.

Die chirurgische Weiter- und Fortbildung aus der Sicht des nachgeordneten Arztes – Ergebnisse einer Umfrage

J.R. Izbicki, G. Dornschneider, A. Trupka, S. Morawec, F. Eitel und L. Schweiberer

Chirurgische Klinik und Poliklinik (Direktor: Prof. Dr. L. Schweiberer), Klinikum Innenstadt der Ludwig-Maximilians-Universität München, Nußbaumstraße 20, W-8000 München 2

Einleitung

Eine optimal durchgeführte Operation besteht zu 25% aus manuellem Geschick und zu 75% aus richtiger Entscheidungsfindung (Spencer 1979). Dies ist sehr vereinfacht der Kernsatz, auf den der Begriff der „akademischen Chirurgie" zurückgeführt werden kann, wobei sich die Entscheidungsfindung aus der Interaktion von Wissenschaft, Lehre und interdisziplinärer Arbeit herleitet.

Ohne Vermittlung der manuellen Fertigkeiten verfehlt die Universität ihr Ziel der Ausbildung zum „akademischen Chirurgen". Dies ist ein Kritikpunkt, der häufig von Assistentenseite geäußert wird. Er gewinnt im Bemühen um Qualitätssicherung immer größere Bedeutung, insbesondere in Anbetracht des Wandels der Eingriffshäufigkeit in der Allgemeinchirurgie (Siewert et al. 1990).

Ehe daran gegangen wird, das gegenwärtige System der chirurgischen Weiter- und Fortbildung zu ändern, ist es wichtig, mögliche Schwachpunkte des bisherigen Systems zu identifizieren. Diesem Zweck sollte unsere Fragebogenerhebung dienen, die an Universitätskliniken, akademischen Lehrkrankenhäusern und Krankenhäusern der Grund- und Regelversorgung durchgeführt wurde. Ziele der Erhebung waren:

1. Subjektive Einschätzung der chirurgischen Weiter- und Fortbildung
2. Subjektive Einschätzung der wissenschaftlichen Tätigkeit
3. Subjektige Einschätzung der Lehrtätigkeit
4. Erfassung der persönlichen Ziele.

Material und Methodik

Ein anonymer Fragebogen wurde an zufällig ausgewählte Kliniken verschiedener Versorgungsstufen [Universitätsklinik (Uni) (n = 5 Kliniken), akademisches Lehrkrankenhaus (Akad LKH) (n = 13 Kliniken), Krankenhaus der Grund- und Regelversorgung (G. u. Rv.) (n = 11 Kliniken)] versandt. Angesprochen wurden jeweils sämtliche Oberärzte, Fachärzte, Assistenten in Weiterbildung und Ärzte im Praktikum der jeweiligen Klinik.

Der in 6 Sektionen gegliederte Fragebogen bestand größtenteils aus geschlossenen Fragen, die entweder im Sinne von Alternativfragen oder von Auswahlfragen

L. Schweiberer, J.R. Izbicki (Hrsg.)
Akademische Chirurgie

beantwortet werden konnten. Ein geringerer Anteil rekrutierte sich aus offenen Fragen.[1]

Sektion 1 erfragte neben persönlichen Daten den bisherigen chirurgischen Werdegang und Tätigkeitsbereich. Die Abschnitte 2 und 3 beinhalteten die allgemeine und spezielle chirurgische Arbeitsbelastung sowie die subjektive Qualitätsbeurteilung der vermittelten Weiter- und Fortbildung und der zur Verfügung stehenden Fortbildungsmöglichkeiten. Abschnitt 4 und 5 beschäftigte sich mit wissenschaftlichen Tätigkeiten und dem Lehrbetrieb. Der abschließende 6. Abschnitt erfragte persönliche Ziele und Vorstellungen zu diversen Weiterbildungskonzepten.

Ergebnisse

26 der 30 angeschriebenen Kliniken antworteten und sandten insgesamt 288 ausgefüllte Fragebögen zurück. Dies entspricht einer mittleren Rücklaufquote der Fragebögen von 57%, wobei in Abhängigkeit vom Krankenhaustyp Rücklaufquoten zwischen 51 und 79% erreicht wurden (Tabelle 1 und 2).

Tabelle 1. Rücklauf der Fragebögen nach Kliniken

Klinik	Uni	Akad LKH	G.u.Rv.
Versandt	5	13	11
Zurück	5	12	9
Quote (%)	100	92	82

Tabelle 2. Rücklauf der Fragebögen nach befragten Personen

Personen	Uni	Akad LKH	G.u.Rv.
Versandt	206	215	84
Zurück	104	118	66
Quote (%)	51	55	79

Der Weiterbildungsstand der befragten Personen zum Zeitpunkt der Erhebung ist Tabelle 3 zu entnehmen. Den mit Abstand größten Anteil nehmen Assistenten in Weiterbildung mit 69% ein. Ärzte im Praktikum wurden zur Vereinfachung in dieser Gruppe mitberücksichtigt. Die Geschlechtsverteilung zwischen den Krankenhaustypen war dabei vergleichbar.

Bei den durchlaufenen Abteilungen der jeweiligen Krankenhäuser zeigte sich, daß an den Universitätskliniken der intensivmedizinischen Weiterbildung zur

[1] An der Erstellung dieses Fragebogens war Herr Dr. S. Lullies vom Bayerischen Staatsinstitut für Hochschulforschung und Hochschulplanung, Arabellastraße 1, 8000 München 81, maßgeblich beteiligt. Dafür sei ihm an dieser Stelle ausdrücklich gedankt.

Tabelle 3. Weiterbildungsstand und Geschlecht der befragten Personen

Stand	Uni (n)	Akad LKH (n)	G.u.Rv. (n)
Ass. in WB	70	85	45
FA	11	16	3
OA	22	17	11
Sex			
Männl.	86	100	53
Weibl.	10	15	10

Tabelle 4. Prozentuale Anteile der einzelnen Subdisziplinen an der Weiterbildungszeit

	Durchlaufene Abteilungen (Ärzte in WB) (% der WB-Zeit)		
	Uni %	Akad LKH %	Gu.Rv. %
Allg.	28	50	46
Unfall	10	25	23
Gefäß	5	3	12
Plast.	3	1	0
Thorax	4	1	1
Hand	4	1	0
Amb.	10	12	12
Intens.	23	2	4

Vermittlung pathophysiologischer und notfallmedizinischer Kenntnisse große Bedeutung beigemessen wird. Die mittlere Weiterbildungsperiode lag hier mit 13,7 Monaten signifikant höher als bei den 2 anderen Krankenhaustypen. Relativ machte sie 23% der Weiterbildungszeit aus. Tabelle 4 zeigt weiterhin, daß die Universitätskliniken – nicht unerwartet – ein wesentlich breiteres Spektrum an Subdisziplinen anbieten.

Die Arbeitsbelastung an einer Universitätsklinik war mit durchschnittlich 80,5 Wochenstunden signifikant höher als an Lehr- bzw. Krankenhäusern der Grund- und Regelversorgung. Dies war nicht nur durch eine höhere klinische Belastung bedingt, die im Mittel 7–8 Wochenstunden mehr betrug, sondern auch durch die zusätzlichen Aufgaben in Lehre und Wissenschaft. Interessanterweise verwandten Mitarbeiter der Universitätskliniken im Mittel 2,8 Wochenstunden auf eigene Fortbildung, während in den anderen Krankenhäusern lediglich 1,8 Stunden darauf verwandt wurden. Dieser Unterschied war jedoch statistisch nicht signifikant (Tabelle 5).

Schlüsselte man die Gesamtzahl durchgeführter Operationen nach dem Weiterbildungsjahr auf, so zeigte sich besonders in den ersten 4 Jahren ein deutliches Nachhinken der Operationszahlen in der Universitätsklinik (Tabelle 6).

Tabelle 5. Durchschnittliche Arbeitsbelastung in Stunden ohne Bereitschaftsdienste/Woche in Abhängigkeit des untersuchten Kliniktyps

	Uni	Akad. LKH	G.u.Rv.
Gesamt	80,4	65,5	67,3
Klinik	49,1	42,8	41,1
Wissen.	8,7	0,4	0,4
Lehre	3,7	0,7	0,4
Fortbild.	2,8	2,3	1,8

Tabelle 6. Mittlere Zahl von Elektivoperationen je Weiterbildungsjahr

Gesamtzahl durchgeführter Elektivoperationen nach Weiterbildungsjahr (Mittelwerte)			
Wb.jahr	Uni	Akad. LKH	G.u.Rv.
1*	21	117	98
2*	112	80	113
3*	42	92	84
4**	64	171	213
5*	116	185	115
6*	161	176	230

* n.s. ** $p < 0.04$ einfakt. Varianzanalyse

Tabelle 7. Zeitpunkt der ersten Magenresektion in Abhängigkeit von Kliniktyp

	Uni %	Akad. LKH %	G.u.Rv. %
1. WJ	6	2	5
2. WJ	4	9	18
3. WJ	15	33	41
4. WJ	41	17	22
>4	34	39	14

Tabelle 8. Zeitpunkt der ersten Hüfttotalendoprothese in Abhängigkeit vom Kliniktyp

	Uni %	Akad. LKH %	G.u.Rv. %
1. WJ	6	7	22
2. WJ	9	18	13
3. WJ	9	26	17
4. WJ	23	20	26
>4	53	29	22

Tabelle 9. Überforderung der Assistenten

Bei wieviel OPs fühlten Sie sich, gemessen an Ihrem Ausbildungsstand, überfordert? (Assistenten)			
	Uni %	Akad. LKH %	G.u.Rv. %
0	65	56	68
1	8	5	5
2	8	9	8
3	19	30	9

1 = weniger als 5 OPs/Jahr
2 = mehr als 5 OPs/Jahr
3 = über 10 OPs /Jahr

Dies spiegelte sich auch in den Ergebnissen der Frage wider, in welchem Ausbildungsjahr bestimmte Eingriffe erstmalig durchgeführt wurden: Assistenten der Universitätsklinik führten dabei z.B. die erste Magenresektion oder erste Totalendoprothese der Hüfte im Mittel 1–2 Jahre später durch, als dies Assistenten der anderen Krankenhäuser taten (Tabelle 7 und 8).

Wenngleich Assistenten der Universitätsklinik im Vergleich zu den beiden anderen Krankenhaustypen wesentlich weniger Operationen pro Jahr durchgeführt hatten, so bestanden in der mittleren Weiterbildungszeit bis zum Facharzt erstaunlicherweise keine signifikanten Unterschiede zwischen den untersuchten Krankenhaustypen. In der Universitätsklinik lag sie im Mittel bei 6,4 Jahren, während die Weiterbildungszeit bis zur Erlangung der Bezeichnung „Arzt für Chirurgie" in akademischen Lehrkrankenhäusern bei 6,7 Jahren und in Krankenhäusern der Grund- und Regelversorgung bei 6,0 Jahren lag. Trotz der häufigeren und früheren Ausbildungsoperationen an Nicht-Universitätskliniken hielten die meisten Assistenten unabhängig vom Krankenhaustyp die Anzahl der bisher durchgeführten Operationen im Verhältnis zu ihrem Dienstalter als nicht ausreichend zur Sammlung entsprechender Erfahrung (53–60% der Befragten). Entsprechend wurde die Frage, bei wieviel Operationen sich die Befragten, gemessen am Ausbildungsstand, für überfordert hielten, von 19% der Universitätsassistenten und 30% der Assistenten der Lehrkrankenhäuser dahingehend beantwortet, daß sie sich bei mehr als 10 Operationen pro Jahr überfordert gefühlt hatten (Tabelle 9). Weit über 75% der Befragten aller 3 Kliniktypen beurteilten die Qualität der ihnen zuteil gewordenen Lehrassistenz mit sehr gut oder gut.

Von ganz besonderem Interesse war, welche Möglichkeiten hausinterner chirurgischer Weiter- und Fortbildung von den Befragten genutzt wurden. Hier zeigt sich, daß die hausinterne Bibliothek von 88% der Befragten an der Universitätsklinik als sehr gut bis gut beurteilt wurde, im Vergleich zu 32% der Befragten an akademischen Lehrkrankenhäusern und 23% der Befragten an Krankenhäusern der Grund- und Regelversorgung (Tabelle 10). Erschreckend war, daß 9% der Befragten an akademischen Lehrkrankenhäusern und 37% der Grund- und Regelver-

Tabelle 10. Beurteilung der hausinternen Weiter- und Fortbildungsmöglichkeiten

Biblioth.	Uni %	Akad. LKH %	G.u.Rv. %
Sehr gut	55	6	0
Gut	33	26	23
Erw. Bed.	12	59	40
Nicht vorh.	0	9	37
Videothek			
Sehr gut	20	0	0
Gut	24	3	2
Erw. Bed.	32	40	19
Nicht vorh.	24	57	79

sorgung angaben, nicht über eine Bibliothek zu verfügen. 24% der Befragten an Universitätskliniken, 57% der Befragten an akademischen Lehrkrankenhäusern und 79% der Befragten an Krankenhäusern der Grund- und Regelversorgung verneinten die Existenz einer Videothek.

Bei der Nutzung dieser Möglichkeit zeigte sich, daß die Operationslehre stärker frequentiert wird als das Video, unabhängig von den einzelnen Krankenhaustypen

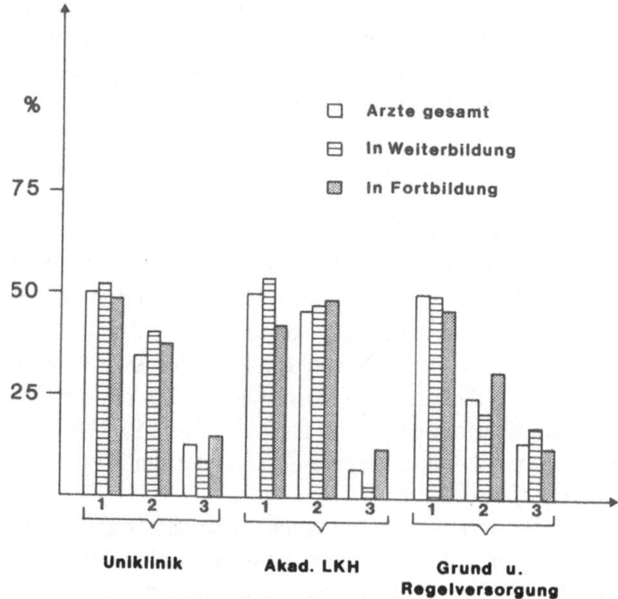

Abb. 1. Nutzung chirurgischer Weiter- und Fortbildungsmöglichkeiten – chirurgische Operationslehre

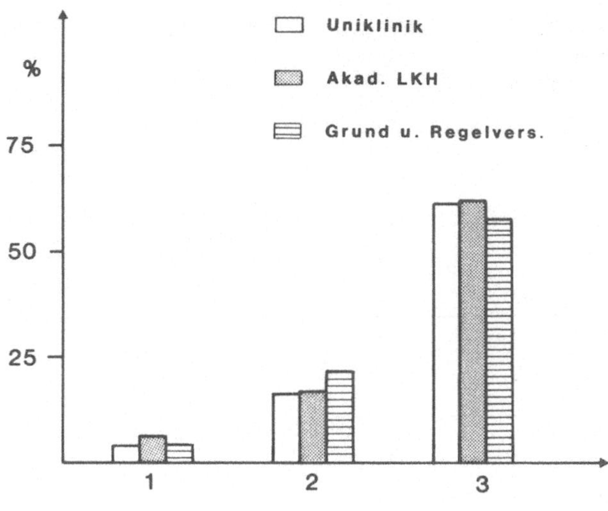

Abb. 2. Nutzung chirurgischer Weiter- und Fortbildungsmöglichkeiten – Video

(Abb. 1 und 2). Diese Medien wurden hinsichtlich ihrer Effektivität wie folgt eingeschätzt: Übereinstimmend wurde die Operationslehre von 96% der Befragten als hilfreich eingeschätzt, im Vergleich dazu das Video, das 75% der Befragten als hilfreich erachteten.

Die Frage nach ausreichender Zeit zur Weiterbildung wurde überwiegend und unabhängig vom Krankenhaustyp mit „nein" beantwortet.

Bei der Befragung bezüglich der Nutzung externer chirurgischer Weiterbildungsmöglichkeiten zeigte sich, daß die externen Workshops, Operationskurse und Kongresse am eifrigsten von den Universitätsassistenten besucht wurden (Tabelle 11). Überraschend war, daß Kongresse unabhängig vom Kliniktyp überwiegend als wenig hilfreich für die chirurgische Weiter- und Fortbildung erachtet wurden (Tabelle 12), während Operationskurse und Workshops von der Mehrzahl der Befragten als effektiv eingestuft wurden. 100% der Befragten an der Universitätsklinik bewerteten den Operationskurs als hilfreich.

Interessanterweise beurteilten immerhin 43% der Befragten in akademischen Lehrkrankenhäusern und 37% der Befragten in Krankenhäusern der Grund- und Regelversorgung die Arbeit auf der Privatstation im Hinblick auf die chirurgische Weiterbildung als nicht effektiv, während dies lediglich bei 18% der Befragten an den Universitätskliniken zu verzeichnen war.

Wissenschaftliche Tätigkeit in irgendeiner Form gaben 95% aller Befragten der Universitätskliniken, 27% der akademischen Lehrkrankenhäuser und 12% der-

Tabelle 11. Nutzung externer Weiter- und Fortbildungsmöglichkeiten (> 1/HJ = mehr als 1 x pro Halbjahr, < 1/HJ = weniger als 1 x pro Halbjahr, < 1/J = weniger als 1 x pro Jahr)

Kongreß	Uni %	Akad. LKH %	G.u.Rv. %
> 1/HJ	74	44	44
< 1/HJ	17	32	32
< 1/J	9	24	24
OP-Kurs			
> 1/HJ	8	4	0
< 1/HJ	39	32	26
< 1/J	53	64	74

Tabelle 12. Beurteilung externer Weiter- und Fortbildungsmöglichkeiten

Kongreß	Uni %	Akad. LKH %	G.u.Rv. %
effektiv	40	39	43
< effektiv	60	51	57
OP-Kurs			
effektiv	100	92	80
< effektiv	0	8	20
Workshop			
effektiv	78	76	87
< effektiv	22	24	13

Krankenhäuser der Grund- und Regelversorgung an. Dabei wurde von 75% der Befragten der Universitätskliniken auf eine Kollision der wissenschaftlichen Tätigkeit mit der klinischen Patientenversorgung hingewiesen, an Lehrkrankenhäusern war dies mit 31% bei signifikant weniger Befragten der Fall. Überwiegend wurde diese wissenschaftliche Tätigkeit in der Freizeit, d.h. nach 20.00 Uhr und am Wochenende durchgeführt. Insgesamt 75% der Befragten wurden für wissenschaftliche Arbeiten nicht freigestellt; lediglich 25% an Universitätskliniken und 27% an Lehrkrankenhäusern konnten diese Frage mit „ja" bzw. „bei Bedarf" beantworten. Hingegen glauben 89% der Befragten an der Universität und 60% an Lehrkrankenhäusern, aus der wissenschaftlichen Betätigung einen Nutzen für die klinische Tätigkeit im Sinne einer Einbringung von wissenschaftlichen Erkenntnissen zu ziehen.

Einer Lehrtätigkeit – überwiegend studentische Ausbildung und Krankenpflegeausbildung – gingen 90% der Befragten an Universitätskliniken, 66% an Lehrkrankenhäusern und 44% an Krankenhäusern der Grund- und Regelversorgung nach. Zwischen 60 und 79% der Befragten verneinten die Frage, ob ihnen ausreichend Zeit zur Unterrichtsvorbereitung zur Verfügung stünde. Entsprechend empfanden 65% der Befragten an Universitätskliniken die Lehrtätigkeit als mäßige oder starke Belastung; dies traf auf 54% der Befragten an akademischen Lehrkrankenhäusern und 61% der Befragten an Kliniken der Grund- und Regelversorgung zu.

Beurteilt man die hausinternen Ressourcen für die Unterrichtsvorbereitung, so wurden diese von 83% der Befragten an Universitätskliniken als gut bis sehr gut eingestuft, dagegen nur von 28% der Befragten an akademischen Lehrkrankenhäusern und 30% der Befragten der Grund- und Regelversorgung.

84% der Befragten an Universitätskliniken zogen einen Nutzen aus der Lehrtätigkeit für die Patientenversorgung im Vergleich zu 81% an akademischen Lehrkrankenhäusern und 52% an Krankenhäusern der Grund- und Regelversorgung.

Diskussion

Die vorliegende Untersuchung sollte im Sinne einer Bestandsaufnahme den Zustand der chirurgischen Weiterbildung in Kliniken der Bundesrepublik Deutschland erfassen. Die Rücklaufquote der versandten Fragebögen ist mit 50–75% akzeptabel und entspricht den Zahlen ähnlicher Untersuchungen aus dem angloamerikanischen Raum (Steele et al. 1989; Ritchie u. Cohn 1980).

Die demographische Ähnlichkeit der „non responder“ mit den Respondern vorausgesetzt, lassen sich folgende Schlußfolgerungen ziehen:

Die Weiterbildung der Hochschulabsolventen zum Chirurgen erfordert eine außerordentliche Motivation, denn eine enorm hohe Arbeitsbelastung ist allen Kliniktypen gemeinsam. Besonders hohe Ansprüche an das persönliche Engagement stellt dabei die Universitätsklinik, die den akademischen Chirurgen neben der Patientenversorgung auch in Forschung und Lehre fordert. So sind über 90% der Befragten an Universitätskliniken zusätzlich in Forschung und Lehre beschäftigt.

Leider wird eine Freistellung z.B. für wissenschaftliche Beschäftigung nur in den wenigsten Fällen gewährt (etwa 25%), so daß diese in der ohnehin geringen Freizeit erfolgen muß. Dies erhebt die Frage, ob nicht ähnlich dem amerikanischen System 1–2 Jahre per se für wissenschaftliche Tätigkeit vorgesehen werden sollten, was zwangsläufig zu einer Verlängerung der Weiterbildungszeit führen würde.

Allgemein erscheint die Anzahl der in der Weiterbildung durchgeführten Lehreingriffe zu klein, so daß die Mehrzahl der Befragten ihrer Meinung nach nicht genügend Erfahrung im operativen Bereich sammeln konnte. Ganz besonders betroffen sind hiervon Assistenten der Universitätskliniken. Dies hat eine häufige Überforderung der jungen Chirurgen zur Folge. Einen Ausweg aus dieser Misere könnten bei der im Verhältnis zur Assistentenzahl zu geringen Anzahl an Weiterbildungseingriffen an einer Universitätsklinik entweder eine zunehmende Etablierung von Trainingsmethoden am Modell (z.B. Nahtkurse am Tierdarm, Operationskurse an der Leiche) (Barnes 1987; Stotter et al. 1986) (s. auch Beitrag Waldner, S. 257) oder aber auch die Ableistung einer gewissen Zeit der Weiterbildungsperiode an Krankenhäusern der Grund- und Regelversorgung darstellen; dies hat sich im angloamerikanischen Sprachraum durch eine teilweise Weiterbildung der Universitätschirurgen an den Veterans Administration Hospitals bewährt (Ritchie u. Cohn 1980).

Die Tatsache, daß Kongresse als wenig hilfreich erachtet wurden, erhebt die Forderung nach einer praxisnäheren Gestaltung derartiger Veranstaltungen. Erstaunlicherweise erfährt das Ausbildungsmedium Video noch keine besonders hohe Akzeptanz, ähnlich wie bereits von Steele et al. 1989 konstatiert, so daß die Operationslehre weiterhin häufig in Anspruch genommen wird. Das Video erscheint jedoch didaktisch wertvoller und sollte deshalb auch in seiner Akzeptanz verbessert werden. Hierzu zählt auch die Einrichtung hausinterner Videotheken.

Schlußfolgerungen

1. Das System der chirurgischen Weiterbildung bedarf einer grundlegenden Änderung, um dem Idealbild des akademischen Chirurgen näherzukommen.
2. Das Training der manuellen Fertigkeiten ist bislang insbesondere an den Universitätskliniken unterrepräsentiert und bedarf einer dringlichen Aufwertung.
3. Als Auswege könnten dienen:
   - Durchführung eines Teiles der chirurgischen Weiterbildung außerhalb der Universitätsklinik an Häusern der Grund- und Regelversorgung zum Erwerb operativer Erfahrung,
   - zunehmende Etablierung von Operationskursen in der Weiterbildung am Tiermodell, an der Leiche oder am Phantom.
4. Die Einführung von Wissenschaftsjahren sollte die ungünstige Kollision mit der klinischen Tätigkeit vermindern helfen.
5. Verbesserung der Ausbildungsmedien Video – Bibliothek – Kongresse.

Danksagung: Wir möchten allen Kliniksdirektoren und Chefärzten sowie den an der Erhebung sich beteiligenden Assistenten und Oberärzten der angeschriebenen Krankenhäuser und Kliniken an dieser Stelle für ihre Mitarbeit danken.

Literatur

Barnes RW (1987) Surgical handicraft: Teaching and learning surgical skills. Am J Surg 153:422–427

Ritchie WP, Cohn LH (1980) Surgical residencies reviewed by surgical residents – analysis of American general surgical training programs by the trainees. Surgery 88:315–325

Siewert JR, Bollschweiler E, Hempel K (1990) Wandel der Eingriffshäufigkeit in der Allgemeinchirurgie. Chirurg 61:855–863

Spencer FC (1979) Competence and compassion: Two qualities of surgical excellence. Bull Am Coll Surg 64:15–22

Steele RJC, Logie JRC, Munro A (1989) Technical training in surgery – The trainee's/view. Br J Surg 76:1291–1293

Stotter AT, Becket AJ, Hansen JPR, Capperauld I, Dudley HAF (1986) Simulation in surgical training using freeze dried material. Br J Surg 73:52–54

Beispiele für die interdisziplinäre Arbeit

Chirurgische Pathologie und Onkologie

P. Hermanek

Chirurgische Universitätsklinik Erlangen, Maximiliansplatz, W-8520 Erlangen

Chirurgische Pathologie ist definiert als jener Teil der Pathologie, der sich mit der mikroskopischen (histologischen und zytologischen) Untersuchung von Biopsien und Operationspräparaten beschäftigt, der also einer ärztlich-diagnostischen Tätigkeit für den lebenden Patienten, einer „pathology of the living", entspricht (Hermanek 1986). Für die Chirurgie, ganz besonders für die chirurgischische Onkologie, ist die chirurgische Pathologie in ihrem Wirken und in der entsprechenden klinisch-pathologischen Forschung von entscheidender Bedeutung.

Pathologie und Klinik

Daß die chirurgische Pathologie und die hiermit verbundene klinisch-pathologische Forschung der Zusammenarbeit mit den klinischen Fächern bedarf, steht außer Diskussion. Mackenzie (1970) hat diesbezüglich prägnant formuliert:

Mistakes arise when pathologists report on slides in isolation without adequate knowledge of the clinical picture. An ivory tower is dangerous place ...

An allen Kliniken bemühen sich die Chirurgen um eine möglichst intensive Zusammenarbeit mit ihren Pathologen. Die Realisierung ist weitgehend davon abhängig, ob die Partner den modernen Anforderungen angepaßt sind (Hermanek 1988):

Der heutige Kliniker sollte
- bereit sein, seine Therapie auf der Basis mikroskopischer Befunde zu planen und durchzuführen,
- mit den Grundzügen der Histopathologie vertraut sein,
- pathologische Befunde kritisch beurteilen,
- die Grenzen der bioptischen Diagnostik kennen und akzeptieren.

Der heutige Pathologe muß
- im Endoskopieraum und Operationssaal den Mittelpunkt seiner Tätigkeit sehen,
- mit klinischen Problemen vertraut sein,
- seine Verantwortlichkeit für klinische Entscheidungen zu tragen bereit sein.

Der chirurgische Pathologe kann heute nicht Einzelgänger sein, er muß vielmehr bereit und fähig sein, sich in das Team behandelnder Ärzte einzureihen.

L. Schweiberer, J.R. Izbicki (Hrsg.)
Akademische Chirurgie

Schreiber (1988) hat die Beziehungen zwischen Pathologie und Chirurgie für den speziellen Fall der chirurgischen Onkologie in klassischen Worten formuliert.

Der Pathologe stellt die Diagnose und damit die Weichen für alle weiteren klinischen, vor allem chirurgischen Entscheidungen. Durch die Differenzierung seiner Befunde nimmt er verbindlichen Anteil an der onkologischen Therapie, d.h. der Pathologe ist heute auch Therapeut, er steht am Operations- oder Endoskopietisch, zwar unsichtbar, aber gleichwohl realistisch neben dem Chirurgen. Er führt ihm gleichsam die Hand.

Daß diese Zusammenarbeit noch unterschiedlich verwirklicht ist, soll nicht verschwiegen werden. Aber mit Schreiber (1988) glauben wir, daß diese „interdisziplinäre Verbindlichkeit noch wachsen und breiten Einzug in die Klinik gewinnen wird", einfach weil sie zu besseren Behandlungsergebnissen führt.

Struktur der klinischen Onkologie

Die klinische Onkologie berührt eine Vielzahl von Disziplinen. Ihre Struktur ist schematisch in Abb. 1 in Anlehnung an die psychologischen Schemata von Wieland Wagner (1952) dargestellt. In der horizontalen Reihe sind die diagnostischen Fächer, in der vertikalen Reihe die unterschiedlichen Therapiemodalitäten ersichtlich. Im Schnittpunkt steht die Pathologie. All dies wiederholt sich in der Zeit, in Form der Nachsorge nach Ersttherapie. Die Tumordokumentation erfaßt diesen

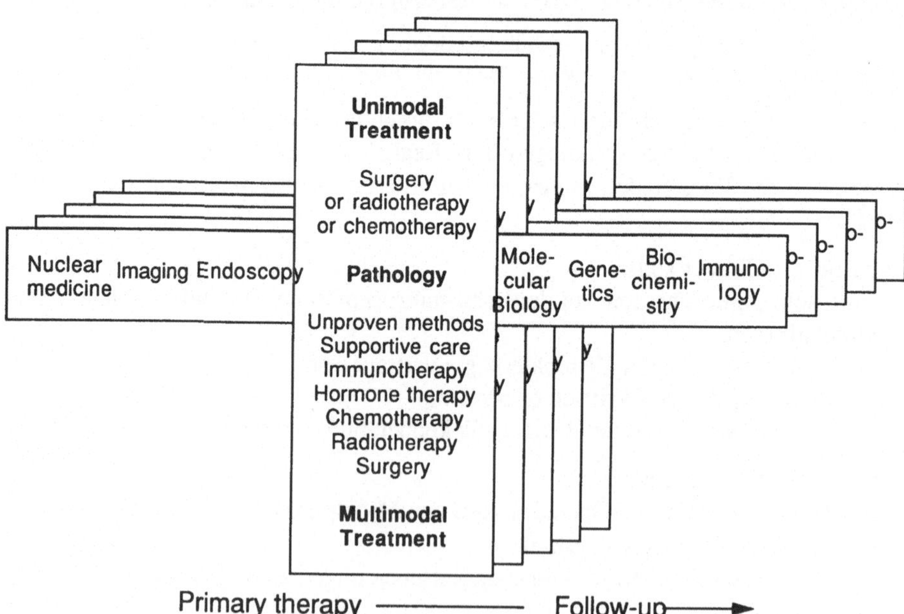

Abb. 1. Struktur der klinischen Onkologie: Diagnostische Methoden (*waagrechter Balken*) und therapeutische Möglichkeiten (*senkrechter Balken*) bei primärer Therapie und Krankheitsverlauf

zeitlichen Ablauf und stellt eine unabdingbare Voraussetzung nicht nur für die Erfassung der Behandlungsergebnisse und damit die Qualitätskontrolle, sondern insbesondere auch für die klinische Krebsforschung dar (Gall et al. 1986).

Sieben Thesen zur interdisziplinären Zusammenarbeit in der klinischen Onkologie

Die Abb. 1 zeigt den Umfang und die Differenzierung des heute gefragten onkologischen Wissens und Könnens und begründet die erforderliche zunehmende Spezialisierung wie auch die damit einhergehende Notwendigkeit der Intensivierung der interdisziplinären Zusammenarbeit. Daß diese ohne Zweifel auch Probleme bietet, zeigt die Erfahrung, und wir müssen uns fragen, wie die interdisziplinäre Zusammenarbeit verbessert werden kann. Dazu sollen sieben Thesen vorgestellt werden.

These 1: Interdisziplinäre Zusammenarbeit erfordert einen „Primus inter pares"

Ein solcher ist notwendig, weil bei unterschiedlichen Meinungen *einer* eine verantwortliche Entscheidung treffen muß und weil für den Patienten eine Bezugsperson erforderlich ist. Es soll eine „Schaltstelle der Therapiestrategie" (Herfarth 1983) vorhanden sein. Welches Fach diesen „Primus inter pares" stellt, hängt vom Lebensalter des Patienten und vom Typ und der Lokalisation des Tumors ab. Im Kindesalter wird der pädiatrische Onkologe, bei Lymphomen und Leukämien der internistische Onkologe der „Primus inter pares" sein. Bei soliden Tumoren im Erwachsenenalter liegt die Verantwortung je nach Tumorlokalisation beim Chirurgen, Gynäkologen, Urologen, Hals-Nasen-Ohrenarzt, Neurochirurgen etc.

These 2: Um als Primus inter pares tätig zu werden, ist eine entsprechende Ausbildung erforderlich

Der Chirurg, der die „Schaltstelle der Therapiestrategie" ausfüllen soll und will, muß nicht nur eine auf Tumortherapie konzentrierte und hierauf spezialisierte Chirurgie beherrschen, sondern auch Kenntnisse über die allgemeine Pathologie und Pathophysiologie der Geschwülste, die Möglichkeiten unterschiedlicher Therapiemodalitäten und ihrer Kombinationen, Epidemiologie, Nachsorge und Biostatistik verfügen (Linder 1979). Dies entspricht dem Konzept der „Surgical Oncology", wie es in den angelsächsischen Ländern seit Jahrzehnten verstanden wird (Scanlon 1976; Raven 1977; Mc Kenna u. Murphy 1981) und wie es auch in Europa zunehmend propagiert und auch realisiert wird (Hermanek u. Gall 1979; Herfarth 1983; Gall et al. 1986; Mattheiem 1989; Veronesi 1989).

These 3: Planung und Durchführung der onkologischen Therapie müssen unter Berücksichtigung histopathologischer Befunde erfolgen

Zu den wichtigsten Fortschritten der onkologischen Therapie gehört die Individualisierung und Differenzierung des Vorgehens, die Therapie nach Maß. „Moderne Krebstherapie ist individualisierte Krebstherapie" (Hermanek u. Gall 1979). Wesentlich sind hierbei Histomorphologie und (möglichst mikroskopisch bestimmte) anatomische Ausbreitung des Tumors (Staging). Diese „histologie- und stadiengerechte Krebstherapie" (Hermanek u. Gall 1979; Gall et al. 1986; Hermanek 1987) erfordert die ständige aktive Mitarbeit des Pathologen. In Abb. 1 steht daher im Mittelpunkt des Strukturschemas der klinischen Onkologie die Pathologie, entsprechend der Formulierung von Mittermayer (1990), der von der Pathologie als „wichtigstem Mittler zwischen diagnostischen und therapeutischen Fächern" sprach.

These 4: Multimodale Therapie ist ein Fortschritt, jedoch nur bei strenger Patientenselektion

Im Rahmen des Ausbaus der interdisziplinären Zusammenarbeit wurde besonderer Wert auf die multimodale Therapie gelegt. Es steht außer Zweifel, daß multimodale Behandlungsverfahren zu Fortschritten in der klinischen Onkologie geführt haben. Aber es muß ebenso klar ausgesprochen werden, daß in vielen Fällen die Gefahr einer Übertherapie besteht und daß für die Indikation zur multimodalen Therapie strenge Selektionskriterien erforderlich sind. Multidisziplinäre Therapie in jedem Fall, wie das von manchen Seiten propagiert wurde und wird, bedeutet falsch verstandene interdisziplinäre Zusammenarbeit. Nichts verhindert diese mehr, als wenn die einzelnen Vertreter der verschiedenen therapeutischen Disziplinen bei der Frage nach der Indikation ihrer Methode stets ja sagen.

These 5: Interdisziplinäre Zusammenarbeit kann in unterschiedlichen Organisationsmodellen verwirklicht werden

Die Realisierung der interdisziplinären Zusammenarbeit in der klinischen Onkologie bedarf keiner zentralistischen Regelung, sollte vielmehr in ihrer Organisation der jeweiligen örtlichen Entwicklung, den lokalen Bedingungen und den verfügbaren Personen angepaßt werden. Neben den multidisziplinären onkologischen Konferenzen, onkologischen Schwerpunkten und Tumorzentren ist an größeren Krankenhäusern und Universitätskliniken auch die Einrichtung spezieller onkologischer Stationen und von onkologischen Abteilungen oder Sektionen zu erwägen. Im Ausland haben sich als Zentren hochspezialisierter Behandlung und klinischer Forschung auch Krebskrankenhäuser (Cancer Hospitals) bewährt, insbesondere dann, wenn hierbei auch Institutionen für Grundlagenforschung (einschließlich experimenteller Krebsforschung) integriert sind.

These 6: Erfolgreiche interdisziplinäre Zusammenarbeit erfordert das Wissen um ihre Notwendigkeit und die daraus resultierende Bereitschaft zur Kooperation

Interdisziplinäre Zusammenarbeit kann nicht erfolgreich sein, wenn sie befohlen wird, wenn sie lediglich aufgrund von Dienstanweisungen erfolgt. Sie hängt auch viel weniger von der Organisationsform ab als davon, daß die beteiligten Kollegen davon überzeugt sind, daß interdisziplinäre Zusammenarbeit notwendig ist und daß sie zur Kooperation bereit sind.

These 7: Voraussetzungen erfolgreicher interdisziplinärer Zusammenarbeit sind die vier K: Kompetenz, Konstanz, Kürze in Diskussion, Kritikakzeptanz

Interdisziplinäre Zusammenarbeit kann nur dann erfolgreich sein, wenn die Beteiligten kompetent sind, über entsprechend fundiertes Wissen und Können verfügen. Wesentlich ist eine gewisse Konstanz des Teilnehmerkreises, z.B. darf der Pathologe oder der Radiotherapeut nicht ständig wechseln, sondern muß längere Zeit regelmäßig zur Verfügung stehen. Jeder Beteiligte muß sich in seinen Ausführungen *kurz fassen*. Konsilien oder onkologische Konferenzen durch lange Reden und Selbstdarstellung zu verlängern, ist gefährlich, denn Zeit ist gerade das, was für jeden Mangelware ist. Letztlich kann interdisziplinäre Zusammenarbeit nur dann verbessert werden, wenn jeder bereit und fähig zur *Kritik* ist, selbstkritisch seine Ansichten vertritt und Kritik von anderer Seite, so sie fundiert ist, auch zu akzeptieren bereit ist. Mit starren Personen, die von ihrer Ansicht nicht abgehen und ihre eigenen Methoden ohne Selbstkritik als das „Alleinseligmachende" ansehen, kann eine interdisziplinäre Zusammenarbeit keine Erfolge bringen.

Zukunftsaspekte

Das pathologische und onkologische Sachwissen wird durch die weitere Entwicklung, insbesondere neue Methoden, auch in Zukunft rasant zunehmen. Diagnostik und Therapie in der klinischen Onkologie werden sich weiter differenzieren und zunehmende Spezialisierung erfordern. Damit zugleich wird die interdisziplinäre Zusammenarbeit eine immer wichtigere Notwendigkeit. Interdisziplinäre Zusammenarbeit fällt keinem in die Wiege, jeder einzelne muß sich um ihre Intensivierung und Verbesserung ständig bemühen, jeder einzelne muß sich hierbei selbst immer mehr als Teil eines onkologischen Teams verstehen. Erfolgreiche klinische Praxis und klinische Forschung wird zunehmend nur in Teamwork und in interdisziplinärer Zusammenarbeit möglich sein.

Literatur

1. Gall FP, Hermanek P, Tonak J (Hrsg) (1986) Chirurgische Onkologie. Histologie- und stadiengerechte Therapie maligner Tumoren. Springer, Berlin Heidelberg New York Tokyo
2. Herfarth C (1983) Chirurgische Onkologie. Langenbecks Arch Chir 361:43–47
3. Hermanek P (1986) Chirurgische (klinische) Pathologie. Ärztliche Notwendigkeit und wissenschaftliche Aufgabe. Fortschr Med 104:181–184
4. Hermanek P (1987) The relationship between surgeons and pathologists in treating cancer. Eur J Surg Oncol 13:85–87
5. Hermanek P (1988) Endoscopy and pathology. Surg Endosc 2:251–255
6. Hermanek P, Gall FP (1979) Grundlagen der klinischen Onkologie. Witzstrock, Baden-Baden Köln New York
7. Linder F (1979) Diskussionsbemerkung bei Diskussionsforum / Panel discussion Modell einer onkologischen Kooperation in der Chirurgie. Langenbecks Arch Chir 348:14
8. Mackenzie DH (1970) The differential diagnosis of fibroblastic disorders. Blackwell, Oxford Edinburgh
9. Mattheiem W (1989) 1939–1989 From oncologic surgery to surgical oncology. Eur J Surg Oncol 15:471–472
10. Mc Kenna RJ, Murphy GP (1981) Fundamentals of surgical oncology. Macmillan, New York
11. Mittermayer C (1990) Die Pathologie in Aachen. Verh Dtsch Ges Pathol 74:XXXII–XLIII
12. Raven RW (1977) Principles of surgical oncology. Plenum Medical, New York
13. Scanlon EF (1976) The evolution of surgical oncology. Cancer 37:58–61
14. Schreiber HW (1988) Zusammenarbeit zwischen Pathologie und Chirurgie in der Onkologie. II. Teil: Aus der Sicht des Chirurgen. Verh Dtsch Ges Pathol 72:381–386
15. Veronesi U (ed) (1989) Surgical oncology. A European Handbook. Springer, Berlin Heidelberg New York Tokyo
16. Wagner W (1952) Das Parsifalkreuz. Ein psychologisches Schema. Programmheft Parsifal der Bayreuther Festspiele 1952. [Abdruck auch in: Panofsky W (1964) Wieland Wagner. Carl Schünemann, Bremen]

Gastroenterologie

J.R. Siewert

Chirurgische Klinik der Technischen Universität München (Direktor: Prof. Dr. J.R. Siewert), Klinikum rechts der Isar, Ismaningerstraße 22, W-8000 München 80

Die Verselbständigung der Methode „Chirurgie" ist erst vor gut 200 Jahren erfolgt. Eigentlich hat sie erst vor gut 100 Jahren durch das Schaffen Billroths wirklich eigenständige, wissenschaftliche und akademische Bedeutung erlangt. In diesen vergangenen 100 Jahren hat die Chirurgie eine vehemente Entwicklung genommen. Sie wurde immer spezieller und damit automatisch immer organbezogener. Stand zunächst die Methode „Chirurgie" im Vordergrund, rückte in der weiteren Entwicklung mehr und mehr das Organ ins Zentrum. Solange sie sich orientiert am Organ differenzierte und letztendlich auch aufteilte, war ihre Entwicklung unproblematisch. Dies, weil eine sehr ähnliche Entwicklung parallel dazu auch in der konservativen Medizin stattfand. Das bedeutet, daß der Organspezialist jeweils seinen operativen bzw. konservativen Partner behielt. Das primär methodisch bedingte Wechselspiel zwischen operativer und konservativer Medizin blieb erhalten. Parallel zur Entwicklung der Gastroenterologie in der konservativen Medizin entwickelte sich in der Chirurgie der Bereich der Abdominalchirurgie oder besser der gastroenterologischen Chirurgie als Herzstück der sog. Allgemeinchirurgie.

Die Kooperation zwischen diesen beiden Teilbereichen der Gastroenterologie hat eine lange Tradition. Vor gut 50 Jahren galt die Gründung der Deutschen Gesellschaft für Verdauungs- und Stoffwechselkrankheiten bereits diesem Ziel. Sie vereinigt alle an der Gastroenterologie interessierten Disziplinen, also auch Chirurgen und Internisten, und versammelt sie alljährlich zu einem gemeinsamen Kongreß und damit zu gemeinsamer Diskussion. Spätestens seit den 70er Jahren vereinen interdisziplinäre Symposien Chirurgen und Internisten zu gemeinsamer Diskussion. Eine ganze Buchreihe im Springer-Verlag widmet sich dieser Kooperation. Genug Foren sind also für die Diskussion und Abstimmung vorhanden.

Eine besondere Blüte erlebten diese interdisziplinären Symposien in den 70er Jahren. Neue revolutionäre Medikamente – erinnert sei vor allen Dingen an die H2-Blocker, aber auch an die oral zu verabreichenden Gallensäurepräparate oder die synthetisch hergestellten gastrointestinalen Hormone – führten zu einer intensiven Diskussion zwischen Chirurgen und Internisten. Es wurde vehement um die Indikationsstellung gerungen. Retrospektiv gesehen ging es in diesen Symposien nicht um eine grundsätzliche Neufestlegung der Indikation, vielmehr eher um quantitative Verschiebungen der Grenzen zwischen konservativer und operativer Medizin. Die innere Medizin blieb in diesen Jahren noch bei ihren traditionellen, vorwiegend medikamentösen Therapieprinzipien, nur waren diese sehr viel potenter geworden. Das alte Grundprinzip, nur solche Patienten zu operieren, die

L. Schweiberer, J.R. Izbicki (Hrsg.)
Akademische Chirurgie

konservativ nicht erfolgreich zu behandeln waren, wurde im Prinzip nicht angetastet. Lediglich die Quantität der Operationen änderte sich. Je besser die konservative Therapie wurde, desto weniger Operationen wurden notwendig.

In den letzten Jahren hat sich nun gezeigt, daß diese traditionellen Kooperationsformen offenbar nicht ausreichen, die Probleme der 90er Jahre allseits befriedigend zu lösen. In der Gastroenterologie sind wie in keinem anderen Fach die Grenzen zwischen operativer und konservativer Therapie durchlässig geworden. Die Internisten sind durch die Entwicklung der modernen Endoskopie weit invasiver, ja chirurgischer geworden und mit ihren Indikationsstellungen und Therapieprinzipien weit in traditionell chirurgische Gebiete vorgedrungen. Erwähnt sei nur die endoskopische Papillotomie, die Ösophagusvarizensklerosierung, die Therapie der Choledocholithiasis usw. Die Chirurgie auf der anderen Seite ist durch die Entwicklung insbesondere laparoskopischer und thorakoskopischer Operationstechniken weit weniger invasiv, ja miniinvasiv geworden. Hier seien v.a. die laparoskopischen Therapieverfahren, wie Cholezystektomie, Vagotomie und Antirefluxchirurgie, genannt. Von beiden Seiten aus wird derzeit in jeweils scheinbar gesicherte Indikationsbereiche des jeweils anderen Fachs hineingestrebt. Die Grauzone zwischen beiden Gebieten ist wesentlich breiter geworden. Die Grenzen müssen völlig neu gezogen werden; die Therapieevaluation beginnt völlig von neuem.

Einige wenige Beispiele sollen diese Probleme illustrieren:

Gänzlich offen und entsprechend umkämpft ist derzeit die Indikationsstellung in der Behandlung der *Cholezystolithiasis.* Eine Fülle konkurrierender Verfahren wird angeboten und steht für den Patienten verwirrend zur Auswahl:

Medikamentöse Litholyse, Stoßwellenlithotrypsie, endovesikale Lyse bzw. Steinzertrümmerung, Cholezystotomie mit Steinextraktion, laparoskopische Cholezystektomie, Minicholezystektomie in Lokalanästhesie, Short-stay-Cholezystektomie und schließlich die offene Cholezystektomie. Eine klare Indikationsstellung für diese verschiedenen Therapieverfahren gibt es derzeit kaum. Ihre Erarbeitung kann nur erfolgen, wenn das gesamte Krankengut aller Gallensteinkranken zumindest eines Klinikums gemeinsam erfaßt und einheitlich diagnostiziert wird. Es ist derzeit z.B. ganz offen, ob der krampfhafte Kampf um die Erhaltung der Gallenblase überhaupt lohnt und wer – wenn schon eine Indikation gesehen wird – die Cholezystotomie ausführen soll. Ist dies bereits ein chirurgisches oder noch gerade ein internistisches Verfahren? Für den Bereich unseres Klinikums haben wir mit unserem gastroenterologischen Partner die A. cystica als klare anatomische Grenzlinie zwischen der Chirurgie und der inneren Medizin festlegt. Ferner ist offen, ob in Anbetracht der schonenden und effektiven Therapie der laparoskopischen Cholezystektomie auf Dauer semiinvasive Verfahren, wie z.B. die Stoßwellenlithotrypsie, überhaupt noch ihren Platz behaupten können. Gemeinsame Bemühungen sind auch gefragt, um die Therapie der Choledocholithiasis zu ordnen. Welchen Stellenwert hat z.B. das therapeutische Splitting in der Therapie der Cholelithiasis? Eine aufgeschlossene, vorurteilsfreie und auch von merkantilen Gesichtspunkten freie Kooperation wird hier eine entscheidende Voraussetzung sein.

Art und Zeitpunkt der Chirurgie im Rahmen der Behandlung der Ulkusblutung ist umstrittener denn je. Dies, obwohl in chirurgischen Statistiken die Risikogruppe der blutenden Ulcera duodeni und ventriculi gut beschrieben ist. Sie sind – wie wir wissen – an den anatomischen Problemzonen „postpylorische Bulbushinterwand" und „subkardiale kleine Kurvatur" gelegen. Hier erscheint eine rechtzeitige, nicht vorzeitige, chirurgische Therapie sinnvoll. Diese hat sich dann nur auf die „Entschärfung" der Blutungsquelle zu richten, ohne gleichzeitige Ausführung einer überflüssigen Vagotomie. Nur wenn das gesamte Krankengut der blutenden Ulzera von Internisten und Chirurgen gemeinsam gesehen und initial behandelt wird, wird sich die richtige Indikation zur chirurgischen Therapie erarbeiten lassen.

Die Therapie der *akuten Pankreatitis* ist unter dem Eindruck der offenbar doch sehr viel häufigeren biliären Genese erneut in Bewegung geraten. Dringend steht die Frage zur Klärung an, ob eine möglichst frühzeitige endoskopische Papillotomie den weiteren Verlauf einer akuten Pankreatitis günstig beeinflussen kann oder nicht. Auch hier ist nur ein Fortschritt zu erreichen, wenn über die bereits laufenden prospektiven Studien hinaus in den Kliniken Vorsorge getroffen wird, daß alle Patienten mit akuter Pankreatitis von Anbeginn an gleichzeitig von Internisten und Chirurgen gesehen werden. Auch die weitere Therapie der akuten Pankreatitis sollte eine gemeinsame Aufgabe werden. Das rechtzeitige Erkennen von Nekrosen und das chirurgische Handeln zum Zeitpunkt der eingetretenen Infektion dieser Nekrosen ist zwar theoretisch gut belegt, stößt aber in der Praxis immer noch auf organisatorische Probleme.

Eine quantitativ immer bedeutender werdende Erkrankung ist die *akute Divertikulitis*. Bei keinem anderen Krankheitsbild ist die unterschiedliche Indikationsstellung zwischen konservativer und operativer Medizin so offenkundig. Entscheidet sich ein Patient mit einer akuten Divertikulitis, eine internistisch-gastroenterologische Klinik aufzusuchen, so wird er konservativ behandelt und nur im Falle von Komplikationen operiert. Frühestens nach Eintritt von 2 oder 3 Rezidiven darf mit einem chirurgischen Konsil gerechnet werden. Entscheidet sich der Patient dagegen für eine Aufnahme in einer chirurgischen Klinik, wird eine Operation sehr frühzeitig erwogen und meist noch während des ersten stationären Aufenthaltes im Intervall ausgeführt. Mit einer rechtzeitigen Resektion des krankmachenden und erkrankten Sigmas kann diese Erkrankung geheilt werden.

Es kann auf Dauer nicht hingenommen werden, daß der gastroenterologisch kranke Patient mit der Methode behandelt wird, die dem jeweils konservativen oder operativen Gastroenterologen gerade zur Verfügung steht. Die Entscheidung, an der Pforte eines Klinikums sich der konservativen oder operativen Disziplin zuzuwenden, darf nicht über die Art der Therapie entscheiden. Die Verfahrenswahl hat sich an objektiven Fakten zu orientieren.

Aus dem Gesagten ergbibt sich, daß für die notwendige Neuorientierung im Hinblick auf Indikationsstellung und Verfahrenswahl in der Gastroenterologie die bewährten Kommunikationsformen offenbar nicht mehr ausreichen. Neue Wege müssen beschritten werden. Diese müssen zu einer engeren Quervernetzung zwischen der operativen und internistischen Gastroenterologie führen. Eine derartige Horizontalvernetzung ist zumindest unter 2 Aspekten wünschenswert:

- einmal zur Verbesserung der klinischen Forschung; hier insbesondere im Hinblick auf die Erarbeitung sicherer Kriterien für die Indikationsstellung zu den verschiedenen modernen Therapieverfahren,
- zum anderen zum Wohle der gastroenterologischen Patienten. Unter geeigneten organisatorischen Bedingungen könnte jeder Patient die seiner Erkrankung adäquate Therapie zum richtigen Zeitpunkt und möglichst zielstrebig erhalten.

Was ist unter Quer- bzw. Horizontalvernetzung in der Gastroenterologie zu verstehen?

Eine solche Vernetzung müßte sich in erster Linie auf die alltäglichen Organisationsformen beziehen und sollte beinhalten:

- die gemeinsame Nutzung diagnostischer Methoden, in erster Linie der *Endoskopie*. Gemeinsame Nutzung meint, daß endoskopierende Chirurgen und Internisten mit dem gleichen Gerätepark in den gleichen Räumen tätig werden. Natürlich sollte eine solche gemeinsame Endoskopie, wenn immer möglich, auch räumlich möglichst gleich günstig an beide Kliniken angebunden sein. Jeder Arzt endoskopiert seinen Patienten. Ein Informations- und Know-how-Transfer ist aber jederzeit ohne Überwindung räumlicher oder organisatorischer Hindernisse möglich.

Eine solche Lösung hätte noch einen weiteren, künftig wohl immer wichtiger werdenden Vorteil. Durch Schaffung *interdisziplinärer Endoskopien* könnte die Entstehung eigenständiger Abteilungen für Endoskopie am sichersten verhindert werden. Eigenständige Abteilungen für Endoskopie würden eine 3. Einheit zwischen Chirurgie und innerer Medizin darstellen und die organisatorischen Probleme durch die Entstehung neuer Schranken und Hindernisse eher verschlimmern.

- Von besonderer Wichtigkeit wäre die *Schaffung einer gemeinsamen Aufnahmestation*. Alle Patienten mit primär nicht eindeutig chirurgischer oder internistischer Erkrankung könnten – insbesondere im akuten Notfall – auf dieser Station zunächst einmal aufgenommen, weiter diagnostiziert und initial behandelt werden. Organisatorisch würde eine derartige Station von operierenden und internistischen Gastroenterologen gemeinsam betrieben. Nach Abschluß der gemeinsamen Diagnostik und nach gemeinsamer Indikationsstellung könnte die konservative oder operative Therapie dann in der jeweiligen Klinik durchgeführt werden.
- Eine wichtige Voraussetzung für eine quervernetzte Gastroenterologie wäre die *Schaffung einer gemeinsamen Dokumentation*. Nur durch die gemeinsame Erfassung des gesamten gastroenterologischen Krankengutes eines Klinikums können die oben aufgezeigten wichtigen Probleme vorangetrieben werden.

Diesen aufgezeigten Entwicklungen müssen die chirurgischen Kliniken Rechnung tragen. Die *Zukunft der gastroenterologischen Chirurgie* wird von der Lösung zweier wichtiger Aufgaben abhängen:

- der Integration neuer gastroenterologischer Methoden wie Endoskopie, Laparoskopie, Sonographie etc.,
- der Horizontalöffnung bzw. der Horizontalvernetzung, d.h. der engen Kooperation mit der internistischen Gastroenterologie.

Gelingt es nicht, die genannten modernen Methoden in die gastroenterologische Chirurgie zu integrieren, werden methodisch geprägte eigenständige Einheiten entstehen, die sich zwischen der konservativen und der operativen Medizin ansiedeln werden. Zwangsläufig werden derartige eigenständige Einheiten die für die Weiterentwicklung der Gastroenterologie so dringend notwendige enge Kooperation zwischen operativer und konservativer Gastroenterologie erschweren. Die Kooperation zwischen konservativer und operativer Gastroenterologie ist nicht zuletzt deswegen so wichtig, weil beide Gebiete gleiche Erkrankungen und gleiche Patienten behandeln.

Endokrinologie

H.D. Röher

Chirurgische Klinik A, Heinrich-Heine-Universität, Moorenstraße 5, W-4000 Düsseldorf

Anspruch

Das nutzbringende Zusammenwirken verschiedener medizinischer Fachdisziplinen beweist sich in einer abgewogenen Entscheidungsfindung für rationellen Untersuchungsaufwand im Interesse verläßlicher Diagnosesicherung und einer Therapiewahl von größtmöglicher Verläßlichkeit und Erfolgsaussicht für den individuellen Patienten. Dabei erfüllt der fortgesetzte „lebendige" Dialog mit Informationsrückkoppelung über Positiv- und Negativresultate die Aufgabe der konstruktiven Kontrollfunktion zugunsten eines das Ergebnis verbessernden Methodenwandels.

Soweit die Anforderung an eine „Gruppenleistung", deren Erfordernis zeitgemäß aus der Einsicht erwächst, daß angesichts einer beschleunigten Kenntniserweiterung der Einzelne (Fachvertreter) nur noch in Anteilen wirkungsvoll und aktuell beizutragen vermag.

Für die Erkrankungen endokriner Drüsen, in deren Behandlung der Chirurg eingebunden ist, sind die unverzichtbaren „interdisziplinären" Verbindungen in Tabelle 1 wiedergegeben. Die Entscheidungskontakte haben naturgemäß wechselweise eine unterschiedliche Frequenz, auf keinen Fall aber eine Rangigkeit. Für das Gesamtgebiet der Endokrinologie und innerhalb dessen wiederum für die eher zahlenmäßig überwiegenden Routinebehandlungen (z.B. Schilddrüse) gibt es durchaus jedoch dominierende Bilateralität auf der Grundlage multidisziplinär erarbeiteter diagnostischer und therapeutischer Strategien von anhaltender Gültigkeit.

Tabelle 1. Endokrine Chirurgie: Interdisziplinarität

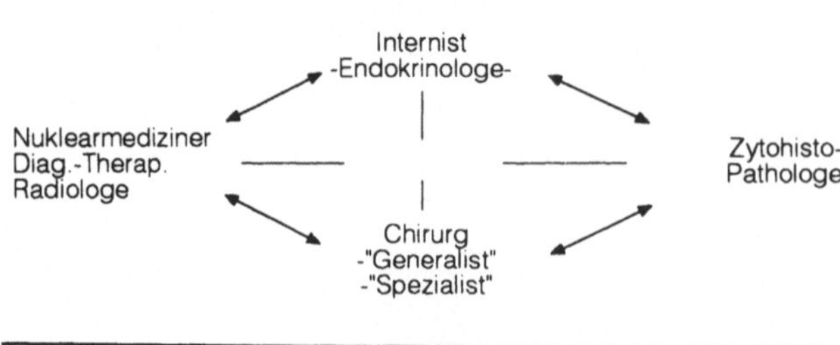

L. Schweiberer, J.R. Izbicki (Hrsg.)
Akademische Chirurgie

Um so mehr aber erfordert der differenzierte „Einzelfall" das unmittelbare mehrseitige Zusammenwirken mit erschöpfender Nutzung der jeweiligen Fachkompetenz für eine „individualisierte" Urteilsbildung. Wichtigste Zielgrößen der Entscheidungsfindung sind, ob einer konservativ medikamentösen, evtl. radiologischen oder aber operativen Therapie der Vorzug zu geben ist; ob es einer risikomindernden oder erfolgsbegünstigenden pharmakologischen Vorbehandlung bedarf; welche Eingriffsart nach Zugangsweg und organbezogener oder darüber hinausreichender Radikalität angezeigt ist; welche erfolgssichernde Ergänzungsbehandlung unverzichtbar oder empfehlenswert ist; und schließlich wann, durch wen und womit die Kontrollüberwachung zu erfolgen hat (Tabelle 2).

Tabelle 2. Interdisziplinäre Entscheidungskontakte

Hausarzt Endokrinologe Chirurg	konservativ operativ	Vorbehandlung
Nuklearmediziner Chirurg Zytohistopathologe	Eingriffs-	Strategie Ausmaß
Endokrinologe Chirurg Nukl.Med./Radiologe Pathologe	Nachsorge	Adjuvante Therapie

Aufgabe

Die Übersicht des eigenen endokrin-chirurgischen Krankengutes aus einem Zeitraum von 5 Jahren erlaubt in etwa zu extrapolieren, mit welcher Häufigkeit die vertiefte interdisziplinäre Kooperation in die Pflicht genommen ist. Aus dieser Sicht trifft es zu für ca. ⅓ des Schilddrüsenkrankengutes (Überfunktion, Malignität), für ca. die Hälfte der Hyperparathyreoidismuspatienten (primäre und sekundäre Hyperplasie, familiäre und MEN-Erkrankungen, Malignität), in ganzem Umfang für Nebennieren- und GEP-Systemerkrankungen (Abb. 1).

Für den fachübergreifenden Dialog einer sachdienlichen Entscheidungsfindung müssen den kompetenten Vertretern der beteiligten Disziplinen wenigstens Grundkenntnisse der Verfügbarkeit und Leistungsfähigkeit von diagnostischen Methoden und therapeutischen Verfahren gemeinsam bekannt sein. Dieses Basiswissen erstreckt sich im Falle endokriner Erkrankungen auf die Diagnosesicherung unter funktionellen Aspekten (Tabelle 3), auf lokalisatorische Maßnahmen unter Einsatz bildgebender und funktionstopographischer Szintigraphieverfahren sowie auf die Wertigkeit zyto- und histomorphologischer Untersuchungen (Tabelle 4). Daraus resultieren fundierte Voraussetzungen für Entscheidungen häufig komplexer therapeutischer Konsequenzen, im Kern letztlich jedoch der indikatorischen Abwägung zwischen konservativer oder operativer Verfahrenswahl (Tabelle 5).

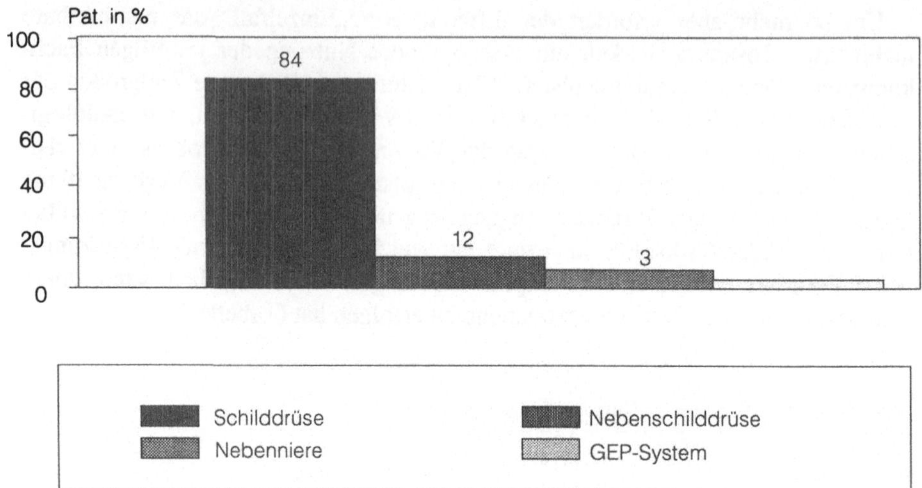

Abb. 1. Endokrine Chirurgie (Düsseldorf 4/86–6/91, n = 2759 Patienten)

Tabelle 3. Endokrine Chirurgie: Diagnostik

Klinik	Subjektives Beschwerdebild Objektive Symptome
Funktion	– *Hormon* – ⟨ Exzeß / Defizit ⟩ Analyse – *Provokationstests*
Folgen	Elektrolythaushalt Eiweißstoffwechsel Glukosestoffwechsel Säuresekretion etc.

Tabelle 4. Endokrine Chirurgie: Diagnostik-II

Imaging – BGV –	• Sonographie CT; MRT	Morphologie Lokalisation
	• Szintigraphie-	Funktions- topographie
Zytohisto- pathologie (Immun-)	• Morphologie – Funktion – Dignität – Stating – Grading	

Tabelle 5. Endokrine Chirurgie: Therapie

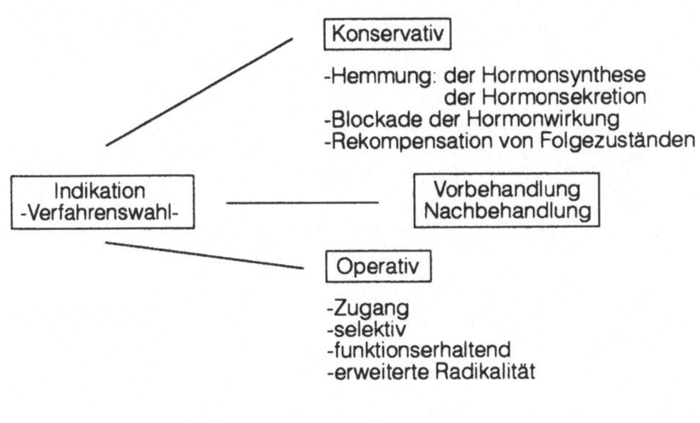

Beispiel:
Eindrucksvoller als auf theoretischen Erwägungen basierende Forderungen vermögen die Kasuistik einer 72jährigen Patientin und die daraus hervorgegangenen Weiterungen für zusätzliche Familienangehörige (hereditäre Erkrankung: MEN-II-Syndrom) die interdisziplinäre Zusammenarbeit zu unterstreichen. Der internistische Endokrinologe diagnostiziert einen primären Hyperparathyreoidismus. Der Nuklearmediziner entdeckt gleichzeitig einen „kalten Solitärknoten" der Schilddrüse. Intraoperativ findet sich eine Mehrdrüsenerkrankung der Nebenschilddrüsen (Parathyreoideahyperplasie), die zu subtotaler Resektion veranlaßt. Gleichzeitig wird der Schilddrüsensolitärknoten wegen Malignitätsverdachts durch Hemithyreoidektomie entfernt. Der Pathologe sichert die Diagnose eines C-Zellkarzinoms. Somit liegt der Verdacht des Vorliegens eines MEN-II-Syndroms nahe. Dieser „Indexfall" gibt dem Endokrinologen wiederum das Signal für weiterführende Diagnostik zu Nachweis oder Ausschluß eines Phäochromozytoms bei der betroffenen Patientin (negativ), aber auch gleichzeitig zum Screening bislang nicht erkennbar erkrankter weiterer Familienmitglieder. Entdeckt wurden bei der 50jährigen Tochter durch erhöhte Werte der Serumcalcitonin- und Serum-CEA-Bestimmung ebenfalls ein C-Zellkarzinom und weiterhin durch gesteigerte Urinkonzentration von Vanillinmandelsäure ein Phäochromozytom, das mittels MIBG-Szintigraphie in einseitiger Manifestation lokalisiert werden kann. Die Patientin kann bei subjektiv noch ungestörtem Gesundheitsempfinden aufgrund des Zufallsbefundes der dringend gebotenen zweizeitigen radikalen chirurgischen Behandlung zugeführt werden. Schließlich wird das identische Screening der einzig noch vorhandenen Enkelin bzw. Tochter (3. Generation) eingeleitet (Tabelle 6). Ein beredter Beleg für konsequentes interdisziplinäres Zusammenwirken von Internist, Chirurg, Nuklearmediziner und Pathologe anhand klinisch manifester Einzelerkrankung zur Diagnoseerweiterung durch Zusatzbefunde, bis schließlich zu präklinischer Erfassung einer familiär gehäuften Mehrdrüsenerkrankung und sich danach logischerweise noch anreihender genetischer Beratung.

Ausführung

Funktionierende interdisziplinäre Zusammenarbeit gewährleistet gemeinsame Erarbeitung und Einhaltung von am aktuellen Wissensstand orientierten Untersuchungs- und Behandlungskonzepten. Regelmäßige Kolloquien und Konferenzen

Tabelle 6. Beispiel interdisziplinärer Kooperation: (Pat. L.K., w., geb. 1919)

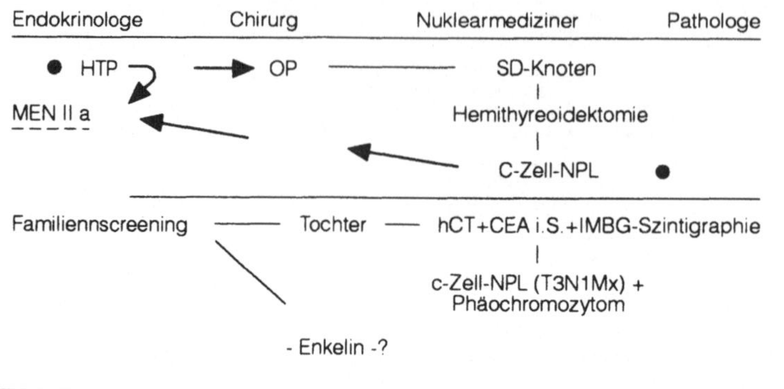

(persönliche Begegnung in der Argumentation) dienen der Anpassung und Erneuerung aus fortschreitender Entwicklung. Solche Konsensuskonzepte sind anerkannte Rahmenbedingungen für den größten Teil der zu versorgenden Patienten. Sie schließen weitestmöglich für den Patienten die durch nichts gerechtfertigte „Zufälligkeit" aus, dort einseitig behandelt zu werden, wo er gerade erstmalig Rat sucht. Überweisung und erschöpfend informative Befundweitergabe erreichen den anderen Fachvertreter, der nicht zur Auftragserfüllung („Vollzugsgehilfe") reduziert sein darf, sondern aus intimer Kenntnis durch Sachverstand konstruktiv die Erreichung des gemeinsamen Ziels mit gebotener Verläßlichkeit garantiert. Der „besondere" Ausnahme- oder Risikofall erfordert den persönlichen Kontakt im Konsil ohne und mit „praesentia algroti" oder die regelmäßige multidisziplinäre Konferenz mit abwägendem Für und Wider im lebendigen Meinungsaustausch kompetenter Fachvertreter. Dadurch gleichermaßen gewährleistet sind die optimierte Entscheidungsfindung für Primär- oder Ergänzungsbehandlung des individuellen Patienten und als nutzbringende Vervielfältigung die Informationsverbreitung an den teilnehmenden ärztlichen Nachwuchs (Tabelle 7).

Tabelle 7. Interdisziplinäre Zusammenarbeit (I)

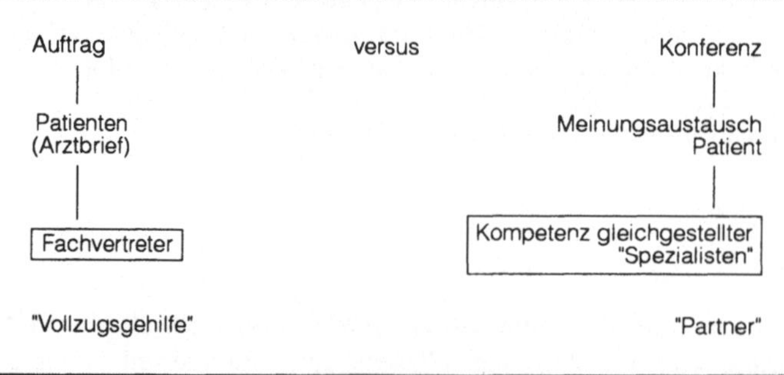

Intensivmedizin

A. Encke

Klinik für Allgemeinchirurgie (Direktor: Prof. Dr. A. Encke), Klinikum der Universität, Theodor-Stern-Kai 7, W-6000 Frankfurt 70

Die Intensivmedizin ist kein eigenes Spezialgebiet, sondern entsprechend der Definition der Deutschen Interdisziplinären Vereinigung für Intensiv- und Notfallmedizin (DIVI) ein integraler Bestandteil der ärztlichen Tätigkeit in vielen klinischen Fächern, so auch in der Chirurgie und vielen ihrer Spezialgebiete [1].

In der modernen chirurgischen Universitätsklinik werden zunehmend operative Risikoeingriffe bei extrem jungen und alten Menschen, Kranken mit vorbestehenden Organschädigungen, ausgedehnten Karzinomen oder Mehrfachverletzungen sowie kardiochirurgischen und transplantationsbedürftigen Organerkrankungen durchgeführt. Siewert schätzt ihren Anteil allein in der Allgemeinchirurgie bis zum Jahre 2000 auf ca. 30% der Eingriffe [2]. Schwerpunkte der heutigen chirurgischen Intensivmedizin sind dementsprechend der chirurgische Notfall (Blutung, Ileus, Peritonitis), große Eingriffe in der Bauch-, Thorax-, Herz- und Gefäßchirurgie, der schwere Unfall und das Polytrauma sowie Komplikationen der chirurgischen Behandlung, in erster Linie die Sepsis und der Ausfall einzelner oder mehrerer Organe.

Die eigentliche intensivmedizinische Problematik mündet dabei unabhängig von der Grunderkrankung stets in die gleiche pathophysiologische Endstrecke mit dem Versagen einzelner oder mehrerer Organfunktionen.

Aus mehreren Gründen ist eine effiziente Intensivmedizin nur durch eine enge interdisziplinäre Zusammenarbeit möglich:

1. Der einzelne Fachspezialist ist mit der Behandlung der gesamten intensivmedizinischen Problematik überfordert.
2. Die moderne Intensivtherapie erfordert eine methodisch aufwendige, nur interdisziplinär optimal und ökonomisch nutzbare Technik.
3. Der hohe personelle Aufwand und die ungenügende Rekrutierung von Pflegepersonal zwingen uns, die vorhandenen Pflegekräfte optimal einzusetzen. Dies, ebenso wie die prinzipiell gleiche Überwachungstechnik, lassen es auch sinnvoll erscheinen, Intensivüberwachung und Intensivbehandlung organisatorisch zusammenzufassen. Die Einteilung in „chirurgische Wachstation" und anästhesiologische Intensivbehandlungseinheit („Beatmungsstation") entspricht nicht mehr der Realität. Allerdings erscheint es logistisch wünschenswert, für die „normale" Überwachung nach größeren elektiven Eingriffen sog. „intermediatecare"-Einheiten zu schaffen.

L. Schweiberer, J.R. Izbicki (Hrsg.)
Akademische Chirurgie

Elektive und notfallmäßige Risikoeingriffe erfordern für einen optimalen operativen Erfolg die Expertise und Kooperation des Anästhesisten und des Chirurgen. Dies trifft in ähnlicher Weise für die postoperative und posttraumatische Intensivphase zu. Allerdings erscheint es unsinnig, aus dem Primat des Operateurs im Operationssaal sozusagen als Ausgleich ein Primat des Anästhesisten in der postoperativen Intensivmedizin abzuleiten. Nur der Operateur kann in Kenntnis des Operationssitus und seines durchgeführten Eingriffes die individuelle Gefährdung des Patienten durch lokale Komplikationen richtig einschätzen. Der Anästhesist auf der anderen Seite vermag u.U. respiratorische und kardiozirkulatorische Probleme bereits in der operativen Phase vorauszusehen und im postoperativen Verlauf besser einzuordnen. Diese Beispiele sollen die notwendige Partnerschaft in der postoperativen Intensivphase unterstreichen. Der Patient erwartet von uns zu Recht in seiner Behandlung Kompetenz, Kontinuität und Konsens.

Die Notwendigkeit einer sachlichen Zusammenarbeit in der Intensivmedizin, in unserem Bereich vorzugsweise der Chirurgie und Anästhesie, wird denn auch von niemandem mehr bestritten. Zankapfel ist vielmehr die personelle und organisatorische Struktur – und dies nicht ohne Grund.

Das intensivmedizinische Krankengut der chirurgischen Universitätsklinik bildet einen ganz wesentlichen Anteil der klinischen und klinisch-experimentellen Forschung. Für die klinische und wissenschaftliche Ausbildung unserer Mitarbeiter ist es deshalb gleichermaßen essentiell. Dies hat erfreulicherweise die jüngere Chirurgengeneration auch voll erkannt. Die Arbeit auf der Intensivstation gilt nicht mehr als unattraktive, nicht-operative Zeit, sondern wird in meiner Erfahrung von allen Mitarbeitern sehr genutzt.

Wenn wir uns auf der anderen Seite auch in Zukunft Anästhesisten als Partner wünschen, die nicht nur Narkose machen, sondern pathophysiologisch mitdenken und ihre speziellen Kenntnisse und Erfahrungen mit einbringen, dürfen wir diese unsererseits nicht von der Intensivmedizin ausschließen.

Die Universitätskliniken unterscheiden sich mit ihrem intensivmedizinischen Krankengut von den Krankenhäusern der Grund- und Regelversorgung, die 75% aller Krankenhäuser darstellen, einen Gesamtanteil von immerhin knapp 40% der vorhandenen Intensivbettenkapazität betreiben, aber letztlich doch nur über einen durchschnittlichen Anteil von 2,9% interdisziplinärer Intensivbetten an ihrer Gesamtbettenzahl verfügen [3].

Nach Größe und Krankengut lassen die Universitätskliniken in der Regel die Einrichtung fachspezifischer eigener Intensivüberwachungs- und -behandlungsstationen durchaus realistisch erscheinen. Nach einer bundesweiten Erhebung der Verwaltung der Mainzer Universitätskliniken aus dem Jahre 1985 betrug der durchschnittliche Intensivbettenanteil in den Universitätskliniken 7,3%, in der Chirurgie 12,1% [4]. Diese Umfrage spiegelt aber kaum die exakten gegenwärtigen Verhältnisse wider und bedarf einer aktuellen Überprüfung, auch unter Berücksichtigung der konkreten Bettenkapazität (notwendige Bettenschließungen) und des zukünftigen Bedarfs. Innerhalb solcher fachspezifischer Intensivstationen erscheint eine ständige und kompetente Führung notwendig. Dies führt uns zum

Problem: Wer soll die chirurgische Intensivstation, wer die interdisziplinäre operative Intensivstation verantwortlich führen?

Gleichgültig, welches Organisationsprinzip angestrebt wird, müssen eine kontinuierliche und kompetente ärztliche Leitung garantiert sein. Dies wiederum setzt einen entsprechenden Qualifikationsnachweis voraus. Die Gefahr, die Chirurgen und Anästhesisten dabei gleichermaßen droht, ist die Intensivmedizin als verselbständigtes eigenes Spezialgebiet zu verlieren. Eine gewisse Tendenz dazu besteht bereits in unseren Nachbarländern. In der Schweiz und in den USA wird Chirurgen, Anästhesisten und Internisten die Möglichkeit einer zusätzlichen intensivmedizinischen Weiterbildung mit entsprechender Qualifikation geboten. Dieser Weg erscheint auch in unserem Lande unumgänglich, um die von uns allen formulierten Ansprüche auf die Intensivmedizin mit entsprechender persönlicher Qualifikation auszufüllen.

Die Verselbständigung der Intensivmedizin als eigenes Fach- oder Teilgebiet würde bedeuten, daß wir unsere Patienten in einer besonders kritischen Phase an Dritte delegieren müssen, die – vielleicht exzellente Experten in der Erkennung und Behandlung bestimmter pathophysiologischer Störungen – mit zunehmender Dauer ihrer Tätigkeit keinen direkten Bezug mehr zur Problematik des Grundleidens und der Weiterentwicklung des jeweiligen Fachgebietes haben.

Wir haben uns deshalb innerhalb der Fachgebiete, die in der Deutschen Interdisziplinären Vereinigung für Intensivmedizin (DIVI) vertreten sind, seit geraumer Zeit um die Definition eines Qualifikationsnachweises „Intensivmedizin" bemüht [5]. Diese wird derzeit von allen Fachgebieten mitgetragen und beinhaltet im wesentlichen eine zusätzliche 2jährige Weiterbildung in „Intensivmedizin" nach vorheriger Facharztanerkennung. Diese zusätzliche Weiterbildung wird abgeschlossen mit einer praktischen und theoretischen Prüfung. Ein entsprechendes sehr strenges Vorbild existiert bereits in Form des European Diploma of Intensive Care Medicine [6]. Gegenwärtig finden Gespräche zwischen Anästhesisten und Chirurgen statt, um möglichst einen gemeinsamen inhaltlichen Katalog für die „operative Intensivmedizin" zu erarbeiten. Andererseits hat die Bundesärztekammer einen Entwurf vorgelegt, der diese „fakultative Zusatzweiterbildung" getrennt für die Fächer Anästhesie, Chirurgie und innere Medizin in der neuen Weiterbildungsordnung verankern soll [7]. Auch hier ist an eine 2jährige spezielle Weiterbildung mit einem ausführlichen, allerdings für alle 3 Fächer weitgehend übereinstimmenden Katalog vorgesehen.

Ich habe darauf verzichtet, Ihnen die interdisziplinäre Arbeit in der Intensivmedizin anhand klinischer Beispiele, die Sie alle aus der täglichen Praxis kennen, darzustellen. Es kam mir vielmehr darauf an, neben der Begründung der Notwendigkeit einer interdisziplinären Zusammenarbeit auch Vorschläge zu unterbreiten, wie diese mit Inhalt angefüllt werden kann. Dies erscheint einmal notwendig, um den erreichten hohen Stand der modernen Intensivmedizin auch jedem Patienten zukommen zu lassen und mit deren ständiger Weiterentwicklung Schritt halten zu können. Andererseits muß Kollegen, die sich diesem wichtigen Teil unseres Faches mit besonderer Verantwortung langfristig oder auf Dauer widmen wollen, eine vernünftige berufliche Perspektive geboten werden.

Literatur

1. Empfehlungen der DIVI zum Inhalt der Weiterbildung in Intensivmedizin (1988) Mitt Dtsch Ges Chir 17:100–101
2. Siewert JR (1989) Entwicklungstendenzen in der Chirurgie aus der Sicht des Allgemeinchirurgen. Inform Berufsverb Dtsch Chirurgen 28 [Suppl]
3. Intensivbetten in der Bundesrepublik (1988) Institut für Medizinische Statistik Frankfurt a.M.
4. Umfrage „Intensivmedizin-Betten an deutschen Universitätskliniken" der Universitätsverwaltung Mainz vom 14. 10. 1985
5. Encke A (im Druck) Die zukünftige Stellung der Intensivmedizin in der Chirurgie. Inform Berufsverb Dtsch Chirurgen 1992
6. Burchardi H (1991) Die Weiterbildung in der Intensivmedizin aus nationaler und internationaler Sicht. 1. Deutscher Interdisziplinärer Kongreß für Intensivmedizin, Hamburg, Nov. 1991
7. Entwurf der Bundesärztekammer zur neuen Muster-Weiterbildungsordnung. Deutscher Ärztetag 1992, Köln

Wissenstransfer in die klinische Chirurgie

Experimentelle Chirurgie

K. Meßmer und A. Baethmann

Institut für Chirurgische Forschung (Direktor: Prof. Dr. K. Meßmer), Klinikum Großhadern der LMU München, Marchioninistraße 15, W-8000 München 70

Die Einrichtung der ersten Abteilungen für Experimentelle Chirurgie in Köln und München erfolgte, um der Chirurgie eine von der traditionellen Grundlagenforschung unabhängige experimentelle Basis zu schaffen. Dies war erforderlich, da aufgrund der Spezialisierung der medizinischen Grundlagenfächer wesentliche Methoden zum Studium der Pathophysiologie zunehmend verloren gingen [1]. Für das Experiment in der Chirurgie ist jedoch unerläßlich, daß die Wechselwirkungen zwischen den Organen und den integrativen Systemen erfaßt, analysiert und bewertet werden. Diese Wechselwirkungen können in vitro und bei alleiniger Anwendung von Methoden aus der Grundlagenforschung nicht untersucht werden, sie erfordern das Experiment am Tier, oft am Großtier, was heute in den Grundlagenfächern relativ selten möglich ist.

Die experimentelle Chirurgie stellt eine Brücke dar zwischen Grundlagenforschung und Klinik, wobei entscheidend ist, daß diese Brücke in beiden Richtungen begangen wird. Aufgabe der experimentellen Chirurgie ist, aktuelle Fragen aus der Klinik in wissenschaftliche Konzepte und Experimente umzusetzen [2].

Stellung der experimentellen Chirurgie

Welche Stellung soll die experimentelle Chirurgie innerhalb der Chirurgie einnehmen? Meinungen und Fakten hierzu sind unterschiedlich. Erstens, nicht an allen medizinischen Fakultäten ist die experimentelle Chirurgie institutionalisiert. Zweitens, mehrheitlich bestehen neben den 5 Lehrstühlen für experimentelle Chirurgie weisungsgebundene Abteilungen innerhalb chirurgischer Kliniken.

Unseres Erachtens soll die experimentelle Chirurgie eine selbständige Einrichtung sein und von einer Persönlichkeit geleitet werden, die sich in der chirurgisch-experimentellen Forschung international profiliert hat. Daß dieses Konzept erfolgreich sein kann, haben Professor Walter Brendel und Mitarbeiter in München gezeigt. Aus der von Rudolf Zenker initiierten Experimentellen Abteilung im Operationsbunker der Chirurgischen Klinik in der Nußbaumstraße hat sich das bezüglich Ausstattung und Funktionalität modellhafte Institut für Chirurgische Forschung in Großhadern entwickelt, wobei die Zahl der Planstellen seit 1962 von 3 auf heute 40 angestiegen ist.

Von entscheidender Bedeutung für das Gedeihen der experimentellen Chirurgie ist die Freiheit in der Wahl der Forschungsthemen und Schwerpunkte, wobei die

L. Schweiberer, J.R. Izbicki (Hrsg.)
Akademische Chirurgie

Forschungsrichtungen der klinischen operativen Disziplinen wie anderer lokaler Institutionen zu berücksichtigen sind. Unerläßlich ist die Bereitschaft und Fähigkeit der experimentellen Chirurgen zur interdisziplinären Zusammenarbeit. Diese kann sich jedoch nicht auf chirurgische Fächer beschränken, sondern muß alle an der perioperativen Therapie beteiligten Disziplinen, wie Anästhesiologie, Intensivmedizin, Immunologie und Biomedizin, einschließen.

Institut für Chirurgische Forschung der Ludwig-Maximilians-Universität

In Tabelle 1 sind die Aufgaben zusammengefaßt, die wir uns selbst gestellt haben. Die experimentelle Chirurgie muß international wettbewerbsfähige klinikbezogene Projektforschung betreiben. Dies setzt voraus, daß Forschungskonzepte langfristig und kontinuierlich, d.h. mit einem eigenen Mitarbeiterstab verfolgt werden können. Dabei setzen wir den Schwerpunkt in der problemorientierten Forschung, weshalb viele Fragestellungen aus der chirurgischen Pathophysiologie kommen.

Erfolgreiche interdisziplinäre Zusammenarbeit ist nur möglich, wenn der experimentelle Chirurg in seinem Spezialgebiet Experte ist und ein ständig aktualisiertes, breites methodisches Repertoire vorhält, so daß er den klinischen Partnern das für ihre eigenen Fragestellungen erforderliche Know-how zur Verfügung stellen kann oder rasch zu beschaffen vermag.

Wie nehmen wir im Institut für Chirurgische Forschung diese Aufgaben wahr?

Tabelle 1. Aufgaben und Ziele des Instituts für Chirurgische Forschung

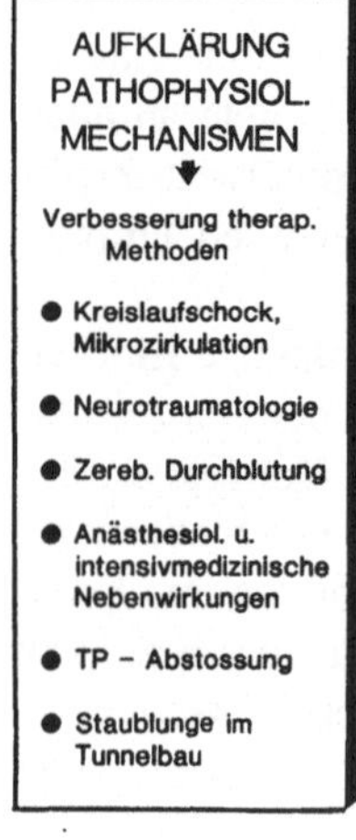
AUFKLÄRUNG PATHOPHYSIOL. MECHANISMEN
↓
Verbesserung therap. Methoden

- Kreislaufschock, Mikrozirkulation
- Neurotraumatologie
- Zereb. Durchblutung
- Anästhesiol. u. intensivmedizinische Nebenwirkungen
- TP – Abstossung
- Staublunge im Tunnelbau

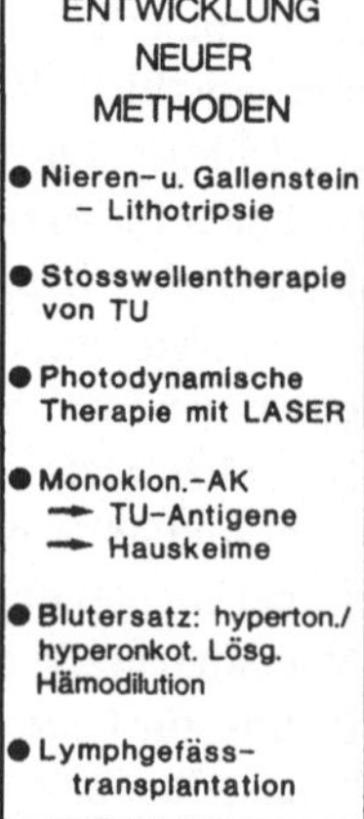
ENTWICKLUNG NEUER METHODEN

- Nieren- u. Gallenstein – Lithotripsie
- Stosswellentherapie von TU
- Photodynamische Therapie mit LASER
- Monoklon.-AK → TU-Antigene → Hauskeime
- Blutersatz: hyperton./ hyperonkot. Lösg. Hämodilution
- Lymphgefäss-transplantation

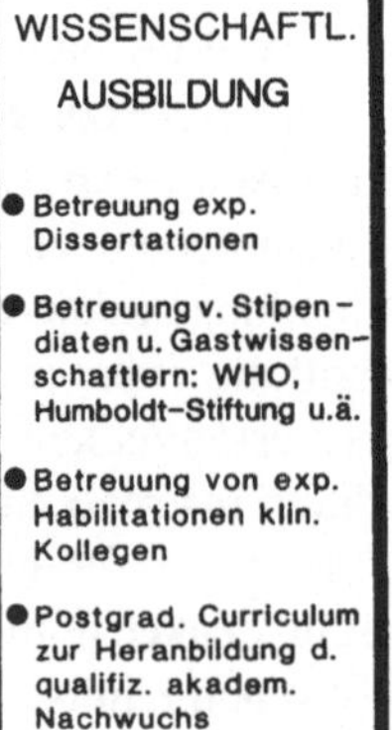
WISSENSCHAFTL. AUSBILDUNG

- Betreuung exp. Dissertationen
- Betreuung v. Stipendiaten u. Gastwissenschaftlern: WHO, Humboldt-Stiftung u.ä.
- Betreuung von exp. Habilitationen klin. Kollegen
- Postgrad. Curriculum zur Heranbildung d. qualifiz. akadem. Nachwuchs

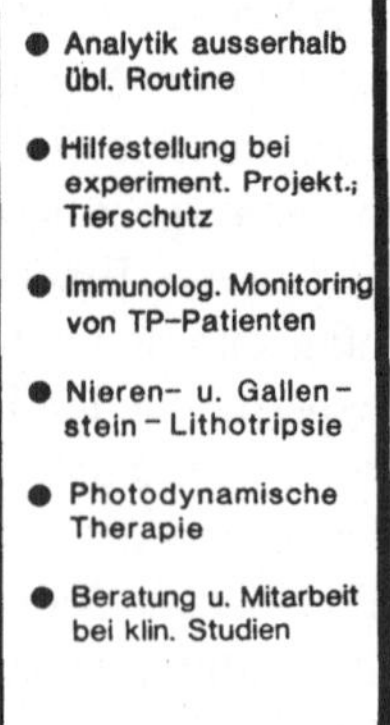
DIENSTLEISTUNGEN FÜR DIE KLINIK

- Analytik ausserhalb übl. Routine
- Hilfestellung bei experiment. Projekt.; Tierschutz
- Immunolog. Monitoring von TP-Patienten
- Nieren- u. Gallenstein – Lithotripsie
- Photodynamische Therapie
- Beratung u. Mitarbeit bei klin. Studien

Unser Ziel ist, durch Aufklärung pathophysiologischer Mechanismen zu helfen, die Behandlung chirurgischer Patienten zu optimieren. Wir befassen uns auch mit neuen Methoden, engagieren uns in der Vermittlung von Spezialwissen und erbringen Dienstleistungen für klinische Einrichtungen.

Entscheidende Voraussetzung für den Transfer von Wissen ist das von den Mitarbeitern des Instituts garantierte breite Spektrum, erkennbar an der Zahl und Gruppierung der Forschungsprojekte: Im Jahre 1989/90 wurden 91 Projekte mit den Schwerpunkten Kreislauf/Mikrozirkulation, Transplantation und Neurochirurgische Forschung bearbeitet. ⅓ der Projekte wurde von institutseigenen, ⅓ in Kooperation mit klinischen Arbeitsgruppen und ⅓ von klinischen Arbeitsgruppen in eigener Verantwortung innerhalb des Institutes durchgeführt [2].

Zum Thema „Entwicklung neuer Methoden" zwei Stichworte: die Lithotripsie von Nieren-, Gallen- und Speichelsteinen sowie das Konzept der „Small-Volume-Resuscitation" für die primäre Schocktherapie und Behandlung von Mikrozirkulationsstörungen. Außerdem prüfen wir neue Methoden aus der Grundlagenforschung und validieren diese für die Anwendung beim Patienten.

Nachwuchsförderung

Wissenstransfer ist das Grundelement für die Heranbildung eines qualifizierten Nachwuchses. Hier ist die experimentelle Chirurgie auf dem Prüfstand: Studenten, die am Institut eine experimentelle Arbeit durchführen, arbeiten entweder innerhalb eines Teams oder alleine unter Fachaufsicht. Dabei genügt es nicht, die Doktoranden zu einer qualifizierten Promotion zu führen, sondern wir leiten sie an, daß sie ihre Forschungsergebnisse auf Fachkongressen eigenständig vertreten können. So haben z.B. 5 unserer Doktoranden ihre Ergebnisse beim 5th World Congress for Microcirculation 1991 in Louisville, USA, vorgetragen, nachdem sie in einem internationalen Wettbewerb Travel-grants von wissenschaftlichen Gesellschaften erhalten hatten. Auf diese Weise versuchen wir, die internationale Kommunikation zu fördern, die im vereinten Europa für den akademischen Nachwuchs von existentieller Bedeutung sein wird [3].

Einen besonders nachhaltigen Transfer von Wissen und Erfahrung erhoffen wir über die Betreuung von Habilitanden zu erzielen. In den letzten 10 Jahren haben 33 Habilitanden ihre experimentelle Arbeit am Institut für Chirurgische Forschung durchgeführt. Die Mehrzahl der sich habilitierenden Kollegen kommt aus der Allgemeinchirurgie, Urologie und Anästhesie. Für das Fach experimentelle Chirurgie hingegen haben sich in dieser Zeit nur 4 Kollegen habilitiert. Diese Zurückhaltung beruht nicht zuletzt auf der Tatsache, daß sich die Berufschancen für Experimentalchirurgen in den letzten Jahren nicht verbessert, sondern eher verschlechtert haben. Wir nehmen mit Sorge zur Kenntnis, daß wenig Intentionen bestehen, neue Abteilungen einzurichten, und daß die wenigen selbständigen Positionen in der experimentellen Chirurgie mit fachfremden Persönlichkeiten besetzt werden.

Ebenso ernsthaft wie bei den Habilitanden ist die Betreuung von Stipendiaten und Gastwissenschaftlern. Derzeit sind bei uns 8 Kollegen aus 5 Nationen tätig.

Durch die Betreuung von ausländischen Stipendiaten wird die Basis für den Wissenstransfer erweitert, es werden dadurch Grundlagen für überregionale Kooperationen geschaffen, z.B. für Famulaturen im Ausland sowie von Forschungsaufenthalten deutscher Kollegen in anderen Ländern [3]. Inzwischen sind zunehmend auch ausländische Studenten im Institut für Chirurgische Forschung tätig, die ihr Research Elective mit einer Dauer von 3–6 Monaten hier absolvieren.

Mit Genugtuung können wir registrieren, daß die Nachfrage zur aktiven Mitarbeit an Forschungsprojekten ständig im Steigen begriffen ist. Engagierte Doktoranden mit Standvermögen entwickeln sich rasch zu unentbehrlichen Juniorpartnern, denen das Institut nach Übertritt in eine Klinik eine Kooperationsbasis anzubieten versucht.

Die Zusammenarbeit mit dem akademischen Nachwuchs ist Chance und Herausforderung zugleich. Durch die Arbeit in der experimentellen Chirurgie gewinnen die jungen Kollegen rasch Zugang zur Forschung. Die dafür erforderliche theoretische Ausbildung erfolgt durch den Betreuer am Arbeitsplatz, durch Kontrakt zu benachbarten Projekten, in den zahlreichen Forschungs- und Projektseminaren sowie in den wöchentlichen Kolloquien des Instituts über Experimentelle Medizin und Chirurgie. Dabei lernt jeder einzelne, seine wissenschaftliche Fragestellung und Arbeitshypothesen präzise zu formulieren, adäquate Meß- und Auswertemethoden zu wählen und das experimentelle Modell in Pilotuntersuchungen zu überprüfen, bevor das Protokoll endgültig festgelegt wird [3]. Es wird darauf geachtet, daß das Versuchsmodell die Komplexität der klinischen Situation und Problemstellung weitgehend berücksichtigt. Hierfür ist der unmittelbare Kontakt mit Kollegen aus der Chirurgie, Anästhesie und Intensivmedizin erforderlich. Das interdisziplinäre Vorgehen ist die unerläßliche Voraussetzung für eine erfolgreiche Überprüfung von experimentellen Ansätzen durch klinische Studien.

Dienstleistungen des Institutes

Von den aufgeführten Aufgaben abgesehen erbringen wir Dienstleistungen in der Analytik außerhalb der üblichen Routine, z.B. durch das zytoimmunologische Monitoring von transplantierten Patienten, bei der Lithotripsie oder bei Anwendung der photodynamischen Therapie.

Außerdem stehen wir den klinischen Kollegen als Berater für die Versuchsplanung und die Abfassung von Forschungsanträgen zur Verfügung. Ferner übernehmen wir Aufgaben bei der Planung und Durchführung klinischer Studien. Derzeit werden von Mitarbeitern des Instituts für Chirurgische Forschung 5 multizentrische Studien zur Überprüfung von experimentell gesicherten Hypothesen geleitet.

Das Beispiel des Instituts für Chirurgische Forschung eignet sich vorzüglich, die Wege des Wissenstransfers von der experimentellen Chirurgie in die Klinik darzustellen und zu erläutern. Wir haben uns für dieses Fach entschieden, weil wir davon überzeugt sind, auf diese Weise einen essentiellen Beitrag zur Weiterentwicklung der chirurgischen Forschung und dadurch der klinischen Chirurgie leisten zu können. Es gibt zwar keinen Mangel an begeisterungsfähigen und engagierten Mitarbeitern, jedoch muß man diesen Kollegen Zukunftsperspektiven geben, z.B. Aussichten darauf, in einer leitenden Stellung experimentell-chirurgische Forschung betreiben zu können.

Aus diesem Grunde ist es an der Zeit, weitere Abteilungen zu errichten, um auch in Zukunft den Wissenstransfer in der Chirurgie durch Entwicklung der chirurgischen Forschung zu gewährleisten. Nur dadurch wird es gelingen, das Interesse des eigenen Nachwuchses, aber vor allem der jungen chirurgischen Kollegen an der klinischen Forschung wachzuhalten und zu pflegen.

Literatur

1. Brendel W (1987) Chirurgische Forschung: Wege – Ziele – Perspektiven. Symposium d. Instituts f. Chirurgische Forschung, Ludwig-Maximilians-Universität, München
2. Baethmann A, Meßmer K (1991) Stellung der Klinischen Forschung in der Chirurgie. Konzept: Experimentelle Chirurgie. In: Quo vadis, chirurgia? Tgg. Berufsverband der Dt. Chirurgen
3. Meßmer K (1990) Perspektiven der experimentelle Chirurgie. Chirurg 61:248–250

Marburger Modell – Theoretische Chirurgie

W. Lorenz

Institut für Theoretische Chirurgie (Leiter: Prof. Dr. W. Lorenz), Zentrum für Operative Medizin I, Klinikum Lahnberge, Baldinger Straße, W-3550 Marburg

Einleitung

Das System der theoretischen Chirurgie ist keine Erfindung von Theoretikern. Rudolf Zenker legte nach der Habilitation von W. Lorenz in klinischer Chemie den Arm um ihn und bestimmte: Ab morgen arbeitest Du für mich. Lorenz ist diesem Ruf gefolgt, aber immer in enger Zusammenarbeit mit den Chirurgen, zuerst mit Gernot Feifel (Feifel et al. 1972). Die entscheidende Richtung gab allen auf diesem Gebiet aber Horst Hamelmann (Neugebauer et al. 1990) und als sein Mitarbeiter – Hans Troidl. Stolz stammen sie alle aus der Nußbaumstraße. Aber die theoretische Chirurgie wäre für die Begründer nicht das, was sie durch die Schmiede der Chefwechsel in Marburg wurde. Sie bestand und wurde verändert durch Persönlichkeiten und Schulen, durch Röher, Gotzen und Rothmund (Tabelle 1). Dabei wollte es das Schicksal, daß die Schulen sich wieder zusammenfanden. E. Werle, der Lehrer von W. Lorenz, war geistig über E.K. Frey genauso an Sauerbruch geknüpft wie Fritz Kümmerle über Krauss (Killian 1980).

Das System der theoretischen Chirurgie wurde in einer Reihe von Publikationen im Detail dargestellt, jeweils im Abstand von 5 Jahren und nunmehr über 20 Jahre (Lorenz et al. 1976; Lorenz 1983; Lorenz u. Röher 1986; Lorenz u. Rothmund 1989; Gross u. Lorenz 1990). Aus den 5 zitierten Arbeiten ist die Entwicklung zu erkennen:

- In den ersten 5 Jahren des Marburger Experiments (Lorenz et al. 1976) war es nur die spezielle, integrierte Struktur der wissenschaftlichen experimentellen und klinischen Zusammenarbeit, die nach der Meinung Zenkers den Unterschied von experimenteller zu theoretischer Chirurgie ausmachte. Die kontrollierte klinische Studie diente dabei als Entscheidungsmerkmal par excellence.
- Der 10-Jahresbericht im Symposium von Rudolf Gross (Lorenz 1983) enthielt bereits Unterstützung der chirurgischen Entscheidungsfindung an erster Stelle unter den Aufgaben des theoretischen Chirurgen.
- Der Anteil dieser Aufgaben erweiterte sich im 15-Jahresbericht erheblich (Lorenz u. Röher 1986), einschließlich der EDV-Unterstützung und methodischer Unterstützung in der Qualitätssicherung in der Krankenversorgung und in langfristigen gemeinsamen Arbeiten mit den Chirurgen über Wissenschaftstheorie, Ethik und soziale Aspekte in der Chirurgie (z.B. Lorenz u. Röher 1983).

L. Schweiberer, J.R. Izbicki (Hrsg.)
Akademische Chirurgie

Tabelle 1. Lehrstuhlinhaber für Chirurgie und chirurgische Schulen in der Entwicklung der theoretischen Chirurgie

Jahr	Lehrstuhlinhaber	Chirurgische Schule
1968	Zenker	Kirschner
1970	Hamelmann	Zenker
1979	Röher	Bauer – Linder
1986	Gotzen	Tscherne
1987	Rothmund	Kümmerle – Kraus – Sauerbruch

- Schließlich, 20 Jahre nach Beginn des Marburger Experiments (Lorenz u. Rothmund 1989), wurde die Methodologie systematischer chirurgischer Entscheidungsfindung durch weitere klinimetrische Methoden ausgebaut, wie Metaanalyse (Neugebauer u. Lorenz 1989), Messung von Lebensqualität (Neugebauer et al. 1991), Technologiebewertung (Lorenz u. Rothmund 1988) und Kosten-Effektivitäts-Analysen (Sitter et al. 1990).
- Das letzte Problemgebiet wurde jetzt die Alltagsentscheidungsfindung in der Chirurgie, als Heuristik und/oder Intuition bezeichnet (Gross u. Lorenz 1990). Für die Analyse benötigt man, wenn man dem heutigen Standard der Wissenschaft gerecht werden will, Erfahrung in der kognitiven Psychologie und spezielle Informatik, die sog. künstliche Intelligenz.

Damit ist nach unserer Meinung das Gebiet der theoretischen Chirurgie ausgebaut und abgesteckt und dürfte – nach Bildung solcher Abteilungen im In- und Ausland – in den nun folgenden Jahren mehr mit seiner Konsolidierung und inhaltlichen Ausfüllung als mit einer wesentlichen Erweiterung zu tun bekommen.

Konzept theoretische Chirurgie

An der Beschreibung und Definition von theoretischer Chirurgie haben sich glücklicherweise nicht nur allein die Marburger beteiligt, sondern inzwischen auch eine ganze Reihe von Klinikern in allen westlichen Ländern (Lorenz u. Rothmund 1991). Am besten trifft die Formulierung von Ben Eiseman aus Denver in Lorenz u. Rothmund (1989), was unter theoritscher Chirurgie heute zu verstehen ist: Theoretische Chirurgie ist danach ein nicht-operatives Unterstützungssystem für Entscheidungsanalyse und für klinische und Grundlagenforschung in der Chirurgie. Es besteht aus einem essentiellen Integrationskonzept und supplementär aus dem traditionellen Kooperationskonzept der experimentellen Chirurgie.

Diese Formulierung eines ausländischen Klinikers, der oft besser die wesentlichen Eigenschaften eines Systems erkennt als die immer etwas betriebsblinden Entwickler und unmittelbaren Nachbarn, enthält wesentliche Merkmale des Konzeptes theoretische Chirurgie, wie wir sie selbst verstehen (Tabelle 2).

Tabelle 2. Das Konzept der theoretischen Chirurgie

- *Integrierte* Arbeitsgruppen, *langfristig,* nicht nur Kooperation
- Forschung *und* mittelbare Krankenversorgung (Problemlösungsstrategien)
- Klinimetrische *und* biomedizinische Methoden (gleichberechtigt)
- Spezialisierung in *einer* Grundlagendisziplin *und* Erwerb von chirurgischem Wissen
- Kombination *verschiedener* Grundlagendisziplinen in einer Abteilung

- Das System aus Klinikern und Theoretikern besteht im Kern aus integrierten Arbeitsgruppen, die langfristig – im Durchschnitt für 7 Jahre – zusammenarbeiten und nicht nur für ein Einzelprojekt kooperieren, z.B. für eine Doktorarbeit oder Habilitation.
- In diesem System dienen die Theoretiker nicht nur der Forschung, sondern mittelbar auch der Krankenversorgung. Die Kliniker bringen die Probleme bei einzelnen Patienten oder Patientengruppen in die Treffen der Arbeitsgruppe. Die Theoretiker müssen sich methodisch und in der Informationsbeschaffung damit beschäftigen. Gemeinsam erarbeitet die Gruppe dann eine formale Problemlösungsstrategie. Diese bringen die Kliniker zurück in den klinischen Routinebetrieb.
- Das System als Ganzes bietet nicht nur biomedizinische Methoden an, z.B. Biochemie, Physiologie, sondern verfügt *gleichrangig* auch über klinimetrische Methoden, z.B. Statistik, Informatik, Psychometrie. Dies ist notwendig, wenn die Probleme der Chirurgie *wirklich* im Mittelpunkt der gemeinsamen Arbeit stehen. Sie sind oft rein klinischer, epidemiologischer, psychologischer und sozialer Art. Auch sie müssen mit professionellen Methoden bearbeitet werden, nicht nur die pathophysiologischen Probleme wie in der traditionellen experimentellen Chirurgie.
- In diesem System können Theoretiker methodologisch keine Universalgenies sein. Für Fachkompetenz und damit Zuverlässigkeit und Glaubwürdigkeit ist die abgeschlossene Ausbildung in *einer* Grundlagendisziplin erforderlich. Die Ausbildung ist aber von ihren Vorstellungen, den sog. Paradigmen (Kuhn 1976), her so chirurgiefremd, daß eine organisierte Weiterbildung im *chirurgischen Wissen,* nicht im Operiern, erforderlich ist. Der Theoretiker muß also *früh* in das System einsteigen, als junger Assistent, nicht als ein fremdbestimmter Abteilungsleiter.
- In diesem System ist die Kombination *verschiedener* Grundlagendisziplinen in einer Theoretikergruppe erforderlich. Nur so können die verschiedenen zusammenhängenden Aspekte chirurgischer Probleme professionell gelöst werden.

Die kleine permanente Arbeitsgruppe

Das Integrationskonzept innerhalb der theoretischen Chirurgie, das immer Chirurgen und Theoretiker einschließt, wurde durch das Instrument der kleinen, permanenten Arbeitsgruppe realisiert (Tabelle 3). Warum wird sie als *klein* bezeichnet? Damit sie sich funktionell ihrem thematischen Bereich verpflichtet fühlt, sich aber nicht als Abteilung verselbständigt. Sie soll sich als ein Teil im Gesamtprogramm von Klinik und Theorie im Verbund mit anderen Arbeitsgruppen verstehen. Absonderung muß vermieden werden. Warum wird sie als *permanent* bezeichnet? Weil sie langfristig angelegt wird, nicht nur als ein Zweckbündnis für sekundäre Forschungsziele, wie die Habilitation, sondern mit dem Willen, erst dann aufzuhören, wenn die chirurgischen Probleme gelöst sind oder ein ganzes Gebiet sich nicht mehr als ergiebig erweist.

Kleine Arbeitsgruppen (Tabelle 3) treffen sich wenigstens einmal pro Woche für wenigstens zwei Stunden, um das weitere Vorgehen für die nächste Woche zu koordinieren. Dabei werden Methoden der Entscheidungsfindung auf laufende Probleme angewendet. Kontinuierlich wird die Planung und Durchführung klinischer und tierexperimenteller Studien gewährleistet (Neugebauer et al. 1989). Schließlich erfolgt auch die Dokumentation von Krankengeschichten und von Literatur in diesem definierten Teilgebiet innerhalb der Arbeitsgruppe. Die Zusammensetzung der Arbeitsgruppe (Tabelle 3) weist auf den Willen zum klinischen Transfer von Entscheidungen und Ergebnissen hin. Der Chef oder der Oberarzt setzt das Ergebnis der Gruppe in den klinischen Alltag um. Medizinisch-technische Dienste und Studenten gewährleisten Kontinuität und Einbindung in den universitären Alltag.

Tabelle 3. Die permanente kleine Arbeitsgruppe im System der theoretischen Chirurgie

Konzept:	Integration von klinischer Entscheidungsfindung und klinischer und Grundlagenforschung von Chirurgen und theoretischen Chirurgen in einem praktisch durchführbaren, durchschnittlich 7 Jahre dauernden Arrangement
Zusammensetzung:	Gruppe aus 1 Oberarzt, 1 Stationsarzt, 1 theoretischer Chirurg, 1–2 med.-techn. Dienste, 1–2 Studenten
Funktionelle Leistungsfähigkeit:	– Treffen wenigstens *einmal*/Woche für wenigstens *2 Stunden* (Koordinierung) – Anwendung von Methoden der Entscheidungsfindung auf laufende Probleme – Planung und Durchführung klinischer und tierexperimenteller Studien – Dokumentation von Krankengeschichten und Literatur im definierten Teilgebiet
Ausstattung:	Räume und Geräte in flexiblem Ausmaß für Bedürfnisse der Gruppe – 1 Raum für Treffen, Datenspeicherung von Patienten und Tierstudien – 1 Labor mit beiden Komponenten: Computer für Klinimetrie, Geräte für Biomedizin

Aus- und Weiterbildung zum theoretischen Chirurgen

Unberücksichtigt blieb bisher die Charakterisierung des theoretischen Chirurgen. Seine Ausbildung als Konzept wird in Tabelle 4 zusammengefaßt (Lorenz 1988). Die Ausbildung von Nichtmedizinern und die Weiterbildung von Medizinern umfaßt in Marburg die hier zusammengefaßten Schritte. Für Nichtmediziner, z.B. Mathematiker und Chemiker, wurde zunächst ein Zweitstudium in Medizin gefordert und immer realisiert. Unter den gegenwärtig verschulten Bedingungen des Medizinstudiums ließ sich aber in der neuen Generation diese Bedingung nicht mehr vollständig realisieren. Deshalb trat an seine Stelle wenigstens das Studium der Humanbiologie mit dem Anatomiekurs und dem integrierten Praktikum in Physiologie und Biochemie.

Tabelle 4. Ausbildungskonzept für den theoretischen Chirurgen

- Volle Qualifikation in einer theoretischen Disziplin (Pharmakologe, Mathematiker, Chemiker, Psychologe etc.)
- Ausbildung in klinischem (chirurgischem) Wissen (6–8 Jahre, Arbeitsgruppe, Kolloquien, Mortalitäts- und Indikationskonferenz, 1 Studie in Op, ICU und Nachsorge)
- Teilqualifikation in *verschiedenen* Grundlagenfächern, vor allem in Studienplanung und Statistik (Austausch in der Abteilung, Kolloquium)
- Abschluß durch Habilitation für theoretische Chirurgie

Dafür wurde aber die Ausbildung im chirurgischen Wissen über die vergangenen 20 Jahre in Marburg eingehalten. Sie ließ sich in dem hier angegebenen Zeitraum von 6–8 Jahren mit den hier angegebenen Strukturen realisieren. Extrem wichtig war die Ausbildung innerhalb der Arbeitsgruppe, vermittelt durch die tägliche Arbeit mit den speziellen Chirurgen der Gruppen. Kolloquium, Mortalitäts- und Indikationskonferenzen kamen hinzu, die Studien in Operationssälen, Intensivstation und Nachsorge sorgten für Wissen im Einzelfall.

Auch die Qualifikation in Studienplanung und Statistik wurde bei allen Weiterzubildenden erreicht. Den Abschluß der Habilitation erreichten bisher 6 von 8 Assistenten der ersten und zweiten Generation.

Wissenschaftskonzept für eine ganze Klinik anhand des Spektrums kleine Arbeitsgruppen

Gegenwärtig bestehen in Marburg, nach dem Weggang und der Verselbständigung aller bisherigen akademischen Mitarbeiter in den letzten 3 Jahren und damit zu Beginn eines völligen Neuaufbaus, 7 permanente kleine Arbeitsgruppen (Tabelle 5).

Tabelle 5. Kleine Arbeitsgruppen in der theoretischen Chirurgie (Marburg) 1991

Arbeitsgruppen	Chirurgen	Theoretische Chirurgen (Spezialgebiet)
Klinische Algorithmen in der Indikationskonferenz	Rothmund N.N.	Koller (Kogn. Psych.)
Perioperatives Risiko: Problemlösungsstrategien bei Prophylaxen	Stinner Hasse	Lorenz (Klin. Chem.)
Galle- und Ulkuschirurgie: Mediatoren und Lebensqualität	Lindlar Schäfer	Lorenz (Klin. Chem.)
Technologiebewertung des Ultraschalls: Leberchirurgie, akutes Abdomen	Klotter Latzke	Sitter (Statistiker)
Tumornachsorge beim Dickdarmkarzinom: Lebensqualität vor und nach den Terminen	Kussmann N.N.	Koller (Kogn. Psych.)
Perioperative Plasmaspiegel von Zytokinen bei Tumorpatienten: G-CSF	Rothmund N.N.	Weitzel (Immun. Chem.)
Polytrauma: kausales Netzwerk und Rezeptoren	Gotzen Schnabel	Künneke (Pharmakol.)

- Die erste von ihnen, mit dem Chefwechsel (1986) eingerichtet (Rothmund et al. 1991; Lorenz u. Rothmund 1991), analysiert gegenwärtig die Indikationskonferenz und entwickelt klinische Algorithmen für Standardsituationen. Unter klinischen Algorithmen versteht man aus der Erfahrung entwickelte Problemlösungen in einer *endlichen* Zahl von Schritten. Manche Kliniker benötigen hierfür sehr viel mehr Schritte, manche verhalten sich „chirurgischer" und sind schneller bei einer Entscheidung. Nach den Gründen hierfür wird in dieser Arbeitsgruppe gefragt.
- Die zweite Arbeitsgruppe untersucht nicht nur die Risikofaktoren für Tod und Komplikationen nach Operation. Sie wählt als Endpunkt die Wiederherstellungen des Patienten als Gesamtkonstrukt, z.B. mit dem McPeek-Index, und analysiert die Pathogenese von Gesamtresultaten nach Operationen, die *weniger* als optimal sind. Systematisch wird hier nach dem Anteil von Chirurgie und Anästhesie an unerwünschten Ergebnissen gefragt (Lorenz et al. 1987).
- Die dritte Arbeitsgruppe orientiert sich ganz an einem gegenwärtig aktuellen Problem der Allgemeinchirurgie – der minimal-invasiven Chirurgie (Sitter et al. 1991; Lindlar et al. 1992).
- Die vierte Arbeitsgruppe verknüpft zwei Schwerpunkte von Klinik und Institut für Theoretische Chirurgie. Die Technologiebewertung des Ultraschalls wurde aus Mainz beim Chefwechsel mitgebracht (Rothmund u. Lorenz 1988). Die computerunterstützte Diagnose des akuten Bauchschmerzes war klassisches Thema der theoretischen Chirurgie (Ohmann et al. 1992).

- Die fünfte und sechste Arbeitsgruppe trägt dem Schwerpunkt der Tumorchirurgie im Spektrum der Allgemeinchirurgie Rechnung.
- Schließlich beschäftigt sich die Arbeitsgruppe mit der Unfallchirurgie mit zwei Aspekten des zentralen Themas Polytrauma. Im kausalen Netzwerk (Hilden 1989) wird die Vielzahl der Mediatoren zusammengefaßt und die Rolle bestimmter einzelner Mediatoren gewichtet. Diesem Statistik- und Informatikschwerpunkt steht das biomedizinische Projekt der unerwünschten und teilweise unbekannten Wirkung von intensivmedizinischen Medikamenten an pharmakologischen Rezeptoren gegenüber (Sattler u. Lorenz 1991).

Grenze für die Bildung von integrierten Arbeitsgruppen bleibt der Bereich der operativen Medizin einschließlich Anästhesiologie und Intensivmedizin. Theoretische Chirurgie versteht sich als Teil der Chirurgie, nicht als ein System experimenteller Medizin mit Servicefunktion für eine ganze medizinische Fakultät.

Definition von theoretischer Chirurgie – Schwierigkeiten mit diesem scheinbar widersprüchlichen Begriff

Die Schwierigkeit, sich mit den theoretischen Grundlagen seines Fachgebietes analytisch-wissenschaftlich und nicht emotional-philosophisch auseinanderzusetzen, teilt der Chirurg mit den anderen klinischen Fächern, ja sogar mit den Grundlagendisziplinen. Doerr u. Schipperges (1979) liefern in der Pathologie viele Beispiele für diese Schwierigkeit. Eine systematische Literatursache über verschiedene Datenbanksysteme erbrachte 50 Zeitschriften mit dem Begriff „theore-

Tabelle 6. Diskussionsforum für „Intuition in der Chirurgie". Autoren und ihre themenbezogenen Arbeitsgebiete [Theoretical Surgery 6:74–109 (1991)]

Autoren	Arbeitsgebiete
Hobsley M.	Chirurgie, klinische Algorithmen
Dudley H.A.F.	Chirurgie, klin. Wissenschaftstheorie
Pollock A.V.	Chirurgie, klin. Studien, Qualitätssicherung
Rothmund M.	Chirurgie, klin. Aus- und Weiterbildung
McPeek B.	Anästhesie, Entscheidungsanalyse
Habermann E.	Pharmakologie, med. Wissenschaftstheorie
Healy M.I.R.	Biostatistik, Entscheidungsanalyse
Hilden J.	Biostatistik, Entscheidungsanalyse
Elstein A.S.	Kogn. Psychologie, Entscheidungsanalyse, med. Aus- und Weiterbildung
Cohen L.J.	Kogn. Psychologie, Entscheidungsanalyse
McPeek B.	Informatik, analyt. Philosophie
Janich P.	Phsyik, analyt. Philosophie
Fox R.	Generalist, Editor von Lancet

tisch" im Titel (Lorenz u. Rothmund 1991). Die gemeinsamen Ziele dieser Zeitschriften lassen sich in folgenden Begriffen verdichten: Konzepte, Strukturen, Methodik und Studien. Ein typisches Beispiel lieferte hierfür der Beitrag von John Clarke, Chairman des Traumacenters in Philadelphia und damit alles andere als ein Theoretiker (Clarke 1990). In einer Serie von Weiterbildungsartikeln in „Theoretical Surgery" schrieb er als Kliniker vom *wissenschaftlichen* Zugang zum chirurgischen Schlußfolgern in Diagnose und Indikation – die Betonung liegt auf *wissenschaftlich.*

Der Unterschied von „wissenschaftlich" – einschließlich der analytischen Philosophie – und von „vorwissenschaftlich-ideologisch" – was man gemeinhin unter Philosophie versteht, ist an einem neuen Forschungsgegenstand zu verdeutlichen, nämlich der individuellen intuitiven Entscheidungsfindung am einzelnen, schwierigen Fall. In Zusammenarbeit mit Rudolf Gross, einem unbestrittenen Praktiker in der Klinik, stellten wir uns diesem Problem (Gross u. Lorenz 1990). Intuition wurde als eine Strategie der medizinischen Entscheidungsfindung aufgefaßt, mit den hierfür notwendigen Methoden analysiert und ihre Mächtigkeit und ihre Grenzen im einzelnen beschrieben. Die Arbeit mußte sich aber kritischen und keinesfalls immer zustimmenden Kommentaren stellen (Discussion forum 1991) (Tabelle 6). In der Auswahl der Autoren, die einen solchen Kommentar verfaßten, trifft man auf keinen Psychoanalytiker oder Philosophiehistoriker. Es sind Chirurgen und Anästhesisten, die sich mit dem Problen speziell befaßt haben, aber eben auch Grundlagenforscher aus den verschiedensten Disziplinen, wie Pharmakologie, Statistik, Denkpsychologie, Informatik und Physik. Der gesunde Menschenverstand sollte dabei nicht zu kurz kommen. Er wurde von Robin Fox als einem Generalisten erwartet.

Chirurgische Arbeitsgemeinschaft für klinische Studien (CAS)

Wissenstransfer in die Klinik und theoretische Chirurgie sind ohne die Einbeziehung der Chirurgischen Arbeitsgemeinschaft für klinische Studien unvollständig. Den internationalen Stellenwert verdeutlicht ein Originalzitat von Brian Jennett (1985): „Chirurgen werden oft angeklagt, ihre Verfahren nicht adäquat zu überprüfen. Dies ist unfair, weil es nicht stimmt. Die erste deutsche Arbeitsgemeinschaft für klinische Studien stammt aus der Deutschen Gesellschaft für Chirurgie."

Die Leitthemen der bisherigen Jahrestagungen (Tabelle 7) befaßten sich nur in den ersten 4 Jahren mit den kontrollierten Studien. Entscheidungsfindung, Computer, Risikoanalyse, Kosten-Effektivitäts-Analysen und Epidemiologie unterstreichen dagegen die Breite des methodologischen Ansatzes.

Theoretische Chirurgie in Marburg und an anderen Stellen, Chirurgische Arbeitsgemeinschaft für klinische Studien, die Zeitschrift „Theoretical Surgery", die Gründung von Arbeitsgruppen in vielen Ländern für medizinische Entscheidungsfindung – all dies ist vielversprechend für die Zukunft.

Tabelle 7. Leitthemen der Jahrestagungen der Chirurgischen Arbeitsgemeinschaft für klinische Studien (CAS) der Deutschen Gesellschaft für Chirurgie

Jahr	Art	Leitthema
1980	München (l.d.I.)	Aufgaben und Grenzen kontrollierter klinischer Studien in der Chirurgie
1981	Marburg	Zuteilung von Patienten zu kontrollierten klinischen Studien
1982	Ulm	Probleme bei der Durchführung multizentrischer Studien
1983	Kiel	Probleme bei der Analyse der Daten kontrollierter klinischer Studien
1984	Homburg/Saar	Entscheidungsfindung in der Chirurgie
1985	Köln	Mikrocomputer in der Chirurgie
1986	Tübingen	Risikoforschung in der Chirurgie
1987	Heidelberg	Therapeutische Grenzen – ethische Implikationen
1988	Düsseldorf	Nutzen statistischer Analysen für den individuellen Patienten
1989	Marburg	Messung von Effektivität und Kosten in der Chirurgie
1990	München (r.d.I.)	Chirurgische Epidemiologie

Zusammenfassung

Theoretische Chirurgie ist auf dem Weg, ein neues Teilgebiet der operativen Medizin zu werden. Es ist gekennzeichnet durch ein Konzept, Aufgaben, Strukturen und Weiterbildung. Sie versteht sich nicht mehr als ein Gebiet der Grundlagenmedizin, sondern als ein nicht-operativer Teil der Chirurgie. In einer Zeit des Verteilungskampfes muß die Chirurgie ihre *fachspezifischen* Konzepte und Definitionen entwickeln. Es gilt der Satz von Müller-Osten: Der Chirurg ist mehr als ein operierendes Werkzeug

Literatur

Clarke JR (1990) A tutorial series on surgical decision-making. Theor Surg 5:105–106

Discussion forum (1991) Discussion about intuition in surgery as a strategy of medical decision making: its potency and limitations. Theor Surg 6:54–109

Doerr W, Schipperges H (Hrsg) (1979) Was ist Theoretische Pathologie? Springer, Berlin Heidelberg New York, S 1–74

Feifel G, Lorenz W. Heimann A, Wörsching J (1972) Bestimmung der basalen und maximal stimulierten Magensaftsekretion: Kritische Untersuchungen zur Durchführung, Auswertung und Beurteilung von Magensekretionstesten. Klin Wochenschr 50:413–422

Gross R, Lorenz W (1990) Intuition in surgery as a strategy of medical decision making: its potency and limitations. Theor Surg 5:54–59

Hilden J (1989) Causal networks, not clinical trials, as a model for experimental shock research. Discussion about an example of meta-analysis in basic surgical research: the role of mediators in septic/endotoxic shock. Theor Surg 4:100–102

Jennett B (1985) Benefits and burdens of surgery. Br J Surg 72:939–941

Killian H (Hrsg) (1980) Meister der Chirurgie und die Chirurgenschulen im gesamten deutschen Sprachraum. Thieme, Stuttgart, S 1–492

Kuhn TS (Hrsg) (1976) Die Struktur wissenschaftlicher Revolution. Suhrkamp, Frankfurt, S 1–239

Lindlar R, Schäfer U, Lorenz W, Sattler J, Schröder D, Krack W (1992) Evidence for reduced traumatization during laparoscopic versus traditional cholecystectomy: different changes in plasma histamine levels related to special phases of operation. Agents Actions (in press)

Lorenz W, Hamelmann H, Troidl H (1976) Marburg experiment on surgical research: A five-year's experience on the cooperation between clinical and theoretical surgeons. Klin Wochenschr 54:927–936

Lorenz W, Röher HD (1983) Entwicklung wissenschaftlicher Aussagen. In: Schreiber HW, Carstens G (Hrsg) Chirurgie im Wandel der Zeit 1945–1983. Springer, Berlin Heidelberg New York, S 28–35

Lorenz W (1983) Modelle in der Chirurgie: Das Marburger Experiment der chirurgischen Forschung. In: Gross R (Hrsg) Modelle und Realitäten in der Medizin. Schattauer, Stuttgart, S 25–41

Lorenz W, Röher HD (1986) Fifteen years of the Marburger experiment on surgical research. Part I: Change from experimental to theoreticl surgery. Theor Surg 1:21–31

Lorenz W, Dick W, Junginger Th, Ohmann Ch, Doenicke A, Rothmund M (1987) Biomedizinische und klinimetrische Ansätze in der Ursachenforschung beim perioperativen Risiko: Erstellung einer deutschen ASA-Klassifikation. Langenbecks Arch Chir 372:199–209

Lorenz W (1988) Theoretische Chirurgie – Ein nicht-operatives Unterstützungssystem in Forschung und Analyse diagnostischer und therapeutischer Entscheidungen in der operativen Medizin. Dtsch Ärztebl 85:510–517

Lorenz W, Rothmund M (1988) Grundlagen der Technologiebewertung in der chirurgischen Diagnostig. Langenbecks Arch Chir [Suppl] II:369–376

Lorenz W, Rothmund M (1989) Theoretical survery: a new specialty in operative medicine. Wordl J Surg 13:292–299

Lorenz W, Rothmund M (im Druck) Stellung der klinischen Forschung in der Chirurgie. Konzept der Theoretischen Chirurgie. In: Quo vadis chirurgia. Springer, Berlin Heidelberg New York Tokyo

Lorenz W, Rothmund M (1991a) Theoretische Chirurgie und klinische Entscheidungsfindung. Langenbecks Arch Chir [Suppl Chir Forum] (in press)

Müller-Osten W (1986) Der Chirurg – ein „operierendes Werkzeug"? In: Müller-Osten W (Hrsg) Der Chirurg heute. Eine persönliche Auseinandersetzung. Springer, Berlin Heidelberg New York Tokyo, S 109–116

Neugebauer E, Rothmund M, Lorenz W (1989) Konzept, Struktur und Praxis prospektiver Studien. Chirurg 60:203–213

Neugebauer E, Lorenz W (1989) Meta-analysis: From classical review to a new refined methodology. Theor Surg 4:79–85

Neugebauer E, Troidl H, Lorenz W (1990) Experiment in surgical research. Festschrit dedicated to Professor H. Hamelmann on the occasion of his 65th birthday. Theor Surg 5:1–101

Neugebauer E, Troidl H, Wood-Dauphinee S, Eypasch E, Bullinger M (1991) Quality-of-life assessment in surgery: results of the Meran Consensus Development Conference. Theor Surg 6:123–137

Ohmann Ch, Kraemer M, Jäger S et al. (1992) Akuter Bauchschmerz: Standardisierte Befundung als Diagnoseunterstützung. Ergebnisse einer prospektiven multizentrischen Interventionsstudie und Testung eines computerunterstützten Diagnosesystems. Chirurg (im Druck)

Rothmund M, Lorenz W (1988) Bewertung des Ultraschalls. Langenbecks Arch Chir [Suppl] II:377–384

Rothmund M, Stinner B, Lorenz W (1991) Wege zur chirurgischen Entscheidung: Indikationskonferenz.Langenbecks Arch Chir [Suppl Chir Forum] (in Druck)

Sattler J, Lorenz W (1990) Intestinal diamine oxidase and enteral induced histaminosis: studies on three prognostic variables in an epidemiological model. J Neural Trams 32: 291–314

Schmidt I, Fritz H (1989) Emil K. Frey (1888–1977) and Eugen Werle (1902–1975). Their research activities and their importance. In: Fritz H, Schmidt I, Dietze G (eds) The Kallikrein-Kinin system in health and disease. Limbach, Braunschweig, pp 23–31

Sitter H, Lorenz W, Rothmund M (1990) Measuring effectiveness and costs in surgery – 10th Meeting of the Permanent Working Party on Clinical Studies (CAS) of the German Surgical Society, 9–11 November 1989 in Marburg/Lahn, FRG. Theor Surg 5:211–213

Sitter H, Lorenz W, Klotter HJ, Duda D, Bueß G, Sattler J (1991) Elevated plasma histamine concentration as a sensitive real-time parameter for distinct phases of surgical trauma: a tool for technology assessment. Agents Actions 33:203–207

Pathobiochemie und Chirurgie: Eine Symbiose für die Zukunft

H. Fritz und M. Jochum

Abteilung für Klinische Chemie und Klinische Biochemie (Leiter: Prof. Dr. H. Fritz), Chirurgische Klinik und Chirurgische Poliklinik, Klinikum Innenstadt der LMU München, Nußbaumstraße 20, W-8000 München 2

Einleitung

Das Aufgabengebiet der Klinischen Chemie hat in den letzten 2 Dekaden erhebliche Veränderungen erfahren. Nachdem lange Zeit methodisch-technische Aspekte im Vordergrund des Interesses standen, erwies sich immer mehr die Einbindung der Analytik in ärztliche Strategien zum Nutzen des Patienten als vordringlich. Der Kliniker erwartet heute von der klinisch-orientierten biochemischen Forschung v.a. die Identifizierung geeigneter klinisch-chemischer Kenngrößen und damit neue Impulse für Diagnose und Therapie des Krankheitsgeschehens. Im folgenden soll an speziellen Aspekten des akuten Entzündungsprozesses dargestellt werden, wie eine langjährige Zusammenarbeit unserer Abteilung für Klinische Chemie und Klinische Biochemie mit der Chirurgie zur Entwicklung und Validierung von Nachweismethoden für neue Entzündungsmarker geführt hat, die zukünftig für die klinisch-chemische Routinediagnostik und zur Objektivierung therapeutischer Maßnahmen von entscheidender Bedeutung sein könnten. Darüber hinaus haben sich aus unseren Untersuchungen wesentliche Erkenntnisse im Hinblick auf neue Therapieansätze zur Verminderung von schweren Organversagen bei akuten Entzündungsreaktionen in der Chirurgie ergeben.

Pathomechanismen des akuten Entzündungsprozesses

Im Rahmen biochemischer Untersuchungen bei schweren Entzündungsprozessen wie der Sepsis und/oder dem multiplen Organversagen nach polytraumatischen Ereignissen und großen operativen Eingriffen haben sich 2 pathomechanistische Reaktionswege als besonders relevant herausgestellt, nämlich:

1. die systematische Aktivierung der Gerinnung mit der Bildung von potenten Aktivatoren (Plasmakallikrein, Faktor XIIa, Thrombin etc.) der Entzündungszellen (PMN-Granulozyten, Monozyten/Makrophagen, Endothelzellen) sowie von gefäßpermeabilitätssteigernden Peptiden (Kinine, Fibrinmonomere, Fibrinopeptide);
2. die direkt im Alveolarraum nachweisbare Freisetzung von proteolytisch und oxidativ destruktiv wirksamen Phagozytenfaktoren (PMN-Elastase, Cathepsin B aus Makrophagen, reaktive Sauerstoffmetabolite) und die damit verbundene Be-

L. Schweiberer, J.R. Izbicki (Hrsg.)
Akademische Chirurgie

einträchtigung des lokalen Schutzmechanismus (Verbrauch von Proteinaseinhibitoren und Antioxidanzien, Störungen des Surfactant etc.).

Die übermäßige Aktivierung humoraler proteolytischer Kaskadensysteme (Gerinnung, Fibrinolyse, Komplement) einerseits sowie die massive Freisetzung aktiver lysosomaler Proteinasen andererseits tragen entscheidend zum Verbrauch und zur Zerstörung regulativer Proteinaseinhibitoren (Antithrombin III, α_1-Proteinaseinhibitor u.a.) bei, wodurch die proteolytische Inaktivierung zahlreicher weiterer löslicher bzw. strukturgebundener Funktionsproteine ermöglicht wird. Unkontrollierte proteolytische Prozesse dieser Art werden derzeit als wesentlicher Pathomechanismus für die Manifestation nachhaltiger Organschädigungen im Verlaufe von schweren Entzündungsprozessen angesehen (ausführlich dargestellt in Jochum 1988; Jochum u. Fritz 1989; Jochum et al. 1990a).

Methodische Aspekte

Für die Bestimmung der humanen lysosomalen Serinproteinase Elastase etablierten wir in Zusammenarbeit mit der Biochemischen Forschung der Fa. E. Merck, Darmstadt, einen spezifischen Enzymimmunoassay nach dem Sandwichprinzip. Da Elastase im Plasma ausschließlich und in den meisten anderen Körperflüssigkeiten überwiegend in Form des inaktiven Elastase-α_1-Proteinaseinhibitor-Komplexes (Eα_1PI) vorliegt, wurde zur Quantifizierung dieses Proteins die „two-site"-ELISA-Methodik gewählt. Zur Berechnung der Elastasekonzentration wird jedoch nur der Enzymanteil berücksichtigt (Jochum et al. 1990b).

Zum Nachweis der Cysteinproteinase Cathepsin B in Plasma und lokalen Körperflüssigkeiten von chirurgischen Intensivpatienten entwickelten Assfalg-Machleidt und Machleidt (Institut für Physiologische Chemie) eine Aktivitätsbestimmungsmethode unter Verwendung eines spezifischen fluorogenen Substrates (Assfalg-Machleidt et al. 1990).

Für die Aktivitätsmessungen von Gerinnungs- und Fibrinolysefaktoren sowie von α_1-Proteinaseinhibitor adaptierten wir kommerzielle Testsysteme an unsere Laborgegebenheiten (Jochum 1988).

Die immunologische Bestimmung der Plasmaproteine C-reaktives Protein, Fibronektin, Komplementfaktor C3, Immunglobulin G und der Proteinaseinhibitoren Antithrombin III und α_1-Proteinaseinhibitor erfolgte mit immunologischen Methoden (radiale Immundiffusion, zweidimensionale Gelelektrophorese) (Jochum 1988).

In der Literatur beschriebene Chemilumineszenzmessungen wurden für den Nachweis der Freisetzung reaktiver Sauerstoffprodukte aus stimulierten PMN-Granulozyten bzw. für die Erfassung der Opsonierungskapazität von Plasma und Peritonitsexsudaten an unsere Versuchserfordernisse adaptiert (Billing et al. 1988; Inthorn u. Jochum 1988).

Ein spezifisches Elastase-induziertes Spaltprodukt der Aα-Kette des Fibrinogens wurde mittels eines kürzlich in unserem Labor entwickelten kompetitiven Zweistufen-ELISA nachgewiesen (Gippner-Steppert 1991; Jochum et al. 1991b).

Diagnostische und prognostische Wertigkeit von PMN-Elastase, Cathepsin B und anderen Entzündungsparametern bei chirurgischen Intensivpatienten

Polytrauma

Durch zeitlich engmaschige, konsekutive Messungen der Elastasekonzentration im Plasma von polytraumatisierten Patienten konnte eine rasche, in ihrem Ausmaß vom Schweregrad der Verletzung abhängige Ausschüttung dieses lysosomalen Granulozytenfaktors nachgewiesen werden. Die komplexierte Elastase stellt somit als eine exakt erfaßbare, biochemische Meßgröße eine wertvolle Ergänzung zu den bisher verwendeten, auf individueller Einschätzung beruhenden klinischen Bewertungsmaßstäben für Unfalltraumen dar (Dittmer et al. 1986; Jochum 1988). Die innerhalb von 24 h nach dem Unfallgeschehen meßbaren Elastasekonzentrationen (mit Maximalwerten zwischen dem 5- und 30fachen der Norm) erlaubten eine frühzeitige Aussage über das Entstehen eines posttraumatischen Organversagens (Nast-Kolb et al. 1991). Ein erneuter Anstieg des Granulozytenenzyms nach einer mehrtägigen Normalisierungsphase muß zudem als wichtiges Indiz für zusätzlich auftretende infektiöse Komplikationen angesehen werden (Waydhas et al. 1992). Diese spiegelten sich auch in der Zunahme von C-reaktivem Protein (Akutphaseprotein) bzw. der Abnahme von Fibronektin (unspezifisches Opsonin) im Plasma wider.

Die pathogenetische Rolle einer früh einsetzenden und länger andauernden Entgleisung des Hämostasesystems im Hinblick auf eine spätere manifeste Schädigung lebenswichtiger Organe konnte mittels des PFI-Indexes verdeutlicht werden. Hierbei werden die prozentualen Abweichungen der funktionellen Kapazitäten von Prothrombin, Antithrombin III, Plasminogen, α_2-Plasmininhibitor, Prokallikrein und C1-Inaktivator von der Norm für jeden Meßzeitpunkt zu einem einzigen Parameter zusammengefaßt. Dieser erlaubt eine raschere Identifizierung von Risikopatienten und frühzeitigere Prognose als die jeweiligen Einzelfaktoren (Jochum 1988; Nast-Kolb et al. 1991).

Ähnlich wie für PMN-Elastase konnten wir auch für Cathepsin B aus Monozyten/Makrophagen eine klare Korrelation der extrazellulär meßbaren Proteinasekonzentrationen in der Zirkulation oder im lokalen Milieu (bronchoalveoläre Lavageflüssigkeit) zum Schweregrad eines polytraumatisch und/oder operativ induzierten (Multi-)Organversagens mehrfach belegen (Jochum et al. 1990a; Assfalg-Machleidt et al. 1990; Jochum 1991). Darüber hinaus erwiesen sich beide Phagozytenfaktoren in einer prospektiven Polytraumastudie (Jochum et al. 1990a; Nast-Kolb et al. 1991) nicht nur als frühe Indikatoren eines im späteren posttraumatischen Verlauf auftretenden Multiorganversagens, sondern auch als relevante Parameter zur Prognoseabschätzung des Schwerverletzten.

Eine ähnlich gute diagnostische und prognostische Aussagekraft zeigte der physiologisch wichtigste Gerinnungsinhibitor, Antithrombin III, so daß diesem Hemmstoff eine besondere Bedeutung für die Entwicklung posttraumatischer Organschäden zugesprochen werden muß (Nast-Kolb et al. 1991; Schramm u.

Spannagl 1991). Auffälligerweise sind insbesondere bei schwerverletzten Patienten, die im späteren posttraumatischen Verlauf ein letales Multiorganversagen erleiden, bereits 1–2 h nach dem Unfallgeschehen die AT III-Plasmakonzentrationen bis auf unter 50% der Norm erniedrigt. Trotz massiver Blut- und Fresh-frozen-Plasma-Substitutionen ist bei diesen Patienten meist nur ein geringfügiger Anstieg der AT III-Plasmawerte zu erreichen. Aufgrund der anhaltend niedrigen AT III-Konzentrationen (unter 70% der Norm) in den ersten Tagen nach schweren Polytraumen ist daher kaum noch eine ausreichende Inhibierung der Entzündungs-potenzierenden Effekte von Thrombin, wie etwa der Bildung von Miktothromben und zellaktivierenden Faktoren (PAF etc.), möglich (Lo et al. 1988).

Ein lokal nicht ausreichend hemmaktives Elastaseinhibitorpotential (α_1PI) bei gleichzeitiger massiver Aktivierung von alveolären PMN-Granulozyten und Makrophagen konnten wir durch das wiederholte Auftreten freier Elastaseaktivitäten in sequentiellen bronchoalveolären Lavageflüssigkeiten (BALF) von Patienten nach Polytrauma insbesondere in den ersten 10 posttraumatischen Tagen nachweisen (Jochum 1991). Überraschenderweise war selbst ein bis zu 40facher, immunologisch meßbarer Überschuß an α_1PI über die insgesamt freigesetzte Elastase nicht in der Lage, diese vollständig zu hemmen. Bei Normalprobanden betrug der Inhibitorüberschuß das ca. 120fache der hier extrazellulär ausschließlich in komplexierter Form meßbaren Elastase. Für die reduzierte Inhibitorkapazität bei Polytraumapatienten muß neben der oxidativen Inaktivierung des α_1PI die proteolytische Degradierung dieses Elastasehemmstoffes durch Metallo- und Cysteinproteinasen aus Phagozyten als ursächlich angesehen werden (Desrochers u. Weiss 1988; Vissers et al. 1988; Johnson et al. 1986). Die systemische Verminderung des α_1PI bis auf 50% der Plasmanorm am ersten posttraumatischen Tag und eine nur allmähliche Erholung auf Normalwerte in den nächsten beiden Tagen (Jochum 1991) scheint ebenfalls mitverantwortlich dafür zu sein, daß während der frühen posttraumatischen Phase im Vergleich zu Normalprobanden anteilmäßig (ca. 10% des Plasmagehalts) weniger Inhibitor in den Alveolarraum diffundiert, und somit zusätzlich das Gleichgewicht zwischen dem Hemmstoff und der freigesetzten Elastase zugunsten der Proteinase verschoben wird.

Postoperative Sepsis

Das Auftreten und Persistieren einer postoperativen Sepsis ist mit einer frühzeitig erhöhten und im weiteren Verlauf sich häufig wiederholenden Ausschüttung der granulozytären Elastase (mit Maximalwerten bis zum 30fachen der Norm) verbunden. Parallel dazu beobachteten wir einen entsprechenden Verbrauch proteolysesensitiver Plasmaproteine wie Antithrombin III, Faktor XIII und Fibronektin (Duswald et al. 1985; Jochum 1988). Die erhöhte Reaktionsbereitschaft der primären Abwehrzellen in der frühen Phase einer bakteriellen Entzündung zeigte sich auch in der guten Übereinstimmung von Zymosan-induzierbarer In-vitro-Stimulierbarkeit der zirkulierenden PMN-Granulozyten zur Chemilumineszenz und zur Freisetzung granulozytärer Inhaltsstoffe mit den bereits in vivo abgelaufenen Phagozytoseprozessen (Jochum 1988; Inthorn u. Jochum 1988). Schwerste Entzündungen führen zunächst zu einer Hyperreaktivität der Abwehrzellen mit massiver Freisetzung von proteolytisch und oxidativ wirkenden Faktoren und damit zu einer weiteren Intensivierung des Krankheitsgeschehens. Durch den ständigen Verbrauch von Granulozyten im Infektionsherd kommt es schließlich bei einer langdauernden Entzündung zur Nachlieferung von funktionsdefekten Zellen aus dem Knochenmark. Niedrige Konzentrationen der PMN-Elastase im Plasma und in den zirkulierenden neutrophilen Leukozyten in dieser Krankheitsphase zeigen somit eine gestörte Phagozytosefähigkeit an, die oft mit einer letalen Abwehrschwäche des Organismus verbunden ist. Letzteres war auch erkennbar an einer deutlichen Verminderung unspezifischer Opsonine, wie dem C-reaktiven Protein (CRP) und dem Fibronektin sowie in einem stark negativen PFI-Index als Ausdruck einer drastischen Entgleisung des Hämostasesystems. Demgegenüber ging die Verbesserung des kritischen Krankheitszustandes zwar auch mit einer Abnahme der Plasmakonzentration der lysosomalen Elastase und des CRP einher; Fibronektin und PFI-Index stiegen in einer solchen Phase jedoch wieder kontinuierlich an.

Obwohl die extrazellulär freigesetzte Elastase und das CRP sich weitgehend gleichartig im Verlaufe einer postoperativen Sepsis verhalten, war bei enggestufter Probennahme die Überlegenheit der lysosomalen Faktoren für die frühzeitige Diagnose einer bakteriellen Infektion evident: Da das CRP auf einen entzündlichen Stimulus hin erst in der Leber vermehrt synthetisiert wird, während die Elastase entsprechend dem Ausmaß der Aktivierung der Granulozyten sofort ausgeschüttet werden kann, wird das Einwirken einer entzündlichen Noxe durch CRP verzögert angezeigt. Analoges gilt für die Besserung des Entzündungsgeschehens, da das Akutphasenprotein wesentlich langsamer aus der Zirkulation eliminiert wird ($t_{1/2}$ 6–8 h) als komplexierte Elastase ($t_{1/2}$ 1 h).

Mittels eines modifizierten Chemilumineszenzassays konnten wir erstmals eine ausgeprägte Störung der humoralen Fremdkörperopsonierung in Peritonitisexsudaten als wesentliche Ursache für einen persistierenden lokalen Entzündungsprozeß aufzeigen (Billing et al. 1988; Jochum 1988). Trotz hoher immunologisch meßbarer Konzentrationen der wichtigsten Opsonine, dem Komplementfaktor C3 und Immunglobulin IgG, ist die Opsonierungskapazität eitriger Exsudate extrem vermindert. In der zweidimensionalen Immunelektrophorese ist hier eine weitgehende Spaltung der hochmolekularen C3- und IgG-Komponenten in offenbar funktionslose Fragmente mit niedrigeren Molekulargewichten erkennbar. Die insbesondere in eitrigen Exsudaten meßbaren, extrem hohen Konzentrationen an komplexierter Elastase und freiem Cathepsin B (Erhöhung in Einzelfällen auf das 3000- bis 4000fache der Plasmanormwerte) korrelierten dabei gut mit dem massiven Opsonierungsdefizit der lokalen Körperflüssigkeit. Obwohl immunologisch gemessen ausreichende Mengen an α_1-Proteinaseinhibitor (α_1PI) vorlagen, konnte in einer Vielzahl der Proben auch enzymatisch aktive Elastase nachgewiesen werden. Somit wäre neben einer vermutlich oxidativen Inaktivierung der Elastasehemmfähigkeit des α_1PI die proteolytische Spaltung der Opsoninmoleküle zumindest teilweise durch die Wirkung der PMN-Elastase und der Makrophagenproteinase Cathepsin B (Assfalg-Machleidt et al. 1990; Billing et al. 1991) möglich.

Die postulierte pathogenetische Rolle extrazellulär freigesetzter Phagozytenfaktoren für die Ausbildung eines lokalen Abwehrdefektes hat durch unsere Studien eine wesentliche Bestätigung erfahren.

Direkter Nachweis des PMN-Elastase-induzierten Pathomechanismus bei chirurgischen Intensivpatienten

Mit Hilfe eines dem natürlichen Elastase-induzierten Spaltproduktes Aα 1-21 der Aα-Kette des Fibrinogens (Weitz et al. 1986) adäquaten synthetischen Peptides – bezeichnet als Fibrinoelastasepeptid (FEP) – haben wir kürzlich ein spezifisches Testsystem etabliert, das es uns erlaubt, die proteolytische Destruktionswirkung von extrazellulär freigesetzter PMN-Elastase auf humorale Proteine direkt in Plasma und lokalen Körperflüssigkeiten chirurgischer Intensivpatienten nachzuweisen (Gippner-Steppert 1991; Jochum et al. 1991b). Wie in Abb. 1 exemplarisch dargestellt, korrelierte das Auftreten dieses Fibrinogenspaltproduktes im Plasma eines schwerverletzten Patienten auffällig gut mit der wiederholten Freisetzung der Elastase während der Entwicklung und Manifestation eines letalen multiplen Organversagens nach Polytrauma.

Ähnlich gute Übereinstimmungen zwischen der extrazellulär meßbaren Elastase und des durch sie spezifisch hervorgerufenen Fibrinogenspaltproduktes fanden wir auch in sequentiell gewonnenen bronchoalveolären Lavageflüssigkeiten von Poly-

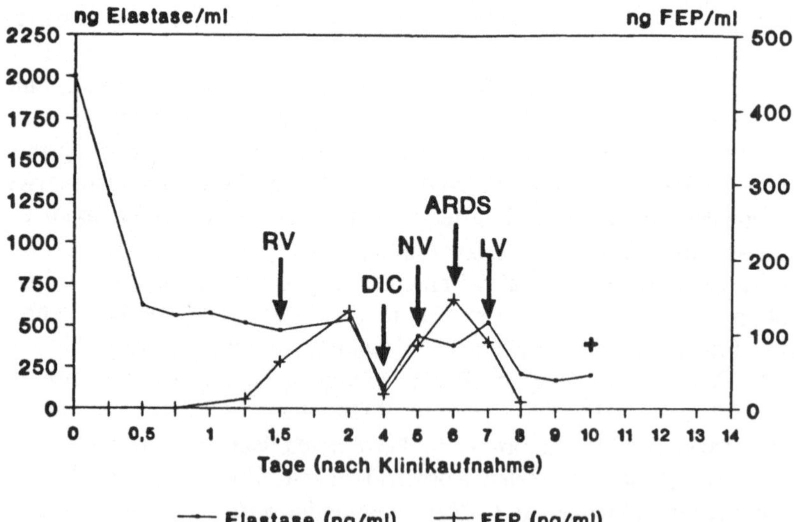

Abb. 1. Vergleich von Elastase- und Aα 1-21-Konzentrationen (ausgedrückt in ng FEP/ml) in seriell gewonnenen Plasmaproben eines Polytraumapatienten mit letalem Multiorganversagen (*RV* Respiratorisches Versagen; *DIC* Disseminated intravascular coagulation [disseminierte intravasale Gerinnung]; *NV* Nierenversagen; *ARDS* Acute/adult respiratory distress syndrome [Schocklünge]; *LV* Leberversagen)

traumapatienten mit Mehrorganversagen sowie im Plasma und in Peritonitisexsudaten von Sepsis-/Peritonitispatienten (Gippner-Steppert 1991; Jochum et al. 1991b). Somit ist es uns zum ersten Mal gelungen, den durch PMN-Elastase induzierten postulierten Pathomechanismus bei schweren Entzündungsprozessen mit Hilfe geeigneter biochemischer Nachweismethoden eindeutig zu verifizieren und dadurch die Notwendigkeit für neue Therapieansätze in Form der Proteinaseinhibition auch klinisch zu belegen.

Proteinaseinhibition als erfolgversprechender therapeutischer Ansatz bei akuten Entzündungsprozessen in der Chirurgie

Tierexperimentelle Studien

Als wesentlicher Hinweis auf die eminent wichtige Schutzfunktion eines ausreichend hohen, deutlich über der Norm liegenden Inhibitorpotentials zur Verhinderung schwerer Entzündungsprozesse können erste Untersuchungen über die Wirksamkeit einer therapeutischen Applikation von Elastase- und/oder Thrombininhibitoren bei tierexperimenteller Sepsis gewertet werden.

Durch die Verabreichung des rekombinanten Elastasehemmstoffes Eglin und des spezifischen Thrombininhibitors Hirudin – beide Substanzen wurden ursprünglich aus dem Blutegel Hirudo medicinalis isoliert – gelang es uns, eine Reihe von Endotoxin-induzierten pathologischen Veränderungen (Hypotension, intravaskulärer Proteinverlust, Fibrinogenverbrauch, Fibrinmonomerbildung etc.) signifikant zu verhindern bzw. zu vermindern (Siebeck et al. 1989; Hoffmann et al. 1990).

Die Notwendigkeit eines hohen Thrombininhibitorspiegels (bis zum Dreifachen des Normalwertes) in der Zirkulation zur Verhinderung einer fulminanten E.-coli-Sepsis oder -Bakteriämie konnte etwa zeitgleich mit uns auch eine amerikanische Arbeitsgruppe (Emerson et al. 1989) in verschiedenen Tierspezies (Ratte, Schaf, Affe) durch die therapeutische Infusion eines humanen Antithrombin-III-Präparates belegen.

Darüber hinaus gelang es diesen Untersuchern auch zu zeigen, daß die prophylaktische, kombinierte Gabe von humanem Antithrombin III und α_1-Proteinaseinhibitor wesentlich effektiver die pulmonäre Dysfunktion während einer gramnegativen Endotoxinämie beim Schaf verminderte als die alleinige Applikation des Thrombin- bzw. Elastasehemmstoffes (Redens et al. 1988). Dieses Ergebnis beweist einmal mehr den postulierten Beitrag einer komplexen Interaktion lysosomaler Granulozytenenzyme und humoraler Blutkaskadenproteinasen zur Entstehung und Manifestation sepsisähnlicher Entzündungsvorgänge.

Der therapeutische Ansatz mit isolierten humanen Plasma-Proteinaseinhibitor-Präparaten ist insbesondere deshalb hervorzuheben, als er derzeit die einzige Möglichkeit einer direkten Umsetzung experimenteller Ergebnisse in die Klinik bietet.

Klinische Studien

Erste klinische Untersuchungen (Vinazzer 1987; Seitz et al. 1989; Schwartz et al. 1989) haben die postulierten positiven Wirkungen einer AT-III-Substitution bei schweren Entzündungsprozessen (vornehmlich die Verhinderung einer DIC) bestätigt. Eine statistisch signifikante Reduktion der Letalität aufgrund eines multiplen Organversagens war jedoch nur in wenigen Studien nachzuweisen.

Im Gegensatz zur dabei üblichen klinischen Vorgehensweise, bei der mittels einer Substitution von AT-III-Konzentraten überwiegend nur das Erreichen von Plasmanormalwerten angestrebt wurde, dürften die systemische Aktivierung der Gerinnung und die dadurch bedingten Folgereaktionen möglicherweise aber erst durch ein kontinuierliches Anheben des AT-III-Spiegels auf mindestens 140% der Plasmanorm in der früheren septischen oder posttraumatischen Phase kontrollierbar sein. Hierfür sprechen neben den bereits erwähnten experimentellen Untersuchungen (Redens et al. 1988; Emerson et al. 1989) v.a. eigene Ergebnisse aus einer kontrollierten AT-III-Pilotstudie bei Sepsispatienten, wo es uns gelang, durch das Anheben der AT-III-Konzentrationen von ca. 60% auf etwa 140% in den ersten 5 Tagen der Sepsis die Langzeitletalität von 78 auf 58% zu senken (Jochum et al. 1991a). Adverse Reaktionen, wie etwa erhöhte Blutungsrisiken, waren nicht festzustellen.

Auch bei einer kürzlich veröffentlichten kontrollierten Studie an 25 Sepsispatienten traten unter einer hochdosierten 4tägigen AT-III-Applikation (mittlere Plasmaspiegel: 175% der Norm) keine vermehrten Blutungsneigungen oder andere nachteilige Nebenwirkungen auf (Fourrier et al. 1990). In dieser Studie konnte die Letalität von 68 auf 46% gesenkt werden.

Da im Gegensatz zu septischen Patienten bei polytraumatisierten Patienten insbesondere in der Primärphase (1.–4. Tag) des traumatisch-hämorrhagischen Schocks neben AT III auch α_1PI nicht in ausreichender Menge zur Inhibition aktivierter humoraler bzw. aus Entzündungszellen freigesetzter Proteinasen zur Verfügung steht, erwarten wir uns künftig von einer hochdosierten Kombinationstherapie mit beiden Inhibitoren eine deutliche Reduktion der Häufigkeit von (multiplen) Organversagen nach Polytrauma, für deren Auftreten offensichtliche Proteolyseinduzierte Pathomechanismen verantwortlich sind. Nachdem erste positive synergistische Effekte einer solchen Kombinationstherapie – wie bereits erwähnt – in Tierexperimenten evaluiert werden konnten (Redens et al. 1988), haben wir inzwischen auch entsprechende klinische Untersuchungen in Angriff genommen.

Resümee: Pathobiochemie und Chirurgie – eine Symbiose in der Vergangenheit, Gegenwart und für die Zukunft

Die Chirurgische Universitätsklinik in der Nußbaumstraße hat sich schon in den 20er Jahren unseres Jahrhunderts als besonders geeigneter Ort für eine erfolgreiche Zusammenarbeit von Chirurgie und Pathobiochemie nicht nur im Interesse des wissenschaftlichen Erkenntnisgewinns, sondern v.a. auch im Hinblick auf die medizinische Nutzanwendung der gemeinsam erarbeiteten Untersuchungsergebnisse erwiesen. Ausgehend von der Entdeckung des Kallikrein-Kinin-Systems (ab 1925) und der Identifizierung des Kallikreininhibitors Aprotinin in Rinderorganen (1929) durch den Chirurgen E.K. Frey und die Chemiker H. Kraut und E. Werle konnte in den 50er Jahren das therapeutische Prinzip der Proteinaseinhibition bei der akuten Pankreatitis am Menschen erstmals auch klinisch erprobt werden. Dies hatte eine Intensivierung der Suche nach weiteren medizinisch relevanten Proteinaseinhibitoren im Werleschen Arbeitskreis und der aus ihm hervorgegangenen heutigen Abteilung für Klinische Chemie und Klinische Biochemie zur Folge (ausführlich dargestellt in Fritz et al. 1989).

In den vergangenen 10 Jahren konnten durch die erneute intensive Zusammenarbeit der Chirurgie, die durch die Etablierung einer ausgefeilten Logistik umfangreiche klinische Untersuchungen an wohldefinierten Patientenkollektiven ermöglichte, mit der Pathobiochemie, die ihrerseits mit der Entwicklung geeigneter Meßmethoden neue Entzündungsparameter in diesem Patientengut identifizierte, wesentliche Fortschritte in der Aufklärung entzündungsbedingter Pathomechanismen erzielt werden. Hierbei hat sich wiederum die Proteinaseninhibition – inzwischen auf Proteinasen aus Entzündungsquellen und aus weiteren Blutkaskadensystemen ausgeweitet – als entscheidende therapeutische Konsequenz herausgestellt. Während für die gegenwärtig durchgeführten Pilotuntersuchungen noch ausreichend Inhibitormaterial humanen Ursprungs (Antithrombin III, α_1-Proteinaseinhibitor) zur Verfügung steht, dürfte allerdings für den zukünftigen allgemeinen klinischen Einsatz von Proteinaseninhibitoren die Verwendung gentechnologisch hergestellter Substanzen unumgänglich sein (Fritz et al. 1991). Dies wiederum setzt eine weitere intensive Kooperation von Pathobiochemie und Chirurgie zur Entwicklung und Evaluierung neuer Therapiestrategien in experimentellen und klinischen Studien voraus.

Literatur

Assfalg-Machleidt I, Jochum M, Nast-Kolb D et al. (1990) Cathepsin B-indicator for the release of lysosomal cysteine proteinases in severe trauma and inflammation. Biol Chem Hoppe-Seyler [Suppl] 371:211–222

Billing A, Fröhlich D, Jochum M, Kortmann H (1988) Impaired phagocytosis in peritonitis exudate secondary to complement consumption. Surg Res Comm 3:335–345

Billing A, Kortmann H, Fröhlich D, Jochum M (1989) Breakdown of C3 complement and IgG in peritonitis exudate – pathophysiological aspects and therapeutical approach. In: Schlag G, Redl H (eds) Progress in biological research, vol 308: Second Vienna Shock Forum. Liss, New York, pp 527–533

Billing A, Fröhlich D, Assfalg-Machleidt I, Machleidt W, Jochum M (1991) Proteolysis of defensive proteins in peritonitis exudate: pathobiochemic aspects and therapeutic approach. Biomed Biochim Acta 50:399–402

Desrochers PE, Weiss SJ (1988) Proteolytic inactivation of alpha 1-proteinase inhibitor by a neutrophil metalloproteinase, J Clin Invest 81:1646–1650

Dittmer H, Jochum M, Fritz H (1986) Freisetzung von granulozytärer Elastase und Plasmaproteinveränderungen nach traumatisch-hämorrhagischem Schock. Unfallchirurg 89: 160–169

Duswald KH, Jochum M, Schramm W, Fritz H (1985) Released granulocytic elastase: An indicator of pathobiochemical alterations in septicemia after abdominal surgery. Surgery 98:892–899

Emerson TE, Fournel MA, Redens TB, Taylor FB (1989) Efficacy of antithrombin III supplementation in animal models of fulminant Escherichia coli endotoxemia or bacteremia. Am J Med [Suppl 3B] 87:27–33

Fourrier F, Her B, Lestavel Ph et al. (1990) Antithrombin III concentrates in septic shock with disseminated intravascular coagulation: preliminary study. Intens Care Med [Suppl 1] 16:21

Fritz H, Schmidt I, Dietze G (eds) (1989) The kallikrein-kinin system in health and disease. Limbach, Braunschweig

Fritz H, Collins J, Jochum M (1991) Proteinase inhibitor candidates for therapy of enzyme-inhibitor imbalances. In: Grassi C, Travis J, Casali L, Luisetti M (eds) Current concepts in the biochemistry of pulmonary emphysema. Springer, Berlin Heidelberg New York Tokyo, in press

Gippner-Steppert C (1991) Entwicklung eines spezifischen Testsystems für den Nachweis eines proteolytischen Spaltproduktes des Fibrinogens durch lysosomale PMN-Elastase sowie Untersuchungen am Miniplasminogen, einem Elastase-spezifischen Spaltprodukt des Plasminogens. Dissertation, Fakultät für Chemie, Biologie und Geowissenschaften der Technischen Universität München

Hoffmann H, Siebeck M, Spannagl M, Weipert J, Geiger R, Jochum M, Fritz H (1990) Effect or recombinant hirudin, a specific inhibitor of thrombin, on endotoxin-induced intravascular coagulation and acute lung injury in pigs. Am Rev Respir Dis 142:782–788

Inthorn D, Jochum M (1988) Auswirkungen chirurgischer Infektionen auf die Stimulierbarkeit von Granulozyten zur Chemilumineszenz und die Freisetzung granulozytärer Elastase. In: Häring R (Hrsg) Risiko in der Chirurgie. Analyse und Kalkulation. de Gruyter, Berlin, S 219–224

Jochum M (1988) Lysosomale Faktoren aus polymorphkernigen Granulozyten: Pathobiochemische, diagnostische und therapeutische Aspekte. Habilitationsschrift, Medizinische Fakultät der Universität München

Jochum M (1991) Specific proteins of inflammatory cells and α_1-proteinase inhibitor in alveolar epithelial lining fluid of polytraumatized patients: Do they indicate posttraumatic lung failure? In: Sturm JA (ed) Posttraumatic acute respiratory distress syndrome. Springer, Berlin Heidelberg New York Tokyo, pp 193–211

Jochum M, Fritz H (1989) Pathobiochemical mechanisms in inflammation. In: Faist E, Ninnemann JL, Green DR (eds) Immune consequences of trauma, shock and sepsis. Springer, Berlin Heidelberg New York Tokyo, pp 165–172

Jochum M, Assfalg-Machleidt I, Inthorn D, Nast-Kolb D, Waydhas Ch, Fritz H (1990a) Leukozytäre Proteinasen und Hämostasestörung bei Sepsis. In: Tilsner V, Matthias R (Hrsg) XXXII. Hamburger Symposion über Blutgerinnung, 1989: Infektion, Entzündung und Blutgerinnung. Editiones „Roche", Basel, S 241–254

Jochum M, Inthorn D, Nast-Kolb D, Fritz H (1990b) Komplikationen bei Intensivpflegepatienten: Granulozyten-Elastase als prognostischer Parameter. Dtsch Ärztebl 87 A: 1526–1533

Jochum M, Inthorn D, Nast-Kolb D, Fritz H (1991a) AT III – ein neues therapeutisches Konzept bei der Behandlung der Sepsis und beim Organversagen? In: Henschel WF (Hrsg) Blut, Blutkomponenten und Blutersatzstoffe in der Intensivmedizin. Bericht über das 10. Bremer Interdisziplinäre Intensivtherapie-Colloquium. Zuckschwerdt, München, S 46–58

Jochum M, Machleidt W, Fritz H (1991b) Proteolysis-induced pathomechanisms in acute inflammation and related therapeutic approaches. 42. Colloquium Mosbach 1991: Molecular Aspects of Inflammation. Springer, Berlin Heidelberg New York Tokyo, S 73–92

Johnson DA, Barett AJ, Mason RW (1986) Cathepsin L inactivates α_1-proteinase inhibitor by cleavage in the reactive site region. J Biol Chem 261:14748–14752

Lo SK, Lai L, Cooper JA, Malik AB (1988) Thrombin-induced generation of neutrophil activating factors in blood. Am J Pathol 130:22–32

Nast-Kolb D, Jochum M, Waydhas Ch, Schweiberer L (1991) Die klinische Wertigkeit biochemischer Faktoren beim Polytrauma. Hefte zur Unfallheilkunde 215

Redens TB, Leach WJ, Bogdanoff DA, Emerson TE (1988) Synergistic protection from lung damage by combining antithrombin III and α_1-proteinases inhibitor in the E.coli endotoxemic sheep pulmonary dysfunction model. Circ Shock 26:15–26

Schramm W, Spannagl M (1991) Differences in activation of coagulation and fibrinolysis after polytrauma with respect to the development of ARDS. In: Sturm JA (ed) Posttraumatic acute respiratory distress syndrome. Springer, Berlin Heidelberg New York Tokyo S 75–87

Schwartz RS, Bauer KA, Rosenberg RD, Kavanaugh EJ, Davies DC, Bogdanoff DA (1989) Clinical experience with antithrombin III concentrate in treatment of congenital and acquired deficiency of antithrombin. Am J Med 87: [Suppl 3B] 535–605

Seitz R, Wolf M, Egbring R, Havemann K (1989) The disturbance of hemostasis in septic shock: role of neutrophil elastase and thrombin, effects of antithrombin III and plasma substitution: Eur J Haematol 43:22–28

Siebeck M. Hoffmann H, Jochum M, Fritz H (1989) Inhibition of proteinases with recombinant eglin c during experimental Escherichia coli septicemia in the pig. Eur Surg Res 21:11–17

Vinazzer H (1987) Clinical use of antithrombin III concentrates. Vox Sang 53:193–198

Vissers MC, George PM, Bathurst JC, Brennan SO, Winterbourn CC (1989) Cleavage and inactivation of alpha1-antitrypsin by metalloproteinases released from neutrophils. J Clin Invest 82:706–711

Waydhas Ch, Nast-Kolb D, Jochum M et al. (1992) Inflammatory mediators, infection, sepsis, and multiorgan failure after severe trauma. Arch Surg 127:460–467

Weitz JI, Landmann SL. Crowley KA, Birken S, Morgan FJ (1986) Development of an assay for in vivo human neutrophil elastase activity. J Clin Invest 78:155–162

Beeinflussen Forschungsergebnisse das chirurgische Handeln?

H.G. Beger und M. Büchler

Chirurgische Klinik I (Direktor: Prof. Dr. H.G. Beger), Klinikum der Universität, Steinhövelstraße 9, W-7900 Ulm

Mit dem Ausspruch „Die Medizin wird Wissenschaft sein oder sie wird nicht sein" hat sich der Internist Naunyn um die Jahrhundertwende in einer Rede vor den deutschen Naturforschern und Ärzten zum naturwissenschaftlichen Modell der Medizin bekannt. Dieses Wissenschaftspostulat gilt auch für die Chirurgie, die ja ein auf die Praxis orientiertes, von handwerklicher Leistung abhängiges technisches Fach der Medizin ist [3]. Allerdings gilt heute, daß die Medizin im allgemeinen und die Chirurgie im besonderen kein rein naturwissenschaftliches Fach ist, da im Mittelpunkt der kranke Mensch und nicht ein Modell oder eine Theorie steht. Der Freiburger Biologe Hans Mohr formulierte als Grundlage der wissenschaftlichen Medizin [9]:

Eine disziplinierte Haltung des menschlichen Geistes, um zu echter Erkenntnis zu gelangen; Erkenntnis in Form einzelner gesicherter Daten und Tatsachen und von Allgemeinaussagen, d.h. biologischen bzw. medizinischen Gesetzen. Das Kriterium der Wahrheit bewährt sich an der Vorhersage bzw. wiederholbaren Verifikation.

Die naturwissenschaftliche Methode des Messens, Erkennens und Verifizierens von Sachverhalten und die Umsetzung des Wissens in hocheffiziente Therapiekonzepte ist auch für die technikabhängige Chirurgie die **methodische Basis** [10]. Die Leistungsfähigkeit der Chirurgie beruht also ganz überwiegend auf ihrer naturwissenschaftlichen Methode der Erkenntnisgewinnung und der Umsetzung von neuen Erkenntnissen in bessere klinische Therapieergebnisse. Obwohl die Anstöße für neue chirurgische Therapieverfahren ganz überwiegend – mit Ausnahme der Transplantationschirurgie, der Osteosynthesetechnik in der Unfallchirurgie [12] und der biomedizinischen Technik – von Nicht-Chirurgen erbracht worden sind, vollziehen sich zwischen Idee bzw. neuer Erkenntnis und besseren Therapieergebnissen immer wieder dieselben Schritte zur Etablierung eines klinischen Fortschrittes.

Die Frage also: „Beeinflussen Forschungsergebnisse das chirurgische Handeln?" zielt auf die Bedeutung des derzeitigen Entwicklungsprozesses in der Chirurgie von einer Erfahrungswissenschaft zu einer Heilkunst mit naturwissenschaftlicher Grundlage [3]. Dabei ist zu bedenken, daß die Chirurgie eine Therapiewissenschaft ist [11].

Die Erkenntnisgewinnung in der klinischen Chirurgie kommt aus den Bereichen: 1. Experiment bzw. Tierexperiment, 2. aus der Grundlagenforschung, 3. aus der klinischen Forschung (Tabelle 1).

L. Schweiberer, J.R. Izbicki (Hrsg.)
Akademische Chirurgie

Tabelle 1. Erkenntnisgewinnung in der Chirurgie

Experiment/Tierexperiment	
Grundlagenforschung	
Klinische Forschung	Epidemiologie (Häufigkeit, natürlicher Verlauf)
	Kontrollierte Meßdaten (Kontrollgruppe)
	Prospektive, randomisierte, klinische Studie

Die zunehmende Bedeutung der klinischen Forschung wird getragen von der Epidemiologie, kontrollierten Meßdaten und Ergebnissen von prospektiven kontrollierten klinischen Studien [5].

Wissenstransfer in der Chirurgie ist ein Prozeß der Datenbewertung, der auch heute noch nur ausnahmsweise den Weg über die anerkannten Bewertungskriterien und -stufen nimmt (Abb. 1).

Die extrakorporale Stoßwellenlithotripsie (ESWL) von Nieren- und Gallensteinen hat den klassischen Weg über die Idee bzw. Beobachtung bis zum Standardverfahren durchlaufen, nicht jedoch z.B. die endoskopische Cholezystektomie.

Die härteste Prüfmethode zur Evaluierung eines Diagnose- oder Therapieverfahrens ist die randomisierte prospektive klinische Studie. Weder die Gallensteinlithotripsie noch die endoskopische Cholezystektomie wurden dieser Prüfung unterzogen. Die Definition von Standardverfahren als Ergebnis der Übereinkunft von Fachkompetenten hat als Endpunkt des Wissenstransfers in der Chirurgie gerade erst begonnen – wesentlich beeinflußt durch das Bemühen um Qualitätssicherung.

Die Bedeutung der klinischen Probabilititätsprüfungen und die Stellung der randomisierten klinischen Studie unterliegt aber auch Einschränkungen, wie anhand der Trasylol-Story bei akuter Pankreatitis zu erkennen ist (Tabelle 2). 1974 wurde im *British Journal of Surgery* eine signifikante Senkung der Letalität der akuten Pankreatitis bei intravenöser Applikation von Trasylol publiziert. Obwohl heute durch weitere kontrollierte klinische Studien klar ist, daß Trasylol keine Wirkung

Abb. 1. Prozeß der wissenschaftlichen Datensicherung in der klinischen Medizin

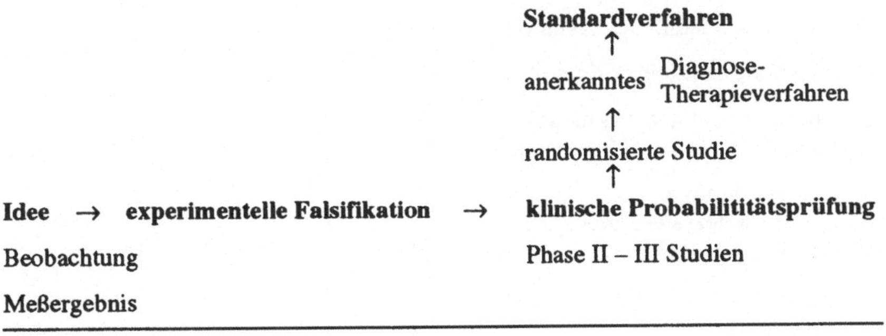

<table>
<tr><td></td><td></td><td></td><td></td><td>Standardverfahren</td></tr>
<tr><td></td><td></td><td></td><td></td><td>↑</td></tr>
<tr><td></td><td></td><td></td><td></td><td>anerkanntes Diagnose-
Therapieverfahren</td></tr>
<tr><td></td><td></td><td></td><td></td><td>↑</td></tr>
<tr><td></td><td></td><td></td><td></td><td>randomisierte Studie</td></tr>
<tr><td></td><td></td><td></td><td></td><td>↑</td></tr>
<tr><td>Idee</td><td>→</td><td>experimentelle Falsifikation</td><td>→</td><td>klinische Probabilititätsprüfung</td></tr>
<tr><td>Beobachtung</td><td></td><td></td><td></td><td>Phase II – III Studien</td></tr>
<tr><td>Meßergebnis</td><td></td><td></td><td></td><td></td></tr>
</table>

Tabelle 2. Trasylol bei akuter Pankreatitis

Skyring	(1965)	Br Med J 2: 627	Ohne Wirkung
Boden	(1969)	Scand J Gastoenterol 4: 291	Ohne Wirkung
Trapnell	(1974)	Br J Surg 61: 177	Signifikante Senkung der Letalität
Imrie	(1978)	Br J Surg 65: 337	Ohne Wirkung

bei akuter Pankreatitis hat, sind Verkauf und Anwendung dieser Substanz bei akuter Pankreatitis keinesfalls eingestellt worden. Für die chirurgische Entscheidungsfindung gilt daher heute, daß **das Ergebnis einer einzigen klinischen Studie nicht ausreicht, um ein neues Diagnose- oder Therapieverfahren verläßlich** zu begründen.

Ein Blick auf die tägliche chirurgische Praxis läßt erkennen, daß heute noch weite Bereiche in der Chirurgie durch empirische Datenverarbeitung begründet werden. Hierzu gehören die chirurgische Therapie bei entzündlichen Darmerkrankungen, die Lymphknotendissektion in der Krebschirurgie mit Ausnahme des Magenkarzinoms, die verschiedenen Operationsverfahren bei diffuser bakterieller Peritonitis, die Chemotherapie fortgeschrittener Magenkarzinome, die operative Therapie des fortgeschrittenen Pankreas-, Ösophagus- und Bronchialkarzinoms, die minimal-invasive Chirurgie und die langstreckige Desobliteration von Beinarterien. Diese Aufzählung erhebt keinesfalls Anspruch auf Vollständigkeit (Tabelle 3).

Der Wissenstransfer in der Chirurgie wird natürlich auch von der Persönlichkeit des Chirurgen, durch die Ausbildungsprinzipien und den Stil der Entscheidungsfindung in einer Klinik geprägt. Die Frage nach der Position des Chirurgen in der klinischen Medizin: **„Ist der Chirurg ein Kliniker mit Handwerkermentalität oder ein Kopfarbeiter mit geschickter Hand?"**, hat heute mehr oder weniger

Tabelle 3. Empirische Datenverarbeitung in der Chirurgie

Adipositaschirurgie

Chirurgische Therapie bei Morbus CROHN/Colitis ulcerosa

Lymphknotendissektion in der Krebschirurgie (Ausnahme Magenkarzinom)

Operationsverfahren bei diffuser bakterieller Peritonitis

Chemotherapie fortgeschrittener Karzinome

Operative Therapie des fortgeschrittenen Pankreaskarzinoms,
Ösophaguskarzinoms, Bronchialkarzinoms

Minimal invasive Chirurgie:
- endoskopische Cholezystektomie
- endoskopische Ösophagektomie

Antiseptische Wundbehandlung

Langestreckige Desobliteration von Beinarterien

nur historische Bedeutung, da kein Zweifel mehr besteht, daß die Chirurgie als eine Therapiewissenschaft und als Heilkunst eine naturwissenschaftliche Grundlage hat [3, 11]. Der Grundstein für die Chirurgie als wissenschaftliche Disziplin wurde von den großen Chirurgen vor dem Zweiten Weltkrieg gelegt durch Einführung des Prinzips der experimentellen Grundlegung vor klinischer Anwendung [8].

So hat W. Kausch vor der ersten partiellen Duodenopankreatektomie, die er 1909 im Auguste-Viktoria-Krankenhaus in Berlin erfolgreich durchführte, tierexperimentelle und chirurgisch-technische Vorarbeiten an Leichen ausgeführt. 1912 publizierte er die Ergebnisse der 3 ersten partiellen Duodenopankreatektomien bei Papillen- bzw. Pankreaskopfkarzinom (Abb. 2).

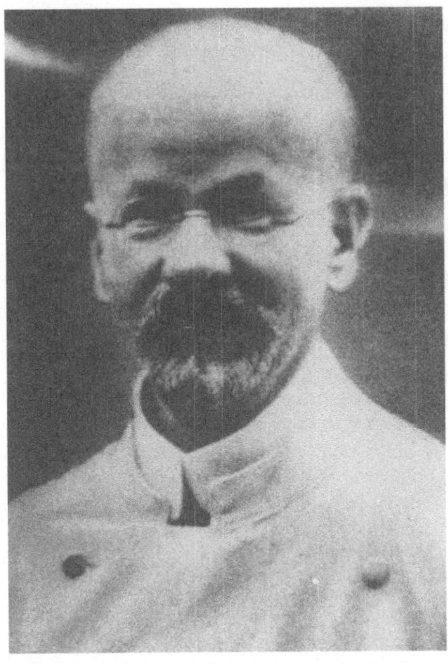

Abb. 2. Portrait von Prof. H.W. Kausch, dem Begründer der Pankreaskarzinomchirurgie

Der letzte chirurgische Nobelpreisträger ist John Murray aus Boston; er erhielt 1990 den Nobelpreis für Medizin und Physiologie für die Pioniertat der ersten erfolgreichen allogenen Nierentransplantation und für seine Leistung in der Transplantationsimmunologie mit Einrichtung des ersten Spender-Empfänger-Registers [6]. Dieser letzte chirurgische Nobelpreis-Laureat läßt erkennen, daß heute nicht mehr die mutige chirurgisch-technische Leistung, sondern die naturwissenschaftliche Begründung und Sicherung eines neuen Therapieverfahrens die Medizin am stärksten beeinflußt. Die Antwort auf die zu jedem Deutschen Chirurgenkongreß gestellte Frage: „Beeinflussen Forschungsergebnisse das chirurgische Handeln?", kann heute eindeutig mit *„Ja, zunehmend mehr"* beantwortet werden [7].

Forschungsergebnisse beeinflussen chirurgisches Handeln zunehmend mehr, da der Chirurg sich nicht mehr nur auf das Chirurgisch-technische beschränken kann [2, 10] (Abb. 3).

Abb. 3. Die Optionen des Chirurgen

CHIRURG	**Kliniker mit Handwerkermentalität?**
	oder
	Kopfarbeiter mit geschickter Hand!

Gründe für die Erweiterung des Handlungs- und Verantwortungsbereiches in der klinischen Chirurgie sind in Tabelle 4 dargestellt.

Tabelle 4. Gründe für die Beeinflussung des chirurgischen Handelns durch Forschung

1. Naturwissenschaftliche Grundlage der chirurgischen Heilkunst
2. Zunehmende Bedeutung der Technik-Evaluierung in der Chirurgie
3. Zunehmende Bedeutung der medikamentösen Therapie in der Chirurgie:
   - Therapie maligner Tumoren
   - Organtransplantation
   - Intensivmedizin
4. Minimalisierung von Operationen
5. Konkurrenz von operativen mit nicht-operativen, invasiven Therapieverfahren:
   - Gefäßchirurgie
   - Ulkuschirurgie
   - Therapie von Kolonpolypen
   - Choledocholithiasis

Forschungsergebnisse beeinflussen heute zunehmend mehr das chirurgische Handeln in allen Bereichen der Chirurgie [4]. Die nachfolgenden Beispiele sollen ein Beleg für diese Feststellung sein; die Liste erhebt keinen Anspruch auf Vollständigkeit (Tabelle 5).

Welche Form der wissenschaftlichen Datenerarbeitung beeinflußt das chirurgische Handeln am stärksten? Neben der Pionierarbeit, die in den letzten 30 Jahren nur noch ausnahmsweise von Chirurgen in die klinische Medizin eingebracht worden ist, sind es die Ergebnisse von großen prospektiven kontrollierten klinischen Studien und die Reproduktion von neuen Erkenntnissen in der eigenen Klinik (Tabelle 7).

Der chirurgische Fortschritt beruht auf den Ergebnissen der Forschung, unabhängig davon, ob sie aus Laboratorien der Grundlagenforschung, von Industrieunternehmen oder Universitätskliniken kommen. Für die Chirurgie hängt die Weiterentwicklung der operativen Therapie von der Kooperation zwischen Klini-

Tabelle 5. Forschungsergebnisse beeinflussen chirurgisches Handeln – Beispiele

Antibiotikaprophylaxe in der Allgemein-/Kolonchirurgie

Transplantationschirurgie, Immunsupression

ESWL von Nieren-, Gallen-, Pankreas- und Mundspeichelsteinen

AO-Verfahren in der Traumatologie

Aortokoronare Bypasschirurgie

Gastroenterologie:
- EPT bei biliärer Pankreatitis
- Medikamentöse Ulkustherapie
- Wirkungslosigkeit von Medikamenten bei akuter Pankreatitis

Tabelle 6. Voraussetzungen für einen Wissenstransfer in der Chirurgie

1. Wissenschaftliche Ausbildung innerhalb des Gebiets-/Teilgebietscurriculums
2. Literaturstudium und -analyse als obligater Bestandteil der Aus- und Weiterhildung
3. Kongreßmonitoring, Kongreßergebnisbewertung
4. M+M-Konferenz (Morbidität und Mortalität) in jeder chirurgischen Klinik
5. Interdisziplinäre Wissensverarbeitung
6. Reproduktion von neuen Daten in der eigenen Klinik

Tabelle 7. Welche Form der wissenschaftlichen Datenverarbeitung beeinflußt das chirurgische Handeln am stärksten?

1. Ergebnisse von großen, prospektiven, kontrollierten klinischen Studien (wenn in internationalen Zeitschriften publiziert)
2. Reproduktion von neuen Erkenntnissen in der eigenen Klinik

kern und Forschern ab [1]. Die Effizienz der Kooperation zwischen Forscher und Kliniker hängt aber darüber hinaus von Grad der Sachkompetenz, einem hohen Niveau an Methodenkompetenz und einer jeden Tag neu zur Verfügung zu stellenden Kooperationsfähigkeit ab. Neue wissenschaftliche Erkenntnisse können Allerdings nur dann zur Verbesserung in der klinischen Medizin führen, wenn sie anerkannt werden. Die Erfahrung von Max Planck zu diesem Punkt war:

Eine neue wissenschaftliche Wahrheit pflegt sich nicht in der Weise durchzusetzen, daß ihre Gegner überzeugt werden und sich als belehrt erklären, sondern vielmehr dadurch, daß die Gegner allmählich aussterben und daß die heranwachsende Generation von vornherein mit der Wahrheit vertraut gemacht ist.

Diese pessimistische Erfahrung des Physikers gilt heute bei der Etablierung des chirurgischen Fortschritts vielleicht nicht mehr.

Literatur

1. Allgöwer M (1978) Fortschrittliches Denken und konservatives Planen in der Ausbildung zum Chirurgen. Mitt Dsch Ges Chir 2:62–69
2. Beger HG (1985) Die Bedeutung der Intensivmedizin in der Allgemein-/Abdominalchirurgie – historische Positionen, aktuelle Bedürfnisse. Mitt Dsch Ges Chir 4:94–96
3. Beger JG (1989) Die naturwissenschaftliche Grundlage der chirurgischen Heilkunst. In: Hierholzer G, Hierholzer S (Hrsg) Chirurgisches Handeln. Fragen – Überlegungen – Antworten. Thieme, Stuttgart, S 146–154
4. Carstensen G (1987) Die Chirurgie in der Zukunft. Informationen des Berufsverbandes der Deutschen Chirurgen e.V. Nr. 12 [Suppl 1]
5. Gerok W (1984) Probleme der klinischen Forschung in der Inneren Medizin. Z Gastroenterol 22:621–629
6. Groß R (1990) Zu den Nobelpreisen Medizin 1990. Dt Ärztebl 87:B-2740
7. Hartel W, Beger HG, Ungeheuer E (Hrsg) (1991) Chirurgisches Forum 1991 für experimentelle und klinische Forschung. Langenbecks Arch Chir [Suppl 1991] Springer, Berlin Heidelberg New York Tokyo
8. Kern E (1982) 100 Jahre Chirurgie. Fortschr Med 47/48:2199–2206
9. Mohr H (1986) Wissenschaft zum Erkennen, Glauben, Handeln. Frankfurter Allgemeine Zeitung 297:6
10. Schreiber HW (1988) Fortschritte in der Karzinomchirurgie durch neue Techniken. Mitt Dtsch Ges Chir 2:59–61
11. Stelzner F (1988) Praxis und Forschung – Wandel und Beständigkeit im Spiegel der Chirurgie. Mitt Dsch Ges Chir 1:11–16
12. Weller (1986) Operative Knochenbruchbehandlung – Osteosynthesen. Unfallheilkunde 131–145

Teil C. Weiterbildungssysteme

Beispiel Deutschland

G. Feifel

Abt. für Allg. Chirurgie und Gefäßchirurgie (Direktor: Prof. Dr. G. Feifel), Chirurgische Klinik und Poliklinik, Universitätskliniken des Saarlandes, W-6650 Homburg/Saar

Definition und Ziel

An den Hochschulen der Bundesrepublik Deutschland haben Ausbildungs- und Forschungsaufgaben Priorität. Der Auftrag zur Weiterbildung wurde den Universitäten jedoch ausdrücklich durch das Hochschulrahmengesetz und die Gesetzgebung der Länder erteilt (Wissenschaftsrat 1983). Speziell die medizinischen Fakultäten und ihre Hochschullehrer beteiligen sich seit langem an der Weiterbildung des ärztlichen Nachwuchses. Die Begriffe Weiterbildung und Fortbildung werden dabei leider nicht einheitlich benutzt. Allgemein definiert, umfassen beide Begriffe die Wiederaufnahme organisierten Lernens während oder nach einer Erwerbstätigkeit, die eine Erweiterung der individuellen Qualifikation zum Ziel hat. Diese Definition trifft sowohl für Fortbildung als auch für Weiterbildung zu. Im medizinischen Bereich wird die fachärztliche Ausbildung nach der Approbation als Weiterbildung definiert. Alle anderen Studien zur Vertiefung und Erweiterung des fachlichen Wissens werden mit dem Begriff Fortbildung umschrieben.

Ziel der Weiterbildung zum Chirurgen ist die Sicherung seiner fachlichen Qualifikation. Sie umfaßt den Erwerb eingehender Kenntnisse, Erfahrungen und Fertigkeiten im Rahmen einer mehrjährigen Berufstätigkeit, und sie ordnet und regelt die Spezialisierung im operativen Bereich (Weiterbildungsordnung 1987). Die Ankündigung einer Spezialisierung ist an den Nachweis der Weiterbildung auf einem bestimmten Gebiet geknüpft, und die praktische Berufsausübung hat sich auf dieses Spezialgebiet zu beschränken (Weißauer 1987).

Organisation und Inhalt der Weiterbildung

Ordnung und Inhalt der Weiterbildung von Ärzten sind eine Aufgabe der ärztlichen Selbstverwaltung, die von den Ärztekammern der einzelnen Bundesländer durchgeführt wird. Grundlage der Weiterbildungsordnung der Landesärztekammern ist eine Musterweiterbildungsordnung, die vom Deutschen Ärztetag beraten und beschlossen wird. Ausgangspunkt dieser Beratungen sind Vorschläge der Fachgesellschaften, wie der Deutschen Gesellschaft für Chirurgie und des Berufsverbandes der Deutschen Chirurgen. Die gültige Weiterbildungsordnung gliedert sich in das Gebiet Chirurgie mit einer obligaten Weiterbildungszeit von 6 Jahren und in die sog. Teilgebiete Unfall-, Gefäß- und Kinderchirurgie, plastische Chirur-

L. Schweiberer, J.R. Izbicki (Hrsg.)
Akademische Chirurgie

gie, Thorax- und Kardiovaskulärchirurgie, die eine zusätzliche 2jährige Weiterbildung erfordern. Die Weiterbildung muß grundsätzlich ganztägig und in hauptberuflicher Stellung durchgeführt werden. Unter bestimmten Voraussetzungen werden Teilzeitarbeitsverträge anerkannt. Die Ärztekammern regeln auch die Rahmenbedingungen für die Weiterbildung, z.B. die Voraussetzungen zur sog. Weiterbildungsermächtigung. Diese ist abhängig von Größe und Struktur einer Abteilung, von der Leistungsstatistik, von der Zahl der Ärzte mit abgeschlossener Weiterbildung, von der materiellen bzw. apparativen Ausstattung und von der regelmäßigen Zusammenarbeit mit anderen Fachabteilungen. Eine volle Ermächtigung zur Weiterbildung im Gebiet Chirurgie erfordert ca. 100 Betten für chirurgische Patienten. Für das Teilgebiet Gefäßchirurgie wird z.B. im Saarland der Nachweis von 30 Betten verlangt. Maßgebend für den Umfang der Weiterbildungsermächtigung ist, ob die an Inhalt und Zielsetzung gestellten Anforderungen durch den ermächtigten Arzt unter Berücksichtigung des Versorgungsauftrages sowie der Ausstattung der Weiterbildungsstätte erfüllt werden können (Weiterbildungsordnung 1987).

Der Inhalt der Weiterbildung gliedert sich in eingehende Kenntnisse und Erfahrungen, z.B. bei Diagnostik und Indikation, neuerdings ergänzt durch Sonographie und Endoskopie sowie in die operative und konservative Behandlung chirurgischer Erkrankungen, Verletzungen und Fehlbildungen, einschließlich der selbständigen Durchführung aller üblichen Operationen, dem sog. Operationskatalog. Hierin sind Art und Mindestzahl der nachzuweisenden, selbständig durchgeführten operativen Eingriffe aufgelistet und die Mitwirkung bei Operationen höherer Schwierigkeitsgrade gefordert.

Quantität und Qualität im Weiterbildungssystem

Nach einer Statistik vom 31. 12. 1989 gibt es derzeit in der Bundesrepublik 8822 Chirurgen, darunter 539 Chirurginnen, das sind 6,1% (Ärztestatistik 1990). Einer Umfrage von Trede von 1990 können wir entnehmen, daß in den Universitätskliniken der alten Bundesländer derzeit 1227 Kollegen in Weiterbildung sind, das sind ⅔ aller Mitarbeiter. Die Quote der Kolleginnen ist mit 12% doppelt so hoch wie an nicht-universitären Krankenhäusern. Aus der Umfrage von Trede geht ferner hervor, daß an Universitätskliniken im Durchschnitt 4,7 Betten pro Mitarbeiter vorhanden sind, an nicht-universitären Kliniken sind es dagegen 8,7 Betten pro Mitarbeiter. Diese wenigen Zahlen zeigen, daß die Weiterbildung zum Chirurgen an einer Universitätsklinik mit ihrem speziellen Krankengut nicht einfach durchzuführen ist. Dem stehen jedoch Vorteile durch die Breite und Tiefe der Beschäftigung mit den Aufgaben entgegen, die meines Erachtens im Sinne eines exemplarischen Lernens überwiegen. Allerdings gelingt es nicht immer, den vorgeschriebenen Operationskatalog in der Mindestzeit von 6 Jahren zu erfüllen. Nach einer Analyse von Pichlmaier u. Thul (1989) mußten für die Gebietsbezeichnung 7,2 Jahre investiert werden.

Eines der wichtigsten Instrumente der Weiterbildung ist die Rotation der Assistenten. Allgemeinchirurgie bzw. Abdominalchirurgie sowie Unfallchirurgie stellen mit 30 bzw. 14 Monaten die längsten Rotationsphasen dar. Je nach vorhandenem Spektrum, z.B. Intensivstation, Thorax-, Gefäß-, Kinderchirurgie etc., sind Rotationszeiten von 6–8 Monaten üblich. Für die Weiterbildung an einer Universitätsklinik typisch ist auch die Möglichkeit und Anrechung eines Auslandsaufenthaltes und die Rotation durch die experimentelle Chirurgie. Würde jedoch das große Weiterbildungsangebot an Universitätskliniken durch Rotation vollständig genutzt, so wäre eine Facharztanerkennung unter 10jähriger Weiterbildung nicht zu erreichen (Trede u. Jentschura, 1990).

Außerdem gibt es erhebliche Unterschiede im Leistungsspektrum einzelner Kliniken mit entsprechender Auswirkung auf die quantitative und qualitative Erfüllung von Operationskatalogen (Schäfer 1987). Bislang wurden operative Techniken fast ausschließlich durch Operationsassistenten gelehrt. Ein gezieltes Training von Einzelschritten ist dabei nicht möglich (Edelmann 1989). Die Qualität der Weiterbildung eines jungen Chirurgen an einer Universitätsklinik leidet außerdem unter der Fülle hochschulspezifischer Aufgaben, v.a. auf dem Sektor Unterricht und Dokumentation. Die Tatsache, daß die angehenden Chirurgen überwiegend klaglos das gegenwärtige Weiterbildungssystem absolvieren, ist kein Beweis für seine Güte, sondern nur zu erklären durch den großen Konkurrenzdruck. Dabei sind die Berufsaussichten nach einer Weiterbildung an den Universitätskliniken der letzten 10 Jahre relativ ernüchternd: 24% erreichten eine Chefarztposition, 15% wechselten in eine andere Klinik, 12% erreichten eine Oberarztfunktion in anderen Kliniken, 9% gingen in die freie Praxis als Chirurg, 2% wurden Direktor einer Universitätsklinik und von 38% müssen wir annehmen, daß sie im Stationsdienst bleiben bzw. sich als praktische Ärzte niederlassen (Trede u. Jentschura 1990).

Die aktuelle Problematik der Weiterbildung zum Chirurgen

Das Weiterbildungssystem für Chirurgie in der Bundesrepublik Deutschland steckt mitten in einer strukturellen, inhaltlichen und organisatorischen Krise. Dies ist nicht verwunderlich, wenn man die zum Teil dramatischen Änderungen seiner Rahmenbedingungen verfolgt. Stichwortartig seien nur wenige Einflußfaktoren angesprochen:

Die Zahl der Ärzte, über deren Bedarf, im Gegensatz zu anderen Ländern, keine verläßlichen Zahlen vorliegen. Der Wandel im Krankheitsspektrum mit zum Teil tiefgreifenden Änderungen der operativen Aufgaben, und zwar qualitativ wie quantitativ. Die Arbeitszeitverkürzung und der sog. Freizeitausgleich, der, wenn er befolgt würde, die Weiterbildungszeit um 2–3 Jahre verlängern würde. Die verschiedenen Anforderungen in den einzelnen Krankenhäusern und die fortschreitende Spezialisierung. Es handelt sich dabei häufig um echte Zielkonflikte, deren Bewältigung für alle Beteiligten schwer belastend sind und ein hohes Maß an Fairneß und Kollegialität verlangen. Die Universitätsklinik ist von diesen Zielkonflikten in besonderer Weise betroffen. Einerseits soll sie Schrittmacher sein, und andererseits soll sie den Anforderungen der chirurgischen Praxis Rechnung tragen. Das Problem der Spezialisierung spielt deshalb eine zentrale Rolle in der Diskussion der Reform eines künftigen Weiterbildungssystems in unserem Land. Spezialgebiete der Chirurgie haben für Forschung, Lehre und Krankenversorgung durchaus unterschiedliche Bedeutung, aber dennoch den verständlichen Wunsch, gleichberechtigt zu sein. Gleichberechtigt v.a. in der Gestaltung und Weiterentwicklung ihrer Spezialgebiete. Vor dem Hintergrund der Spezialisierung unseres Faches in den letzten 20 Jahren sind strukturelle und organisatorische Schwierigkeiten unvermeidlich. Die nicht nur in Deutschland heiß diskutierte Frage lautet daher: Gibt es noch einen Allround-Chirurgen, oder anders ausgedrückt, ist die sog. allgemeine Chirurgie nicht auch ein Spezialgebiet?

Die seit Jahren anhaltenden, gelegentlich schmerzhaften berufspolitischen Auseinandersetzungen erreichten ihren Höhepunkt mit dem Antrag der Vertreter der Teilgebiet auf volle Autonomie. Sie begründen ihren Schritt mit der jeweils eigenen Aufgabenstellung und der speziellen Operationstechnik (Hecker 1991). Demgegenüber warnen die Verfechter der Einheit des Fachgebietes vor Zersplitterung und berufsständischer Ausgrenzung (Müller-Osten 1991). Auf dem 95. Deutschen Ärztetag soll eine Entscheidung in dieser elementaren Frage unseres Faches getroffen werden. In der Zwischenzeit hat es nicht an intensiven Bemühungen gefehlt, doch noch eine Einigung herbeizuführen. Dank der zähen Verhandlungen aller Fachvertreter konnte am 13. 7. 1991 ein Kompromiß vereinbart werden. Er sieht vor, die Einheit des Faches Chirurgie dadurch zu wahren, daß eine 3jährige Weiterbildung in Basischirurgie von einer 3jährigen Schwerpunktphase gefolgt ist. Zum gegenwärtigen Zeitpunkt ist nicht abzusehen, ob das Konzept tragfähig und konsensfähig ist.

Was die Kollegen aus der ehemaligen DDR betrifft, gilt derzeit eine Übergangsregelung. Kollegen, die weniger als 50% der Weiterbildungszeit absolviert haben, werden nach den jeweiligen neuerlassenen Weiterbildungordnungen des betreffenden Bundeslandes behandelt. Haben sie mehr als 50% ihrer Weiterbildung absolviert, so können sie nach der bisher gültigen Regel der Weiterbildung zum Erwerb der Gebietsarztanerkennung abschließen.

Ausblick

Wenigen Berufen ist die Aufgabe zur Problemlösung durch die tägliche Arbeit so vertraut wie dem des Chirurgen. Nach aller Erfahrung wird es deshalb gelingen, auch diesen für unser Fach entscheidenden Konflikt zu lösen; anderenfalls werden uns fachfremde Überlegungen bestimmen. Die gemeinsame Basis zwischen Generalisten und Spezialisten ist breiter, als es in den zahlreichen Positionspapieren zum Ausdruck kommt. Außerdem sind wichtige praktische Schritte zur Verbesserung der Weiterbildung bereits unternommen worden. Hervorzuheben ist die Einrichtung spezieller Trainingskurse und Seminare zur Operationstechnik und systematische Weiterbildungsseminare (Witte 1989).

Alle Beteiligten sind sich einig, daß das Weiterbildungssystem zum Chirurgen in der Bundesrepublik neu strukturiert und verbessert werden muß. Grundlage jeder Änderung sind unstrittig die Berücksichtigung der wissenschaftlichen Entwicklung und die Versorgungsbedürfnisse der Bevölkerung (Hoppe 1991). Die wissenschaftliche Autonomie von Spezialgebieten muß gewährleistet sein, sonst wird eine fortschrittliche Entwicklung operativer Verfahren behindert. Jede Lösung des Problems muß aber auch die außeruniversitären Bedingungen einbeziehen, zumal deren Anteil an der chirurgischen Versorgung weit überwiegt. Andererseits ist zu bedenken, daß Strukturfragen medizinischer Versorgung nicht über die Weiterbildungsordnung allein zu lösen sind. Einvernehmen konnte ferner darüber erzielt werden, daß eine gemeinsamen Basisweiterbildung sinnvoll und unter den zunehmenden Restriktionen im Krankenhausbereich ratsam ist. Übereinstimmung herrscht auch in der überfälligen Reform des Operationskatalogs, der regelmäßig an die Realität chirurgischer Tätigkeiten angepaßt werden soll.

Die Weiterbildungsaufgabe zum Chirurgen ist auch und gerade für die Universitätskliniken von größter Bedeutung. Ihre Bewältigung ist ein Prüfstein für rationales Argumentieren, für Organisationstalent und eine hohe Schule der Kollegialität. Die Mühe lohnt sich, denn sie schafft das Wertvollste, was eine chirurgische Klinik besitzt, einen gut gewachsenen Stamm von Mitarbeitern.

Literatur

Ärztestatistik (1990) Bundesärztekammer

Edelmann M (1989) Weiterbildung aus der Sicht des jungen Chirurgen. Langenbecks Arch Chir [Suppl II] (Kongreßbericht):163–166

Hecker W (1991) Warum Antrag auf Einrichtung eines Gebietes Kinderchirurgie? Mitt Dtsch Ges Chir 20:21–22

Hoppe JD (1991) Leitlinien einer Reform der ärztlichen Weiterbildung. Dtsch Ärztebl 88: 2528–2530

Müller-Osten W (1991) Schlußwort zur Stellungnahme von W. Ch. Hecker: Chirurg BDC 30:112–114

Pichlmaier H, Thul P (1989) Weiterbildung in einer Universitätsklinik mit integrierten Spezialgebieten. Langenbecks Arch Chir [Suppl II] (Kongreßbericht):149–154

Schäfer R (1987) Qualifikationsanforderungen im Gebiet und den Teilgebieten der Chirurgie. Chirurg BDC 26 [Suppl I]:4–9

Trede M, Jentschura D (1990) Der Weg zum Chirurgen – an der Universitätsklinik. Langenbecks Arch Chir [Suppl II] (Kongreßbericht):1275–1280

Weißauer W (1987) Weiterbildungsordnung: Einbindung der Spezialisten oder Einbahnstraße zu ärztlichen Spezialberufen? Chirurg BDC 26:141

Weiterbildungsordnung (1987) Dtsch Ärztebl 36

Wissenschaftsrat (1983) Empfehlungen zur Weiterbildung an den Hochschulen

Witte J (1989) Die Akademie für chirurgische Weiterbildung und praktische Fortbildung im Berufsverband der Deutschen Chirurgen. Langenbecks Arch Chir [Suppl II] (Kongreßbericht):177–178

Beispiel USA

The Johns Hopkins Hospital

G. Bulkley

Dept. of Surgery, The Johns Hopkins Hospital, 505, N. Broadway, Baltimore, MD 21205, USA

Manuskript nicht eingetroffen.

L. Schweiberer, J.R. Izbicki (Hrsg.)
Akademische Chirurgie

Surgical Residency Training at Massachusetts General Hospital

A.L. Warshaw

Harvard Medical School, Associate Chief of Surgery, Massachusetts General Hospital, Boston, MA, USA

At the Massachusetts General Hospital (MGH) in Boston (USA), as in the rest of the programs in the United States, training in surgery follows three patterns: 5 years of complete preparation for general surgery; 5 years of general surgery as a prelude to further subspecialization in plastic, cardiothoracic, vascular, colorectal, or pediatric surgery; or 1–2 years of partial training in general surgery as a preliminary to training in a different surgical discipline. The last category is exemplified by urology, neurosurgery, and orthopedics. Residents are selected by a national program matching applicant and hospital preferences after an on-site interview process involving the entire surgical faculty.

The MGH has 1010 acute-care beds, about 10% of which are in intensive care units. Last year there were 35 000 admissions to our hospital. The emergency services see about 250 patients each day, and the Hospital serves as one of three major trauma centers for our metropolitan area of 1.6 million. Approximately 70% of all patients admitted undergo at least one operation during their hospitalization. A total of 210 beds are assigned to general surgical patients, each of whom has a designated private surgeon (the private service). An additional 65 beds are designated for training in general surgery (ward service); these patients are tended entirely by resident surgeons and supervised by a "super-chief resident" who is spending a special 6th year of training with an appointment as a junior faculty member, and who usually attains full American Board of Surgery (ABS) certification before the end of this year. Both the private and ward services are utilized for surgical training, but with different attributes and purposes.

The MGH residency is characterized as "rectangular" rather than "pyramidal". This means that an applicant is accepted for a specified period of training and is not expected to compete for promotion. Of the 16 first-year residents taken each year, eight have 1- or 2-year limited, nonextendable appointments intended only as preludes to other training programs. The other eight have a guaranteed 5-year appointment which will fully qualify them to take the ABS examinations leading to certification in surgery. The perceived advantage of this system is the absence of unnecessary pressure to triumph over cohorts and the consequent facilitation of cooperation and fellowship. The trainee can concentrate on learning without the fear of having to find a job the following year (it is difficult in the American system to move to a new position at an institution of equivalent quality; moves are usually downward on the scale). There is of course an assumption of continuing adequate performance.

L. Schweiberer, J.R. Izbicki (Hrsg.)
Akademische Chirurgie

The content of the 5 years comprises at least 36 months in the principal components of general surgery and rotations in specialties including vascular, cardiac, thoracic, pediatric, gynecologic, neurologic, plastic and reconsructive, head and neck, transplantation, and emergency surgery. In general surgery there is a mixture of experience on the ward and private services, including time spent at affiliated community hospitals. When on the ward service, the residents are entirely responsible for preoperative, intraoperative, and postoperative care of patients; there is direct supervision by the chief resident and indirect surveillance by senior faculty. The residents perform all of the operations on the ward service, specific operative assignments being made by the chief resident. On all of the private services, including the specialties, the private surgeon decides when and how much a resident will assist versus acting as primary surgeon, this decision being based on level of training, previous experience with the operation, and level of technical skill. Because of this close one-on-one interaction, rotations on the private services are the single most important element in teaching technique. The residents also provide the perioperative care on the private services under the supervision of the attending faculty. Because rotations on the private and ward services are intermingled through the 5 years, the result is an opportunity to experience cycles of observing and trying. The intent is to provide a graduated experience combining learning through observation with learning by doing.

By the end of the 5 years, although there may be some variation in the experience of various graduates, there is an overall equivalence of operative experience, which must also meet the minimum requirements of the ABS for depth and breadth. First-year residents generally perform biopsies, skin grafts, herniorrhaphies, simple laparotomies, cholecystectomies, and some amputations. The middle years include further experience in general surgery, exposure to the surgical specialties and endoscopy, and some positions of senior responsibility. By the 5th (senior) year, residents perform complex gastrointestinal resections, pancreatectomies, hepatectomies, aortic resections, pulmonary resections, and open heart surgery, both supervised and alone. The average number of operations performed as principal surgeon during the 5 years generally excedes 1000, of which perhaps 30% occur in the final year. This final year is also structured to provide senior responsibility in every rotation, especially primary decision making and operating as the principal surgeon. Also in this final year the senior resident carries teaching responsibilities for medical students and junior residents under his direct supervision.

The curriculum of the program is rooted in patient care, with gradually increasing responsibility which provides pracital teaching supplemented by appropriate reading. The rotations cover the primary areas of general surgery and its specialties. There is, however, an opportunity for some flexibility to accommodate special interests of the individual. Each week formal teaching occurs in a lecture series as well as in case-based rounds in gastrointestinal, vascular, oncologic, cardiac, thoracic, pediatric, trauma, and plastic surgery. Discussions of adverse outcomes (morbidity and mortality) are held for each individual service weekly. At the end of each assignment, last 6–8 weeks, a written evaluation of the performance of each resident, including specific strengths and weaknesses, is prepared by each of the supervising faculty. Once each year all residents take the ABS In-Training Examination, a national process which allows comparison with the entire cohort of residents in each training year, as well as providing a measure of progress from year to year. There is a yearly review of each trainee by the training director and chief of surgery to identify and remedy various deficiencies and problems.

Research by residents is not a required component of the residency program but is encouraged and facilitated if the individual so chooses. About 60% of residents spend 1–3 years (usually 2) in laboratory research at some time midway in their residency, most commonly after the 3rd year is completed. The research is intended to identify and to enhance their eventual career goals rather than to fill departmental laboratories. There are five endowed 2-year fellowships awarded by the department to its residents for research experience either in one of the MGH laboratories or at appropriate laboratories elsewhere. Many residents also take the opportunity to collaborate with faculty in preparing clinical research reports stimulated by current experiences during the clinical training years.

The primary purpose of this residency program is to educate excellent clinical surgeons. The second goal is to nurture surgeons with academic talents who will become leaders in their fields. A review of the current activity characteristics of MGH surgical graduates is presented in Table 1.

Table 1. Current activity of MGH surgical graduates

Program	Years included	Total graduates	Academic faculty (%)	Community practice (%)
General	1970–1991	217	54	46
Plastic/reconstructive	1971–1991	30	50	50
Cardiothoracic	1971–1991	33	70	30
Vascular	1983–1991	16	75	25

Beispiel Großbritannien: General Surgical Training at the Royal London Hospital in the United Kingdom

R. Earlam

Department of General Surgery, Royal London Hospital,
White Chapel, London E1 1BB, Great Britain

We describe here the way in which the years of training are structured between qualifying as a physician and obtaining a consultant general surgical post in the United Kingdom. This is a complicated process that takes place over about 15 years in many different hospitals and not merely one University Hospital. To a great extent it is unplanned, haphazard and unstructured, but it is based on the hospital system that exists in the National Health Service. This is not presented as an ideal system, because there is probably no one optimum training scheme, and any system represents compromises which have evolved from the methods of providing hospital surgical care. It is therefore essential to understand the British system of surgical care before examining the training schemes.

The trainee's end point of general surgical training is to obtain a consultant post. This is a permanent job with complete independence; all other jobs in hospital prior to this are on the basis of a short contract lasting from 6 months to 4 years. The consultant has the assistance of a training grade registrar or senior house officer and a houseman in his 1st year after leaving medical school. Between them they usually have a ward of 20–30 beds. The one consultant frequently shares with another consultant so that the "firm" consists of two consultants, two training grades and two housemen with a male and a female ward. This gender separation exists because there are few single rooms.

The ratio of general surgeons to population is 1:50 000. There are over 200 district general hospitals in the 192 districts of England and Wales. These approximate to the *Kreiskrankenhaus* system of Germany. The population of England and Wales is about 50 million, and each of the district general hospitals therefore looks after an average of 250 000 persons with four or five general surgeons. There are about 1000 general surgeons in the 200 or more hospitals, and in overall terms it is these general surgical posts that will be filled by the trainees.

The university hospitals were separate from this system until the beginning of the National Health Service in 1948, but they are now firmly integrated into it. Each now has a locally based population to be looked after, and in addition there is in each university hospital an academic unit headed by a professor with an assistant called a senior lecturer, both of whom combine university and NHS duties. Of the 200 or more district general hospitals there are about 30 with academic units headed by a professor. Surgical trainees must obviously be trained for both these jobs, but in numerical terms the majority eventually find jobs in a district general

L. Schweiberer, J.R. Izbicki (Hrsg.)
Akademische Chirurgie

hospital and not in a university hospital. The university professor must also perform general surgery as well as his specialty and must be able to deal with all emergencies. Thus the basic surgical training for these two end posts is the same. Professors and consultants who work in university hospitals also have a specialist interest and conduct research. Each carries a mastership of surgery, which is the equivalent of a professor title from the university.

It is clear that there is a marked difference between the system in the UK and that in Germany because there is no pyramidal system, and there are far more "chiefs". All surgeons are equal and independent; there may be a senior colleague, but he has no control over the other surgeons. This implies that surgical training has a different end point in the UK, and that the generality of surgery has not been lost, although specialisation can occur by agreement with colleagues in any one hospital. Moreover, the training is not carried out only in university hospitals under the control of a professor but in the district general hospitals, where most of the work is done. Therefore, all hospitals are teaching hospitals. This means that the trainees spend an equal time in and out of a university hospital and are fully aware of the differences in work patterns in a *Kreiskrankenhaus*.

The content of their training is determined by the cases and patients looked after by the consultants with whom they are working. In simplified terms (Table 1), each consultant has 30 beds with an average of 40 discharges per bed each year, which gives 1200 patients per year (Allen Mersh 1983). One half of these come from routine cold cases admitted from out-patients and the other half from emer-

Table 1. Consultant General Surgical Workload

	Cases per year
Out-patients (*Ambulanz/Poliklinik*)	
25 new patients each week	1250
50–100 old patients each week	2500
In-Patients (*Station*)	
30 beds with 40 discharges per year per bed	
Half admitted from out-patients – "cold"	600
Half admitted as emergencies – "hot"	600
Operating	
4 half days each week with four patients in each session	800
Emergency admission operation	
2 days each week (100 each year)	200
Operation: admission rate – 3:4	75%
Day case surgery (*Ambulanz*)	300
Total deaths/discharges/day cases	1500
Total operations	1100
Total out-patients	3750+

gencies. In all hospitals in the UK the general surgeon performs two out-patient sessions each week and sees 1000–1200 new patients each year; of these, one half are admitted for surgery, and the other half are investigated but receive no operation. Old patients – follow-up or post-operative cases – amount to the same number again (1200) or two to three times that number. All are looked after by the consultant and his surgical trainee, so that experience is gained in the pre- and post-treatment of many conditions on a non-hospital basis. The surgical trainee with the houseman looks after the 30 in-patients and attends the emergencies, which amount to 50% of all admissions.

There are about 800 cases of operations each year, which is two-thirds or more of all admissions. Of these, 200 (four a week at least) are major cases performed by the consultant himself or the registrar under supervision. In addition, 300 day case surgery operations (hernias, varicose veins or less) are carried out each year. The surgical trainee must keep a record of all the operations that he performs or assists at in a log book.

All patients who have been in hospital receive a code for their disease or pathology based on the International Classification of Disease (ICD-9) and for the operation classified according to the UK Office of Population, Censuses and Surveys list. The surgical trainee can see in a listing which the present author has compiled (Earlam 1991) which of the possible operations he has seen or performed. He does not have to perform them all, but he should be aware of every one of them so that in the future, if he is inexperienced in rare conditions such as Heller's myotomy, he can refer them to a colleague who is specialised.

In general surgery all trainees must take the Fellow of the Royal College of Surgeons diploma (FRCS) before becoming a registrar. It is essential before taking this examination to have had training in other branches of surgery on a compulsory basis. The other specialties include accident and emergency, orthopaedics, urology, cardiothoracic, paediatric surgery and neurosurgery. Usually 6 months are spent in each. These specialist departments are not necessarily in the university hospital, and in general terms the surgical trainee spends more than half of his training time outside the university hospital.

Where does the Royal London Hospital fit into this pattern? The hospital has 1000 beds. It looks after a local population of 250 000 in the East End of London, but it also acts as a secondary referral centre for other specialist diseases as a university hospital. It also has the regional specialties of neurosurgery, cardiothoracic and maxillo-facial surgery (with one of the only two dental schools in London). Additionally, it has the first and hitherto only helicopter emergency medical service in the UK, bringing cases of polytrauma. There are seven general surgeons (three of which are academic, led by the professor), looking after 150 beds. There are about 6000 admissions each year and over 5000 operations in general surgery. In training are three senior registrars and three registrars who rotate through each of the three surgical firms. The registrars have a 2-year rotational training scheme, half of which is spent in other non-university hospitals. Similarly, the senior registrars spend 1 or 2 years of their 4 years in district general hospitals before returning to Royal London Hospital. Training is never conducted only in a university hospital or only in a district general hospital; it always combines the two types of hospital. Registrars and senior registrars are appointed by a committee with consultants from both hospitals.

Senior registrars seeking appointment to posts elsewhere apply for these jobs when they are advertised nationally. It is essential that they have the training and support from all the different consultants with whom they have worked. The majority obtain posts in a district general hospital. Only those who do more research, pass a thesis and publish papers are considered for a university hospital post.

All of this may sound perfect, but it is not. There are several problems. The continuous changing of jobs every 6 or 12 months means that the trainee sees many different methods and attitudes to surgery but never stays long enough to learn a system thoroughly. The advantage is that he avoids too much of the worst, but he also does not receive enough of the best. The continuous changing of jobs means that he must move house or domicile, which is difficult with a family. The greatest problem is the numerical discrepancy. This has changed a little since 1971 but not enough (Earlam 1971). Not everyone can become a surgeon. The 1000 general surgeons retire at age 65 after 25 years, and 40 replacements are needed each year (Table 2). The senior registrars, working for 4 years in that particular grade, should provide 40 candidates each year and should therefore number 160 (4x40). However, they add up to 200 in spite of a numerus clausus; there is consequently an over supply, and some must wait for jobs. Similarly, registrars are over supplied in numbers, and over half must choose another specialty. The present solution is to reduce the numbers of registrars and senior registrars drastically so that their output per year equals the input into the consultant rank. However, this does not work as a system because these trainees perform much of the surgery in the UK, and there are not enough surgeons to do the work. This problem can be

Table 2. General surgery career structure

	Age	Total	Years	Numerus clausus	Output per year
Medical student	19–24	4000	5	Yes	
Houseman (Assistent)	25	4000	1	Yes	
Senior house officer	27	12000	2	No	
Registrar (FRCS)	29	600	4	Yes	150
Senior registrar (Oberarzt)	33	200	4	Yes	40
Consultant (Chefarzt; Professor)	39–65	1000	25	Yes	40

solved only by creating more consultant posts, which the government rejects as this would be too expensive. The consultants reject it because the trainees at the moment are performing most of the emergency night work, and the consultants do not want to operate through the night twice a week. At the moment there is no solution.

The one main advantage of the present system is that all the surgical trainees are trained in those hospitals in which they are most likely to work. They are trained in the generality of surgery and especially emergency surgery, which constitutes half of their future workload. Such a system, which combines the expertise of the university centres and the experience of the district general hospitals, must be the basis of surgical training in what is essentially a practical art that must be learnt as an apprentice. Helicopter pilots cannot learn flying as an academic exercise, they must have practical experience and also be tested and trained for the emergencies and rarities by simulation exercises. Such an organisation is now necessary for training future surgeons.

References

Earlam R (1991) The concise Körner coding book for general surgery and urology. 2nd Edition 1991. Chapman & Hall, London

Earlam R (1971) National Health Service und Medizin Studium in Grossbritannien in den letzten 20 Jahren. Fortschritte der Medizin 89:45 and 131m

Allen-Mersh TG, Earlam RJ (1983) General surgical workload in England and Wales. Br J Med 4:1115-8

Beispiel Frankreich

L.F. Hollender

Professor Emeritus Louis F. Hollender Dr. h.c. mult., Université Louis Pasteur, 2, rue Blessig, F-67000 Strasbourg

Gegenwärtig dauert das Medizinstudium in Frankreich 8 Jahre und besteht aus 3 Abschnitten:

1. 2 Jahre Grundwissenschaften,
2. 4 Jahre Studium der Pathologie und der Therapie,
3. 2 Jahre Praktikantentätigkeit, davon 6 Monate in einer Universitätsklinik.

Während des gesamten Studienablaufes sind jährlich Examina abzulegen mit Prüfung von rein gedächtnismäßigem theoretischem Wissen. Der dritte Abschnitt wird mit klinischen Prüfungen abgeschlossen. Zwischen dem 7. und 8. Jahr wird die obligatorische Doktorarbeit durchgeführt.

Nach 6 Jahren – die 2 Jahre Praktikantentätigkeit sind nur für die künftigen Allgemeinpraktiker vorgesehen – kann die Weiterbildung beginnen, unter der Voraussetzung des Erfolgs am „Concurs d'Internat", der einen Wettbewerb um beschränkte Plätze darstellt. Zu diesem Wettbewerb können sich alle Medizinstudenten nach Absolvieren der ersten 5 Jahre des Medizinstudiums anmelden. Der Wettbewerb ist interregional und findet in 8 Interregionen statt.

Er umfaßt je

– eine Prüfung von 4 Stunden mit „Multiple-choice-Fragen",
– eine Prüfung von 4 Stunden mit Alternativfragen,
– eine Prüfung anhand von 8 Krankengeschichten mit diagnostischen sowie theoretischen Fragen.

Alle gestellten Fragen stammen aus einer nationalen Fragenbank. Die Durchführung ist offiziell festgelegt.

In der Reihenfolge der erworbenen Noten werden die Kandidaten in allen Fächern klassifiziert. Der erfolgreiche Kandidat wählt ein Fachgebiet je nach seiner Klassifizierung.

Bei Mißerfolg kann der Betreffende den „Concours" bis zu 3mal wiederholen.

Die ausgeschriebenen Stellen an Universitätskliniken sind zahlenmäßig beschränkt; ihre Zahl wird nach dem nationalen Bedarf durch das Gesundheitsministerium in Paris kalkuliert und festgelegt.

Die Weiterbildungszeit in der Chirurgie beträgt 5 Jahre mit der Möglichkeit, gleich in ein Fachgebiet der Chirurgie einzutreten.

Der Unterricht für Allgemeinchirurgen, während dieser Jahre, ist vorerst praktisch, umfaßt aber auch 250 Stunden theoretische Ausbildung nach einem offiziell festgelegten Programm.

L. Schweiberer, J.R. Izbicki (Hrsg.)
Akademische Chirurgie

In der viszeralen Chirurgie besteht die 10semestrige Ausbildung aus 6 Semestern rein viszeraler Chirurgie; dazu kommen:

- 1 Semester Kinderchirurgie,
- 1 Semester Orthopädie, Traumatologie,
- 1 Semester Thorax-, Herz- oder Gefäßchirurgie,
- 1 Semester Urologie.

Ist die chirurgische Ausbildung vollendet, so sendet der junge Chirurg alle Bescheinigungen und Zeugnisse seiner Ausbildungszeit als Beweise dem „Conseil National de l'Ordre des Médecins" in Paris zu (Bundesärztekammer), von dem nach Zeugniskontrolle das Qualifizierungsdiplom erstellt wird.

Der Betreffende ist somit als qualifizierter Chirurg anerkannt und erhält die Genehmigung, selbständig zu operieren. Seine Patienten haben Anrecht auf Rückerstattung seiner Honorare durch die Sozialversicherungen, d.h. der Chirurg benötigt keine spezifische Anerkennung seitens der Sozialversicherungen.

3 verschiedene Laufbahnen stehen dem jungen Allgemeinchirurgen offen:

1. Belegbetten in Privatkliniken: Diese betragen in Frankreich 38% der Gesamtbettenzahl. Sie sind entweder konfessionell, wie hauptsächlich in Elsaß Lothringen, oder gehören zunehmend großen Konzernen an. Immer seltener stehen diese Betten im Privateigentum von einem oder mehreren Chirurgen.

2. Die allgemeinen Krankenhäuser: Zur Ernennung ist ein neuer „Concours" notwendig, der zumeist theoretischer Natur ist und wesentlich leichtere Auswahlkriterien hat als der erste. Sehr wenige Bewerbungen liegen vor. Zur Zeit sind etwa 260 chirurgische Stellen frei, davon ca. 60 als Chefchirurg. Die jungen Kollegen sind kaum noch daran interessiert, da diese Chefstellen sehr schlecht bezahlt sind: 4000 DM/Monat für 60–70 Stunden Arbeit pro Woche und mehr, keine bezahlten Überstunden, sehr oft keine Mitarbeiter oder dann kaum ausgebildete Studenten, meistens aus ehemaligen Kolonien.

Es gibt keinerlei Möglichkeit des Wechsels bzw. des Übergangs von diesen Krankenhäusern zu den Universitätskliniken.

3. Die Universitätskarriere in Uni-Kliniken, die jedoch freie Assistenten- und Fortbildungsstellen voraussetzt.

Nach bis jetzt noch 4 Jahren – 5 Jahre sind geplant – obligatorischer Fortbildungszeit kann sich der Kandidat noch 3 Jahre als Oberarzt einer Qualifizierung seiner Ausbildung oder zum Erlernen eines chirurgischen Fachgebietes widmen. Voraussetzungen dafür sind einerseits freie Stellen und andererseits die Genehmigung des Direktors der betreffenden Universitätsklinik. Der Assistent wird sodann „Chef de Clinique à la Faculté de Médecine, Chirurgien Assistant des Hôpitaux" – d.h., daß er zugleich die akademischen Funktionen der Lehre wie auch die klinischen Funktionen ausübt. Diese Stellung erstreckt sich auf maximal 3 Jahre. Um den Titel „ehemaliger Chef de Clinique" tragen zu dürfen, sind mindestens 2 Jahre erforderlich.

Nach Absolvierung der 3 zusätzlichen Jahre chirurgischer Fachausbildung wird ohne neue Prüfung die betreffende Qualifizierung durch den „Ordre des Médecins“ erteilt.

Bemerkungen

Der „Concours d'Internat“ am Beginn der chirurgischen Laufbahn ist zwar schwierig mit relativ vielen Bewerbungen und wenig Berufungen. Am Ende der Weiterbildungszeit, die sich über 4–5 Jahre erstreckt, gibt es jedoch weder theoretische noch praktische Kontrollen; auch eine Checkliste oder ein Operationskatalog ist nicht vorzulegen.

Die Weiterbildung in der Allgemeinchirurgie für diejenigen, die gleich zur chirurgischen Spezialausbildung übergehen wollen, erweist sich aus 3 Hauptgründen als zu kurz.:

- Die Allgemeinchirurgie ist die Basis der Chirurgie und ihr Baumstamm. Als solche ist sie auch die Voraussetzung für jedes chirurgische Handeln, besonders für die Notfallsituation sowie für den Polytraumapatienten.
- Die Allgemeinchirurgie ist der koordinierende Faktor für alle Patienten, deren Erkrankung mehrere Fachspezialisten benötigt.
- Eine solide 5jährige Grundausbildung in der Allgemeinchirurgie erlaubt es dem jungen Chirurgen, sich in demjenigen Teilgebiet zu spezialisieren, in dem er die besten Zukunftsmöglichkeiten sieht. Fängt er hingegen zu früh mit einem chirurgischen Fachgebiet an, so gerät er in eine Sackgasse mit viel weniger Aussichten, da der Bedarf an Allgemeinchirurgen viel größer ist als von spezialisierten Chirurgen.

Vorschläge der Harmonisierungskommission des Europarats Strassburg

DECS/ESR (87) 124. rev 2 Schlußfolgerungen 10. Juni 1988.

Für die Zulassung zur Weiterbildung zum Chirurgen wurden folgende Möglichkeiten vorgeschlagen:

1. Eintrittsexamen mit Anatomie, Pathologie und chirurgisch angewandter Physiologie.
2. Berücksichtigung der während des gesamtmedizinischen Studiums erworbenen Noten in Kombination mit einem Interview vor einem Gremium von 3–4 qualifizierten Chirurgen.
3. Eine Kombination der Möglichkeiten 1 und 2.

Die Gesamtweiterbildung eines Chirurgen erstreckt sich auf 6–7 Jahre mit einem „Truncus communis“ allgemeiner Chirurgie von 4 Jahren. Dazu kommen 2–3 Jahre chirurgisches Spezialfach im Rotationssystem und eine fakultative 1jährige Trainingsperiode im Ausland.

Diese 6–7 Jahre sollten eine weite praktische Weiterbildung des zukünftigen Chirurgen sicherstellen, die sich auch auf die Durchführung selbständiger Operationen erstreckt. Dazu gehört auch eine theoretische Ausbildung in pathologischer Anatomie, Physiologie, Physiopathologie und Intensivmedizin.

Die 3–4 Jahre dauernde Ausbildung in allgemeiner Chirurgie sind in einer allgemeinchirurgischen Abteilung zu verbringen, und zwar entweder in einer Universitätsklinik oder in einem anerkannten Krankenhaus. Beide müssen jedoch genau definierte Kriterien erfüllen.

Für die Ausbildungszentren sind maßgeben u.a. die Qualifikation der Chef- und Oberärzte, die Bettenzahl, die Operationsaktivität der Klinik, die Aktivität der Ambulanz, die Aufenthaltsdauer und Resultate der Standardoperationen, das Vorhandensein einer pathologischen Anatomie, eine Bibliothek mit nationalen und internationalen Zeitschriften. Der Status als Ausbildungszentrum muß alle 5 Jahre neu genehmigt werden durch eine spezielle Kommission, und zwar von

- 2 Universitätsprofessoren,
- 1 Assistent einer Universitätsklinik,
- 1 Assistent eines Großkrankenhauses.

Für die in Weiterbildung stehenden Chirurgen wurde nach dem ersten Jahr eine Prüfung der manuellen Eigenschaften des Kandidaten für die Chirurgie vorgeschlagen. Am Ende der 4 Jahre Weiterbildung soll eine Prüfung mit theoretischem, klinischem und praktischem Examen vor einer Kommission von 4 Universitätsprofessoren und 2 Chefärzten von Großkrankenhäusern erfolgen. Erst dann kann die Zulassung zu einem chirurgischen Teilgebiet erfolgen.

Zwei dieser Vorschläge des Europarats wurden stets durch die französischen Behörden akzeptiert. Die Allgemeinchirurgie, die seit Jahren verbannt und durch die viszerale Chirurgie ersetzt war, soll wieder eingeführt werden, und die gesamte Weiterbildungszeit für Allgemeinchirurgie von 4 auf 5 Jahre erhöht werden.

Praktische Ausbildung – Vermittlung der Schule

Wege zur problemorientierten studentischen Ausbildung und deren Evaluation

F. Eitel

Chirurgische Klinik und Chirurgische Poliklinik, Klinikum Innenstadt der LMU München, Nußbaumstraße 20, W-8000 München 2

Problemstellung

Aus der Tatsache, daß in unserem Medizinstudium nirgendwo Lernziele, die den Erfordernissen der Ausbildungsforschung genügen, explizit formuliert worden sind, aus der Tatsache, daß die erstmals in der 7. Novelle der Ärztlichen Approbationsordnung formulierten Ausbildungsziele dem Hochschullehrer wegen ihrer abstrakten Allgemeinheit nicht dienlich sind, Mittel und Wege für seinen Unterricht auszuwählen, aus diesen beiden Problemen ergeben sich zwei Konsequenzen für den Medizinunterricht:

1. Unterrichtsrelevante Lernziele müssen definiert werden. Diese Lernziele müssen zugleich praxisrelevant sein. Der Medizinunterricht sollte dadurch innovativ verändert werden.
2. Wegen fehlender, wissenschaftlich begründeter Lernzieldefinitionen ist objektive Unterrichtsevaluation derzeit in der Regel unmöglich. Da Evaluation eine notwendige Voraussetzung für die Lehre ist, dürfte die Unterlassung von Evaluation dazu führen, daß die Qualität der Lehre auch weiterhin defizitär bleibt.

Zielsetzung

Im folgenden sollen einige Aspekte unserer Bemühungen mitgeteilt werden, die deletären Organisationsmängel und die unzureichende Evaluationspraxis in der medizinischen Ausbildung anzugehen. Dabei wird im wesentlichen nur Punkt 1 zu besprechen sein, da Punkt 2 derart komplex ist, daß dessen Erörterung den Rahmen dieser Darstellung sprengen würde; er ist an anderer Stelle (Eitel et al. 1990) abgehandelt.

L. Schweiberer, J.R. Izbicki (Hrsg.)
Akademische Chirurgie

Methodik

Methodisch wird im folgenden so vorgegangen, daß

1. die konzeptuellen Zielvorgaben anhand von Literaturdaten beschrieben werden,
2. entsprechende zielorientierte Organisationsmaßnahmen, die in unser Curriculum eingeführt wurden, dargestellt werden und
3. der Vergleich von 1. und 2. anhand einiger Evaluationsergebnisse veranschaulicht wird. Dabei soll wiederum aus Gründen der Einfachheit die Darstellung auf die Problemorientierung (Barrows 1984) des Unterrichts (Neufeld u. Barrows 1974) beschränkt werden.

Deskription und Evaluation problemorientierten Unterrichts

Problembezogenes Lernen (problem based learning) als Konzept

Die in der Literatur am häufigsten beschriebene Innovation der medizinischen Ausbildung der letzten Zeit ist das problembezogene Lernen (Tresolini et al. 1990). Die Bedeutung dieses Ansatzes erhellt sich daraus, daß dieses Konzept weltweit in neuerer Zeit in medizinische Curricula eingeführt wurde (z.B. McMaster University, Kanada; Universität Limburg, Niederlande; Suez Canal University, Ägypten; University of Newcastle, Australien).

Wie Tresolini et al. (1990) darstellen, zielt problembezogenes Lernen darauf, folgende Ausbildungsprobleme zu bewältigen:

- kaum zu bewältigende Expansion der Lerninhalte aufgrund der „Wissensexplosion" im Rahmen der technologischen Entwicklungen,
- inadäquater Lernstil: Faktenbüffeln, um die Multiple-choice-Examina zu bestehen, unter Vernachlässigung des Lernens von Zusammenhängen; geringe Behaltensleistung für das Gelernte,
- Vernachlässigung des Wissenstransfers in der Ausbildung, d.h. des Problems, ob das Gelernte vom Studenten auch in der Praxis angewendet werden kann,
- Unanschaulichkeit und Praxisferne des traditionellen Unterrichts.

Problembezogenes Lernen soll die Fähigkeit trainieren, klinische Probleme bzw. Fälle zu lösen (Barrows 1984). Problembezogenes Lernen entspricht eher modernen pädagogisch-psychologischen Theorien als der Großteil der traditionellen Unterrichtsmethoden (Tresolini et al. 1990). Es hat gut entwickelte theoretische Begründungen, enthält Aspekte der Kognitions- und Entwicklungspsychologie sowie der behaviouristischen und humanistischen Ansätze (Tresolini et al. 1990).

„Problembezogenes Lernen" ist sowohl als Lernverhalten als auch als Unterrichtsmethode interpretierbar.

Problembezogenes Lernen zielt darauf ab,

- das Faktenwissen dauerhaft zu speichern bzw. dessen Verankerung im Gedächtnis zu ermöglichen,
- klinische, interdisziplinäre, d.h. patientenbezogene Zusammenhänge im Krankheitsgeschehen zu verstehen bzw. veranschaulichen zu können,
- klinische Problemlösungstechniken im Sinne der medizinischen Entscheidungsfindung in der Gesundheitsversorgung zu trainieren bzw. als Fähigkeit zu vermitteln,
- unabhängiges, eigenständiges Lernverhalten zu erwerben bzw. als Verhalten durch den Unterricht zu fördern,
- Empathie, Sensitivität, ärztliches Verhalten gegenüber Patienten zu entwickeln bzw. als Einstellung zu vermitteln.

Diese 5 Ziele sind für uns insofern wichtig, als sie im Rahmen der Evaluation zur Formulierung von Zielkriterien herangezogen werden können.

Problembezogenes Lernen als Unterrichtsmethode beinhaltet in Anlehnung an die geschilderten Konzepte und Ziele im hier vorzustellenden Konzept folgende Maßnahmen und unterscheidet sich damit wesentlich vom traditionellen Lernen (sequential learning, Neufeld et al. 1974):

Kleingruppenunterricht

Studenten arbeiten in kleinen Gruppen von 3–6 Personen zusammen (small group learning).

Fallmethode (s. auch Renschler 1987)

Den Studenten wird vom Tutor ein Patient als „Problemfall" präsentiert (biomedical problem solving, Neufeld u. Barrows 1974). Dazu werden in der Regel die Beschwerden und Symptome des Patienten dargestellt bzw. erfragt. Es ist nicht erforderlich, ja nicht einmal gewollt, daß die Studenten bei dieser Fallvorstellung bereits über die relevanten medizinischen Kenntnisse und Fertigkeiten zur Lösung des Falles verfügen. Im Gegenteil, sie werden mit einer Situation konfrontiert, die wesentlich durch den Mangel an Information über den Patienten und seine Krankheit sowie Unkenntnis in bezug auf das weitere medizinische Vorgehen gekennzeichnet ist. Wie in der ärztlichen Praxis stellen diese Situationen hohe Anforderungen an den Informationserwerb und die Informationsverarbeitung, die ärztliche Einstellung und die praktischen Fähigkeiten des Studenten. Die Situation sollte so gestaltet werden, daß sie keinen Überforderungs-, sondern einen Herausforderungscharakter besitzt.

Autodidaktisches Lernen

Studenten müssen die geschilderte Situation durch unabhängige, eigene Aktivitäten bewältigen (independent learning, Neufeld u. Barrows 1974). Sie sind selbst verantwortlich für die Integration ihrer Aktivitäten in den Unterrichtsablauf (self directed learning, Neufeld u. Barrows 1974). Vom Tutor erhalten sie nur Hilfe, keine Präsentation des Lösungsweges. Er ist nicht mehr Dozent, sondern ein den Lernprozeß unterstützender Moderator („facilitator“). Die Studenten wählen ihre Lernzugänge und -ressourcen weitgehend selbständig aus, was im Prinzip auch den freien Zugang zum Patienten bedeutet (Erfahrungslernen).

Evaluation

In Diskussionsrunden erhalten die Studenten die erforderlichen Rückmeldungen über die Qualität der präsentierten Problemlösungen (diagnostic evaluation, Neufeld u. Barrows 1974). Dabei erfolgt die Rückmeldung nicht in Form einer Wertung, sondern vielmehr als wertneutrale Darstellung der erfolgten Problemlösung (Feststellung des Zielerreichungsgrades). Die Studenten werden darüber hinaus zur Selbstevaluation angeleitet.

Lernspirale

Der Prozeß der Hypothesenbildung, Hypothesenverifikation bzw. -falsifikation durch den Studenten selbst und der Vorgang der anschließenden Evaluation, der von dem jeweiligen Studenten bzw. der jeweiligen Studentin erarbeiteten Problemlösung wird zyklisch immer wieder so ausgeführt, daß er zu einer Vertiefung des Wissens, der Fähigkeiten und Fertigkeiten führt. Auch die spätere Weiter- und Fortbildung entspricht dem Prinzip der vertiefenden Durcharbeitung eines Problemfeldes, wobei die erarbeiteten Problemlösungen auf die jeweils neue Situation angewandt und dabei modifiziert werden.

Akademische Formen der Unterrichtsorganisation

Die Unterrichtsorganisatoren integrieren in sorgfältiger Vorbereitung der Fälle die beteiligten Fachdisziplinen, wobei der Patient als Person und nicht etwa das erkrankte Organ im Vordergrund steht. Es gibt eine definierte Tätigkeitsbeschreibung für den Lehrkörper im Ausbildungsprozeß. Der integrierte Unterrichtsablauf muß naturgemäß von einer zentralen Stelle organisiert werden. An Lernplätzen, die entsprechend didaktischer Vorgaben organisiert werden, erhält der Student die Möglichkeit, eigentätig zu lernen (entdeckendes Lernen). Es wird durch die Unterrichtsorganisation dafür gesorgt, daß die Studenten Feedback über ihren Lernfortschritt während des Unterrichts erhalten (formative Evaluation).

In der „McMaster-Philosophie“ wird die Annahme der traditionellen Medizinlehrer, Lernen müsse sequentiell vom Normalen zum Abnormalen, von Struktur zu Funktion, von den Basiswissenschaften zur klinischen Medizin hin erfolgen, als Mythos hingestellt (Neufeld u. Barrows 1974). Dem wird die „Lernspirale“ des innovativen Programmes gegenübergestellt: Mit der Zeit rotiert der Student mehrfach durch dieselben Gebiete von Lerninhalten. Der Lehrplan ist so gestaltet, daß jedesmal ein vertiefter, wissenschaftlicherer Stand oder eine breitere Anwendung des Wissens ermöglicht wird. Die Lernspirale ist nach unserer Auffassung ein geeignetes Modell der Unterrichtsorganisation, um den Studenten stufenweise in zunehmende Eigenverantwortlichkeit und Selbständigkeit der medizinischen Entscheidungen und Verrichtungen zu führen. Dem reinen Wissenserwerb traditioneller Curricula wird im McMaster-Programm die problemlösende Informationsverarbeitung durch den Studenten als Ausbildungsziel gegenübergestellt.

Problembezogenes Lernen soll folgende Effekte haben (Neufeld u. Barrows 1974):

- Es soll die Motivation der Studenten beeinflussen.
- Es soll zu aktiven intellektuellen Prozessen auf höheren kognitiven Ebenen anregen.
- Es soll Neugier und systematisches Denken verstärken.
- Es soll die Wissensanwendung fördern.

Wir sprechen für unseren Bereich von problemorientiertem Lernen, um unseren Ansatz von Problem-based-learning-Konzept der McMaster Universität zu unterscheiden. Diese Unterscheidung ist notwendig, da das McMaster-Konzept wegen unterschiedlicher institutioneller Gegebenheiten nicht auf unsere Verhältnisse übertragbar ist. Darüber hinaus liegt das Schwergewicht unseres Konzeptes mit Rücksicht auf die von uns zu berücksichtigenden, institutionellen und gesetzlichen Vorgaben weniger auf dem problembezogenen Ansatz als vielmehr auf dem autodidaktischen Lernen (self-directed learning und entdeckendes Lernen). Dies sind zwar nur Nuancen zum McMaster-Konzept. Um aber diesen feinen Unterschieden Rechung zu tragen, wird hier die begriffliche Unterscheidung in problembezogenes und problemorientiertes Lernen vorgenommen.

Problemorientiertes Lernen in der derzeitigen Organisationsform unseres Curriculums

Das dieser Innovation zugrundeliegende Konzept ist in Abb. 1 dargestellt: Die Unterrichtsorganisation beeinflußt das Lernverhalten, welches sich wiederum auf den Lernerfolg auswirkt. Der Lernerfolg seinerseits gibt Anlaß, die Unterrichtsorganisation zu verändern, oder auch nicht, wenn der Lernerfolg den Zielen der Unterrichtsorganisation entspricht.

Ziele des Unterrichts sind als Lernziele operational, d.h. in Begriffen des Tuns, definiert. In diesem Curriculum lassen sich folgende tentative Lernziele formulieren:

- Der Student soll für die primärärztliche Tätigkeit erforderliches Fachwissen erwerben und anwenden.
- Problemlösungs- und Kommunikationfähigkeit sowie ärztliche Einstellung gegenüber Beruf und Patient soll der Student in seinen Entscheidungen und seinem Verhalten demonstrieren.
- Der Student soll die für primärärztliche Versorgung erforderlichen sensomotorigen Fertigkeiten besitzen und anwenden können.

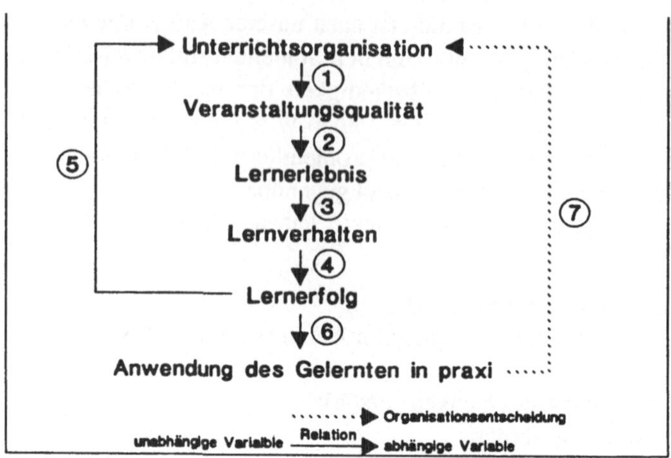

Abb. 1. Schema des gegenwärtigen curricularen Konzeptes. Die Unterrichtsorganisation als solche beeinflußt die vom Studenten wahrgenommene Veranstaltungsqualität (*1*). Diese wirkt sich auf sein Lernverhalten (*3*) aus und damit objektiv auf seinen Kompetenzgrad (*6*). Die Art und Weise der Anwendung des Gelernten durch den Studenten in praxi wiederum erlaubt Begründungen (*7*) für Organisationsänderungen. Da diese Beziehung aber wegen fehlender Evaluationswerkzeuge mehr oder weniger intuitiv ausfällt, wurde der erreichte Lernerfolg vorläufig als Einflußgröße für Organisationsentscheidungen (*5*) gewählt

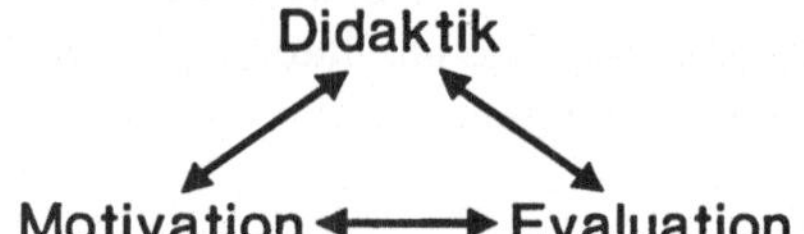

Abb. 2. Die curriculare Innovation berücksichtigt 2 wesentliche Aspekte: 1. Im Rahmen der Lernerorientierung die Motivation der Studenten, sich mittels eines akademischen Lernstils mit dem für die Allgemeinpraxis erforderlichen Unterrichtsstoffs auseinanderzusetzen; 2. im Rahmen der Sicherung der Strukturqualität die Evaluation des Unterrichts, um hierdurch verläßliche Beurteilungsmöglichkeiten der Unterrichtsreform zu schaffen, sowohl im Hinblick auf die Einführung neuer Unterrichtsmaßnahmen, als auch im Hinblick auf den Unterrichtsablauf und das Unterrichtsergebnis, also den Lernerfolg. Diese beiden Gesichtspunkte sind Teilaspekte der allgemeinen Didaktik, die sich im engeren Sinn mit pädagogischen Variablen wie Lernziel, Lerninhalt, Lehrmethoden und Medieneinsatz beschäftigt. Die enge Verknüfung dieser 3 konzeptuellen Merkmale der Reform wird durch *Doppelpfeile* im Diagramm symbolisiert

Tentativ sind diese Ziele deshalb, weil es uns bislang noch nicht gelungen ist, die notwendigen Mittel zu akquirieren, die für diejenige Forschungsarbeit erforderlich sind, welche aus den tentativen Lernzielen meßbare Zielkriterien werden läßt, mit anderen Worten, welche zur Entwicklung der entsprechenden Evaluationsinstrumente führt. Es ist unzweifelhaft, daß sich mit dem gängigen Prüfungssystem die genannten Lernziele nicht oder nur bedingt erfassen lassen.

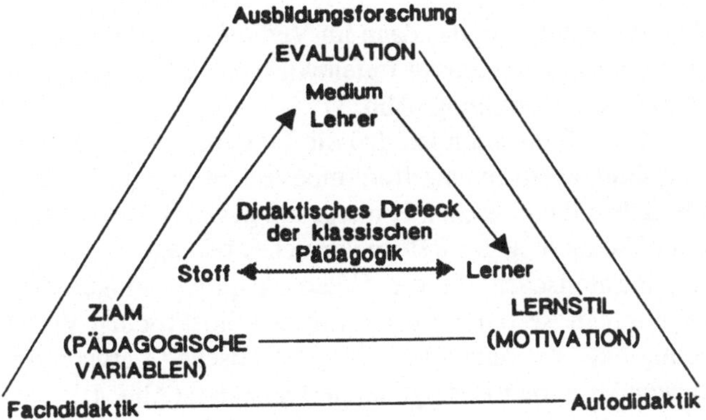

Abb. 3. Einordnung des vorgestellten Reformversuches in den theoretischen Rahmen der Ausbildungsforschung, speziell der Fachdidaktik und des autodidaktischen Lernens. Die Fachdidaktik beinhaltet Konstrukte der pädagogischen Variablen: Lern*z*iele, Lern*i*nhalte, Lehr- und Lern*a*lgorithmen (Unterrichtsformen und -methoden), Lehr- und Lern*m*edien (*ZIAM*). Wesentliches Merkmal der Autodidaktik ist die hohe intrinsische Motivation des Lerners, sich mit der Sache selbst zu beschäftigen. Dieser Parameter ist unter dem Kriterium „Lernstil" zu fassen. Sowohl Unterrichtsorganisation als auch Lernstil sollten im Falle dieses Reformversuches problemorientiert sein

Ein Grobkonzept (Abb. 2, s. auch Abb. 1) der Unterrichtstheorie und die taxonomische Formulierung tentativer Unterrichtsziele (Tabelle 1) reichen nach unserer Erfahrung zunächst aus, um Maßnahmen entwickeln und in die Unterrichtspraxis einführen zu können, die innovativ sind, entsprechend z.B. der McMaster-Philosophie (problembezogenes Lernen). Die Reorganisation unseres Unterrichts zeigt, daß didaktische Neuerungen im Sinne des aktiven, selbstgesteuerten, entdeckenden, konstruktiven, autodidaktisch-akademischen Lernens in die Unterrichtspraxis eingeführt werden können.

Tabelle 1. Lernzieltaxonomie in Relation zur Unterrichtsreform im Praktikum der Chirurgie

Lernebene	*Unterrichtsform*	*Lernziel*
A	Fallsimulation Seminar	Fachliches, deklaratives Wissen
B	Praktische Übung im Fertigkeitenlabor	Prozedurales Wissen, sensomotorische Fertigkeiten
C	Unterricht am Krankenbett: Anamnese- und Befunderhebung, Formulierung von Therapievorschlägen	Training von A und B im Berufsfeld: Wissenstransfer

Ein derartiges Vorgehen (Grobkonzept, das dann im Verlauf der Erfahrung mit der Innovation empirisch zu einem Feinkonzept fortentwickelt wird) ist einzuordnen in den Rahmen der Ausbildungsforschung (Abb. 3).

Wesentliche Erkenntnis dieser Innovation ist, daß die Initiierung von Aktivitäten auf dem Gebiet der Ausbildungsforschung Reformbestrebungen entscheidend fördert, da sie den erforderlichen theoretischen Hintergrund gewährleistet und damit zur Objektivität und zur Validierung des Reformversuches beiträgt.

Der Vergleich der organisatorischen, in die Unterrichtspraxis eingeführten Maßnahmen des hier vorgestellten Reformversuches mit den didaktischen Vorgaben der Problemorientierung bzw. des autodidaktisch-akademischen Lernens (Erfahrungslernen und entdeckendes Lernen) erfolgt durch Evaluation (Abb. 4):

Kleingruppenunterricht

Die Überprüfung der für den Unterricht in Zusammenarbeit mit den Dozenten entwickelten „Lehrpläne", die analog dem Bereitschaftsdienstplan die zeitliche und örtliche Präsenz der Lehrpersonen und Tutoren regelt, ergab, daß die Dozenten-Studenten-Relation je nach Veranstaltuntsart zwischen 1:1 und 1:12 ausgespannt ist, mit einem Mittelwert zwischen 1:6 und – im schlechtesten Falle – 1:8. Mit diesen Werten kann die Bedingung des Kleingruppenunterrichtes als verwirklicht angesehen werden. Die Dozenten werden darüber hinaus über moderne Lehrtechniken (Moderatorfunktion, nicht-direktiver Lehrstil) informiert. Die nicht-systematische Überprüfung, ob diese Informationen wirksam waren und in die Unterrichtspraxis umgesetzt wurden, ergab den Eindruck, daß etwa ⅓ der Dozenten wirklich

Evaluation

a Bewertung unter Verwendung wissenschaftlicher Methoden

Evaluationsinstrumente

- Fragebögen
- Interviews
- Kriterienbezogene Beobachtungen
- Normorientierte Beobachtungen

b

Abb. 4a, b. Evaluation. *a* Definition von Evaluation. *b* Im Reformversuch verwendete Evaluationsmethoden. Zur Anwendung kamen ein von studentischer Seite (AK-Praktika, Holzbach et al.) entwickelter und von psychologischer Seite validierter Fragebogen zur Untersuchung der Akzeptanz des Reformversuches seitens der betroffenen Studenten, ein von psychologischer Seite (Institut für Empirische Pädagogik und Pädagogische Psychologie der LMU München, Prenzel et al.) entwickelter und validierter Fragebogen zur Motivationslage der Studenten sowie Interviews und Evaluation der von den Studenten erarbeiteten Produkte durch den Arbeitskreis für Hochschuldidaktik, der aus den genannten Personen bzw. Institutionen und den Ärzten der Klinik besteht tutorielle Lernerbegleitung durchführt, ⅓ der Dozenten noch zu viel redet und die Studenten mehr selbst machen lassen könnte, und ⅓ frontal-direktiv in traditionellem Stil unterrichtet.

Fallmethode

Es wurden zahlreiche Arbeitsplätze in Abhängigkeit von den zeitlichen, räumlichen und inhaltlichen Vorgaben eingerichtet. Dabei wurde besonders darauf geachtet, daß innerhalb der Arbeitsplätze der Student an sog. „Lernplätzen" aktiv tätig werden konnte, also eigene Erfahrungen zu sammeln in der Lage war. So werden auf Lernebene A von Studenten in Fallsimulationen und Seminaren Fälle gelöst, auf Ebene B praktische Übungen durchgeführt und auf Ebene C am Krankenbett die Rollen des „Kursarztes", des „Protokollanten" (schriftliche Befunderstellung auf Formblatt) und des „Beobachters" (Rückkopplung der „Kursarzt"-Patienten-Interaktion an die beiden anderen Studenten) ausgefüllt.

Auf der Ebene der Fertigkeitsübungen erfolgten Produktevaluationen, die beispielhaft am Lernerfolg bei den Nahtübungen am Schaumgummimodell dargestellt sind (Abb. 5).

Autodidaktisches Lernen

Hinweise auf Eigenbeschäftigung mit dem Stoff, ein zentrales Merkmal autodidaktischen Lernens, gibt die Erfragung der Vor- und Nachbereitungszeiten (Abb. 6). Die Studenten kommen auch immer wieder und wünschen zusätzlichen, freien Zugang zu den Lernmitteln in der eigens eingerichteten Mediothek.

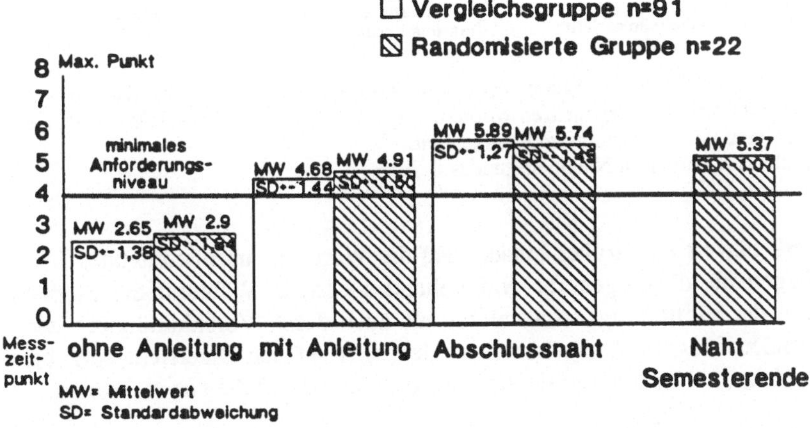

Abb. 5. Produktevaluation der Nähübungen im Panel-Design (auf verschiedenen Stufen der Anleitung) unter Definition einer minimal zu erreichenden Punktzahl, welche die Nahtsymmetrie, die Knotenfestigkeit, die Nahtspannung und die Vorkenntnisse berücksichtigt. Die erreichten Punktzahlen bleiben bei Semesterende über dem minimalen Anforderungsniveau, ein befriedigendes Ergebnis, wenn man die nur zweistündige Instruktionsdauer berücksichtigt

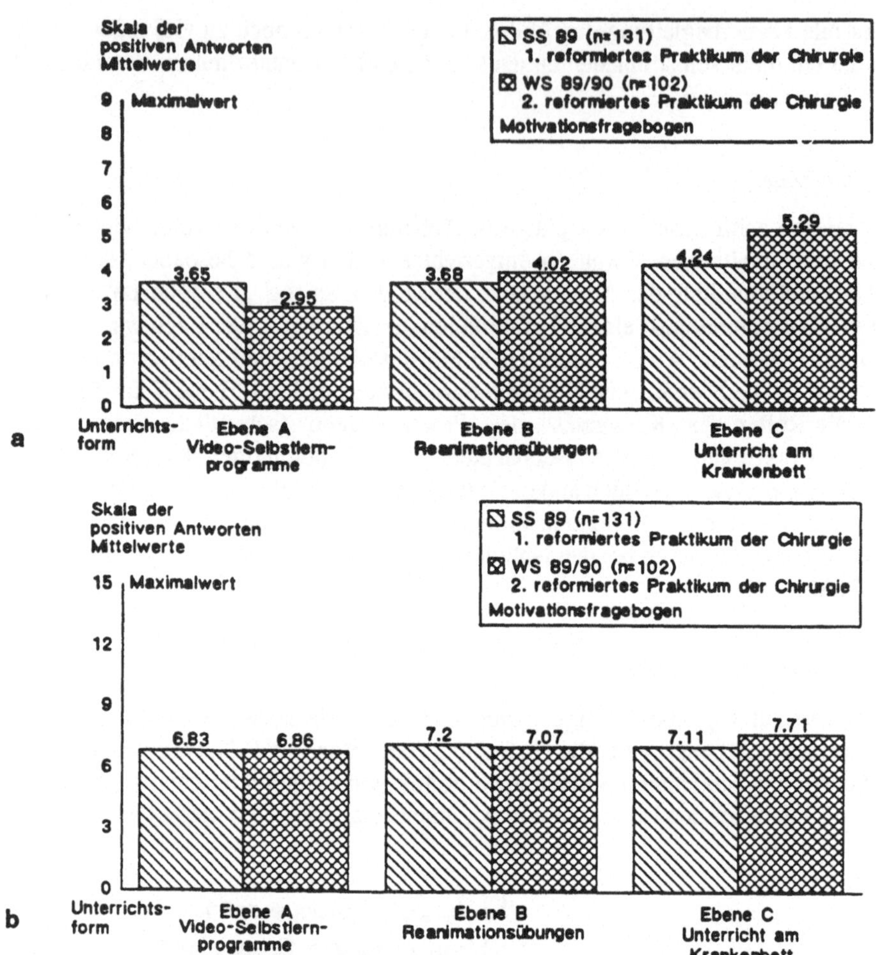

Abb. 6a, b. Eigentätigkeit der Studenten, evaluiert am Ende des Semesters. Es sind wesentliche Unterrichtsteile herausgegriffen worden, wie z.B. Video-Selbstlernprogramme, Reanimationsübungen und Unterricht am Krankenbett.
a Vorbereitendes Lernen. **b** Nachbereitendes Lernen

Bemerkenswert ist darüber hinaus, daß die Werte für nachbereitendes Lernen höher liegen als diejenigen für vorbereitendes Lernen. Während die Studenten sowohl in der Einführungsveranstaltung als auch durch Vorankündigung der zu bearbeitenden Diagnosen angehalten werden, sich auf den Unterricht vorzubereiten, geschieht die Nachbereitung ohne Aufforderung durch die Organisatoren.

Evaluation

Die Evaluation erfolgt sowohl in bezug auf den Unterrichtsprozeß (Implementierung der innovativen Organisationsmaßnahmen) als auch auf den Lernerfolg. Die Durchführung von Evaluationsmaßnahmen ist nach unserer Auffassung eine entscheidende Einflußgröße für das Gelingen des Reformversuches. Sie wurde von Anfang an als Fremdevaluation geplant und durchgeführt. Art und Ergebnis der initialen Evaluationsmaßnahmen ergeben sich aus den hier dargestellten Meßwerten sowie aus Abb. 4. Die Evaluation wird im Rahmen unserer curricularen Innovation weiter entwickelt.

Lernspirale

Das reformierte Curriculum beginnt für den Studenten, der in den klinischen Abschnitt eintritt, mit dem chirurgischen Untersuchungskurs im 1. klinischen Semester, gefolgt vom Notfallkurs I im 2. klinischen Semester, der Vorlesung als Propädeutik für das Praktikum im 3. und. 4. klinischen Semester, dem Praktikum der Chirurgie im 5. klinischen Semester und ab Sommersemester 1992 mit dem Notfallkurs II im 6. klinischen Semester. Dann folgt das Praktische Jahr mit dem chirurgischen Tertial im III. Studienabschnitt.

Während der geschilderten Veranstaltungen werden bewußt Lerninhalte mit zunehmendem Schwierigkeitsgrad und größerer Realitätsnähe wiederholt, um das Wissen und die Fertigkeiten vertiefen zu können. Als Beispiel für die zunehmende Kompetenz sei die Einschätzung der Studenten in bezug auf ihre Fähigkeit zur Erhebung eines Untersuchungsbefundes im 1. klinischen Semester und im 5. klinischen Semester dargestellt (Abb. 7).

Es ergibt sich an den unterschiedlichen Kollektiven in deren Selbsteinschätzung eine deutliche Zunahme der Fähigkeit, einen Untersuchungsbefund zu erstellen. Diese Kompetenzzunahme unterscheidet sich auch von der Kompetenzeinschätzung des nicht-reformierten Untersuchungskurses. Ob diese Selbsteinschätzungen auch objektiv stimmen, ist Gegenstand weiterer Untersuchungen.

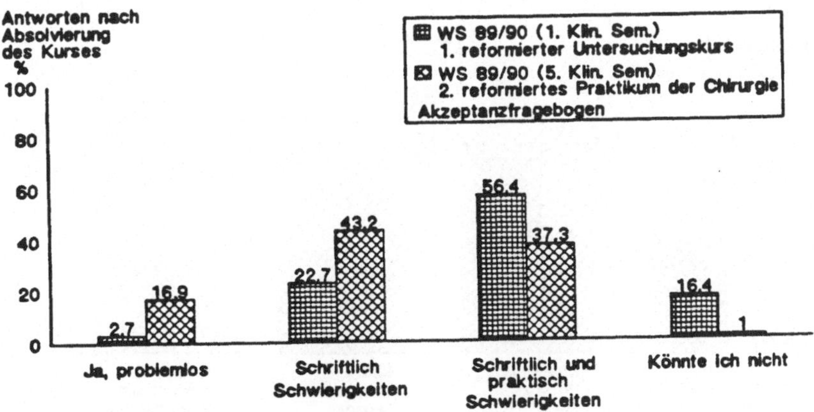

Abb. 7. Subjektive Einschätzung des Lernerfolges (Können Sie einen Patienten untersuchen und einen schriftlichen Befund erstellen?)

Akademische Organisationsformen

Hierunter verstehen wir die Ermöglichung entdeckenden Lernens sowie des Erfahrungslernens durch entsprechende Formen der Unterrichtsorganisation. Die der Unterrichtsorganisation im reformierten Curriculum zugrundeliegende Motivationstheorie (Deci u. Ryan 1985, 1987; Prenzel 1990) weist sowohl für die Leistung der Studenten als auch für ihre sachbezogene (intrinsische) Motivation das sog. Selbstbestimmungsgefühl als zentrale Einflußgröße aus (Prenzel 1990). Diese Größe wird mit dem standardisierten Motivationsfragebogen durch folgende Items erfaßt: sich aktiv fühlen; das tun, was man selbst tun will; Entscheidungsspielraum haben; Gefühl, nicht kontrolliert zu sein. Es werden im Praktikum der Chirurgie hohe Werte für das „Selbstbestimmungsgefühl" erreicht, v.a. auf der Lernebene B, den Fertigkeitsübungen (Abb. 8).

Auch andere Einflußgrößen für Motivation und Leistung erhalten im reformierten Unterricht hohe Werte, so daß insgesamt daraus geschlossen werden kann, daß das Organisationsziel erreicht wurde, im Rahmen der Reorganisationsmaßnahmen bei den Studenten fördernde Bedingungen für den Lernerfolg (intrinsische Motivation und Leistungsbereitschaft) zu erhalten.

Insbesondere die hohen Werte für intrinsische Motivation zeigen, daß eines der wesentlichen Merkmale des problemorientierten Unterrichts erreicht wurde. Weitere Items, die Problemorientierung abbilden, wurden erfaßt: In dem Konstrukt „Perspektivenübernahme" (Abb. 9) wurde erfaßt, in welcher Art die Dozenten auf die Studenten eingehen, bzw. mit ihnen umgehen, inwieweit sie den Wissensstand der Studenten angemessen einschätzen und im Unterricht berücksichtigen, in-

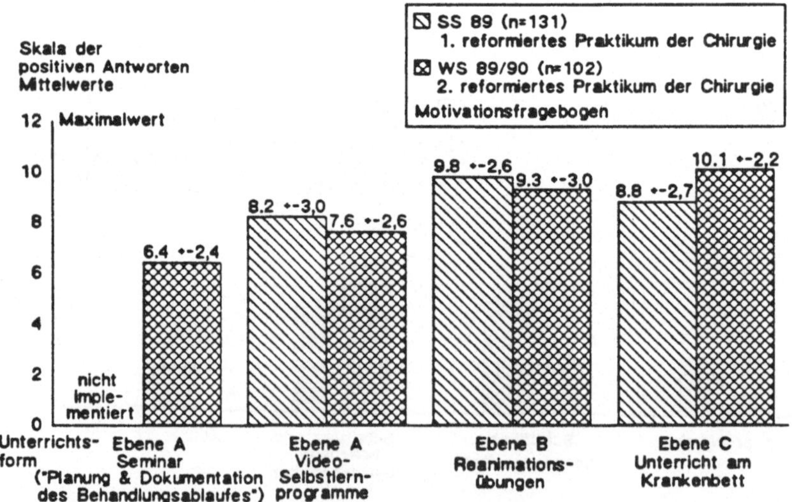

Abb. 8. Selbstbestimmung als zentrale Einflußgröße für die Motivation und die Art der Leistung der Studenten. Sie erhält im Praktikum der Chirurgie in Korrelation zu den verschiedenen Organisationsmaßnahmen unterschiedlich hohe Werte

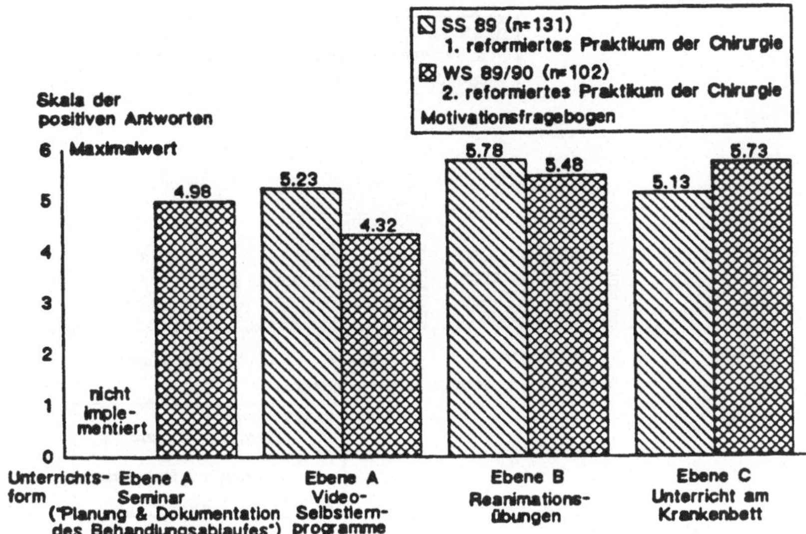

Abb. 9. Einflußgröße „Perspektivenübernahme". Je stärker sie ausgeprägt ist, desto eher ist intrinsische Motivation beim Studenten anzunehmen.

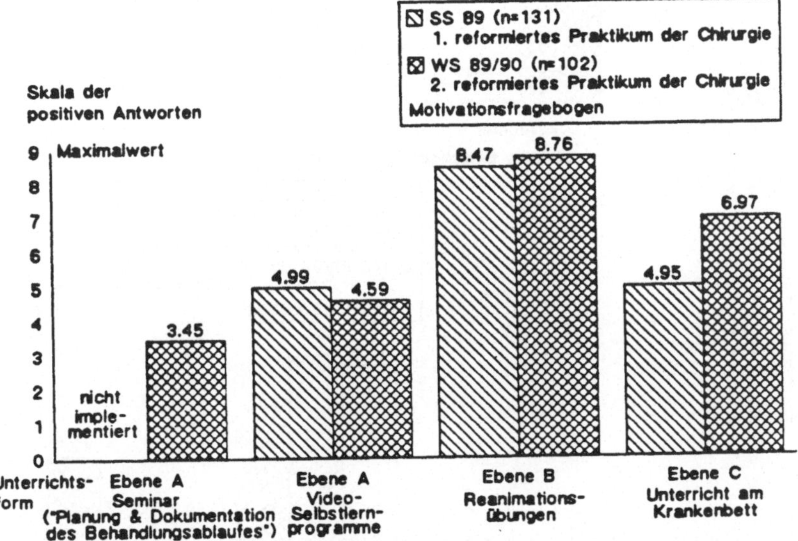

Abb. 10. Einflußgröße „Freiheitsgrade". Je stärker sie ausgeprägt ist, desto eher ist anzunehmen, daß der Student die Problemorientierung des Unterrichts wahrnimmt. Auf Ebene *B* finden sich die signifikant größten Handlungsspielräume für den Studenten, ein Hinweis auf den Stellenwert praxisbezogenen Unterrichts, obgleich der Unterricht am Modell und nicht am Krankenbett stattfindet. Diese Einflußgröße wirkt sich maßgeblich auf die Art der Leistung des Studenten aus.

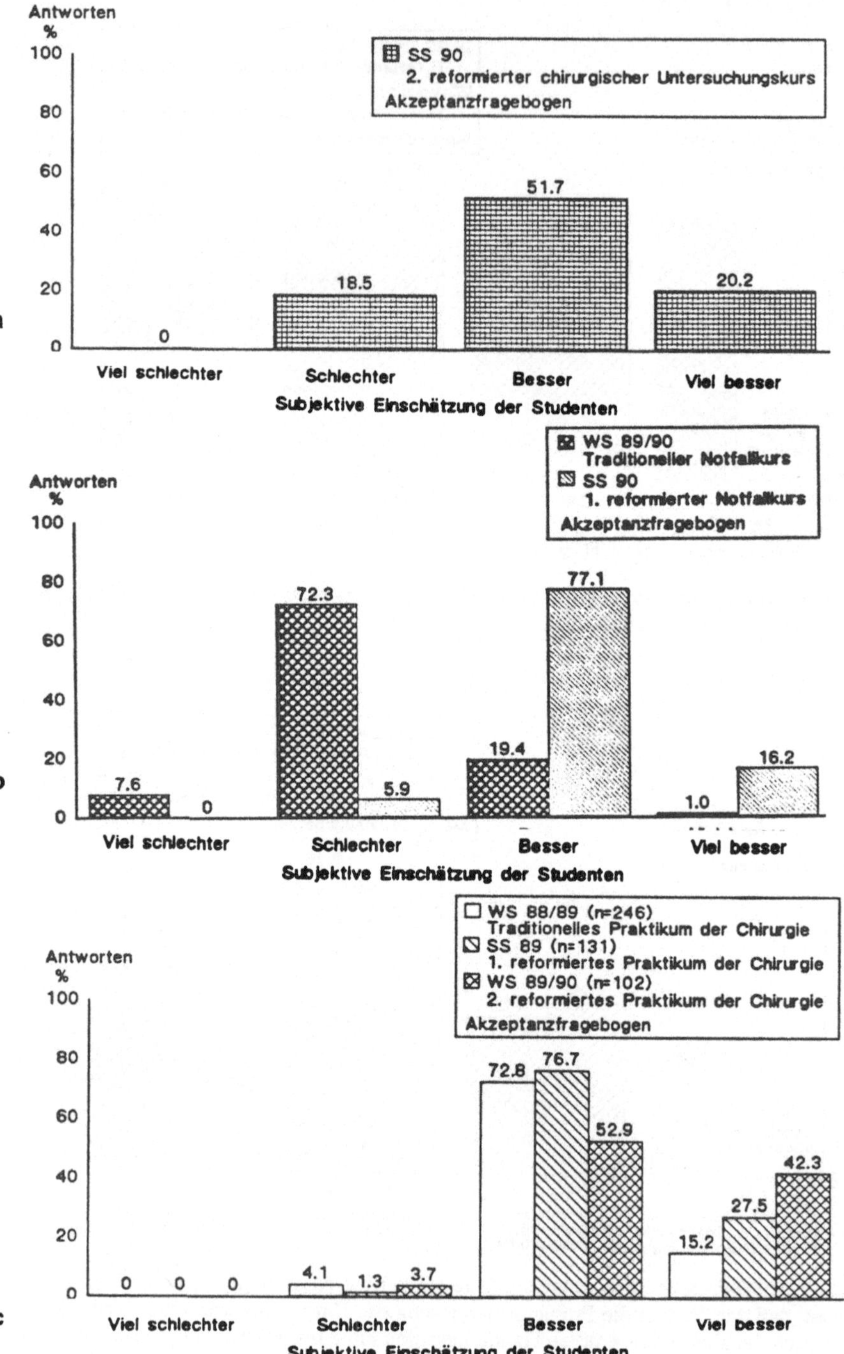

Antworten %
100
80
60
40
20
0
SS 90
2. reformierter chirurgischer Untersuchungskurs
Akzeptanzfragebogen
51.7
18.5
20.2
0
a
Viel schlechter
Schlechter
Besser
Viel besser
Subjektive Einschätzung der Studenten
WS 89/90
Traditioneller Notfallkurs
SS 90
1. reformierter Notfallkurs
Akzeptanzfragebogen
72.3
77.1
19.4
16.2
7.6
0
5.9
1.0
b
Viel schlechter
Schlechter
Besser
Viel besser
Subjektive Einschätzung der Studenten
WS 88/89 (n=246)
Traditionelles Praktikum der Chirurgie
SS 89 (n=131)
1. reformiertes Praktikum der Chirurgie
WS 89/90 (n=102)
2. reformiertes Praktikum der Chirurgie
Akzeptanzfragebogen
72.8
76.7
52.9
42.3
27.5
15.2
0 0 0
4.1
1.3
3.7
c
Viel schlechter
Schlechter
Besser
Viel besser
Subjektive Einschätzung der Studenten

wieweit sie wahrnehmen, wo Schwierigkeiten für den Studenten liegen und wo deren Leistungsfähigkeit stark belastet wird, und auch inwieweit die Dozenten bereit sind, Studenten sachbezogen zu *beraten*, statt zu indoktrinieren.

Eine für das Leistungsverhalten – z.B. Vorbereiten und Nachbereiten – wesentliche Einflußgröße ist das Konstrukt „Freiheitsgrade" (Abb. 10). Es betrifft die Spielräume, die Lernende erhalten, um ihren Lernprozeß zu gestalten, ihr Autonomieempfinden, die Möglichkeit zum eigenen Tun (learning by doing); die Möglichkeit, selbst Schwerpunkte zu setzen und zielerreichendes Lernen zu praktizieren. Auch hier erhalten die einzelnen Veranstaltungsteile unterschiedlich hohe Werte, insgesamt ergibt die Auswertung des Praktikums der Chirurgie über mehrere Semester, daß die Studenten selbsttätig lernen können, Spaß am Lernen haben, praktische Fertigkeiten in befriedigendem Umfang erwerben und mehr Kontakt zu den Patienten haben als im traditionellen Curriculum. Ihre kognitiven Leistungen entsprechen nach Überprüfung der Ergebnisse des 2. Staatsexamens denjenigen Studenten, die das traditionelle Curriculum absolviert haben, was bedeutet, daß auch bei diesen Tests das neue Curriculum zumindest nicht schlechter abschneidet.

Von nicht unerheblicher Bedeutung für den Erfolg von Reorganisationsmaßnahmen ist deren Akzeptanz. Hier ergibt der Vergleich zu den traditionellen Veranstaltungen eine signifikant höhere Akzeptanz der Reformveranstaltungen (Abb. 11). Besonders für den Notfallkurs I (Abb. 11b), der grundlegend z.B. durch Einführung praxisbezogener Arbeitsplätze reorganisiert wurde, ergeben sich drastische Unterschiede im Vergleich zum traditionellen Kurs.

Zusammenfassend zeigen diese Befunde übereinstimmend, daß das Konzept der Problemorientierung im vorliegenden Unterricht verwirklicht wird, daß die Reorganisationsmaßnahmen volle Akzeptanz finden und daß von Studenten Leistungen erzielt werden, die zumindest nicht schlechter sind als im traditionellen Curriculum, insbesondere aber, daß Praxisbezug des Unterrichts erzielt werden konnte.

Abb. 11a–c (S. 248). Akzeptanz der im 2. Studienabschnitt reformierten chirurgischen Unterrichtsveranstaltungen. Die ohnehin schon guten Werte des traditionellen Praktikums der Chirurgie (**c**) konnten noch verbessert werden. Für den Untersuchungskurs (**a**) liegen keine Vergleichswerte vor. Der größte Unterschied besteht im Notfallkurs (**b**).
a. Evaluation des chirurgischen Untersuchungskurses. **b**. Evaluation des interdisziplinären Notfallkurses. **c**. Evaluation des Praktikums der Chirurgie.

Literatur

1. Barrows HS (1984) A specific problem-based, self-directed learning method designed to teach medical problem-solving skills, self-learning skills and enhance knowledge retention and recall. In: Schmidt HG, de Volder ML (eds) Tutorials in problem-based-learning. Van Gorcum, Assen, the Netherlands. pp 16–47
2. Deci EL, Ryan RM (1985) Intrinsic motivation and self-determination. Plenum: New York
3. Deci EL, Ryan RM (1987) The support of autonomy and the control of behaviour. J Personal Soc Psychol 53:1024–1037
4. Eitel F, Schoenheinz R-J, Kanz K-G, Prenzel M, Holzbach R, Rock C (1990) Sicherung der Strukturqualität in der chirurgischen Ausbildung. Vortrag Tagung der Deutschen Gesellschaft für Chirurgie, Sektion Experimentelle Chirurgie „Stand der chirurgischen Forschung", Kongreßzentrum Reisensburg, 6.10.90 (zur Publikation aufgefordert: Theoretical Surgery 1992)
5. Neufeld VR, Barrows HS (1974) The „McMaster philosophy": An approach of medical education. J Med Educ 49/11:1040–1050
6. Prenzel M (1990) Evaluationsbericht zur Neufassung des Chirurgischen Praktikums. Typoscript, Chirurgische Klinik, Klinikum Innenstadt, LMU München
7. Renschler HE (1987) Definition der Fallmethode aus ihrer geschichtlichen Entwicklung in dem Medizinschulen Europas. Schweiz Rundsch Med Prax 76:981–996
8. Tresolini CP, Stritter FT, Hannum WH (1990) Problem based learning and instructional theories. Med Ausbild 7:75–81

Trauma-Management-Trainer Qualitätssicherung in der Notfallchirurgie

K.-G. Kanz, S. Deiler und L. Schweiberer

Chirurgische Klinik und Chirurgische Poliklinik (Direktor: Prof. Dr. L. Schweiberer), Klinikum Innenstadt, LMU München, Nußbaumstraße 20, W-8000 München 2

Eine wissenschaftlich fundierte Qualitätssicherung und auch Qualitätskontrolle des präklinischen und klinischen Managements von polytraumatisierten Patienten ist für die chirurgische Universitätsklinik Aufgabe und Verpflichtung. Die Qualität der Versorgung wird durch die 3 miteinander verknüpften Bestandteile Prozeßqualität, Strukturqualität und Ergebnisqualität bestimmt (Tabelle 1) (Donabedian 1966). Die Prozeßqualität wird durch wissenschaftlich gesicherte Richtlinien zur Behandlung definiert, diese werden auch als „state of the art standard" bezeichnet. Die Strukturqualität setzt sich einerseits aus personellen Ressourcen und Qualifikationen bzw. dem Stand der Aus-, Weiter- und Fortbildung des ärztlichen (und nichtärztlichen) Personals, andererseits aus Equipment, Infrastruktur und Logistik zusammen. Die Ergebnisqualität ergibt sich aus Prozeß- und Strukturqualität und wird durch diese beeinflußt. Voraussetzung zur Bestimmung und Wertigkeit der Ergebnisqualität ist eine exakte Dokumentation und Evaluation (Tabelle 2).

Tabelle 1. Traumamanagement: Qualitätssicherung

- Prozeßqualität
- Strukturqualität
- Ergebnisqualität

Tabelle 2. Traumamanagement: Qualitätssicherung

- State-of-the-art-Standard
- Equipment, Qualifikation
- Dokumentation, Evaluation

Durch eine lückenlose Qualitätskontrolle kann dann wiederum die Prozeß- und Strukturqualität optimiert werden. Zusätzlich werden alle 3 Qualitäten durch Grundlagenforschung und klinische Ergebnisse maßgeblich bestimmt. Maßnahmen zur Strukturqualität müssen stets Vorrang haben vor Maßnahmen der Ergebnisqualität, da diese nur dann sinnvoll kontrolliert werden können, wenn ein Referenzsystem mit gesicherten Standards existiert.

L. Schweiberer, J.R. Izbicki (Hrsg.)
Akademische Chirurgie

Adäquate Aus-, Weiter- und Fortbildung ist ein wesentlicher Bestandteil der Qualitätssicherung ärztlichen Handelns bei der Versorgung von polytraumatisierten Patienten. In der Weiterbildungsordnung vom 1. 1. 1988 werden zudem vom Chirurgen „eingehende Kenntnisse und Erfahrungen in den Verfahren der Wiederbelebung und Schocktherapie" gefordert. Die Qualifikation des Notarztes am Unfallort und des Aufnahmearztes im Schockraum wird durch praktische Fertigkeiten und manuelle Geschicklichkeit, sichere Anwendung von Techniken und Behandlungsstrategien, schnelle Entscheidungsfindung und Lösung von Problemen vor Ort bestimmt.

Dieses Management von komplexen Notfallsituationen kann allerdings nicht durch abstrakten Wissenstransfer, wie z.B. durch Vorlesungen oder Seminare, vermittelt werden (Abb. 1). Auch ein „training on the job" von Assistenten in der Weiterbildung auf dem Notarztwagen kann diese Forderungen nicht erfüllen, da die Inzidenz von Polytraumata für den einzelnen Notarztstandort zu gering ist. Der Notarztwagen München-Mitte der Berufsfeuerwehr München ist seit über 25 Jahren an unserem Haus stationiert und wurde 1990 zu 3069 lebensbedrohlichen Unfällen oder Erkrankungen alarmiert. Hierbei wurden 47 polytraumatisierte Patienten durch unsere Notärzte versorgt, bei 151 Patienten mußte eine kardiopulmonale Reanimation bei einem Herzkreislaufstillstand eingeleitet werden (Tabelle 3). Ein Assistent müßte also 2 Wochen lang 24 Stunden täglich unsere Notarztwagen begleiten, um einmal einen erfahrenen Notarzt bei der Versorgung eines polytraumatisierten Patienten assistieren zu können.

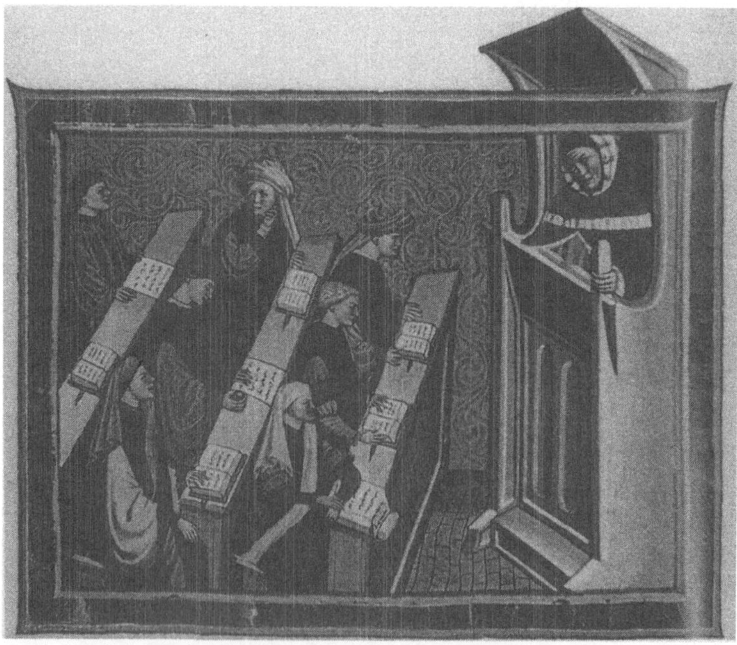

Abb. 1. Mittelalterliche Chirurgenschule

Tabelle 3. Notarztwagen München-Mitte, Gesamteinsätze 1990 (n = 3069)

- 289 Unfälle
- 47 Polytraumata
- 48 hämorrhagische Schocks
- 151 Reanimationen
- 172 Herzrhythmusstörungen
- 247 v. a. Myokardinfarkt

Diese Problematik in der Ausbildung von notfallmedizinischen Fertigkeiten und Handlungsabläufen sowie die intensive wissenschaftliche Auseinandersetzung mit dem polytraumatisierten Patienten an sich führten zur Entwicklung einer Lehr- und Trainingseinheit für die Versorgung von Schwerverletzten, dem „Trauma-Management-Trainer". Zudem wollten wir bei gefährdeten Patienten lebensrettende Maßnahmen durch ungeübte Assistenten unter Aufsicht eines erfahrenen Kollegen nicht durchführen lassen. Während bei den ATLS-Kursen (Advanced Trauma Life Support) des American College of Surgeons im Tierlabor einzelne Fertigkeiten vermittelt werden (Collicott 1979; American College of Surgeons 1984), können wir auf eine wiederverwendbare Simulationseinheit zurückgreifen, an der wir die gesamte Versorgung eines chirurgischen Notfallpatienten realitätsnah trainieren können (Abb. 2). Daß Trainingsprogramme am Modell zu einer verbesserten Versorgung ohne vermeidbare Fehler und Schäden für den Patienten führen, wurde für ACLS-Kurse (Advanced Cardiac Life Support) bereits nachgewiesen (Löwenstein et al. 1986).

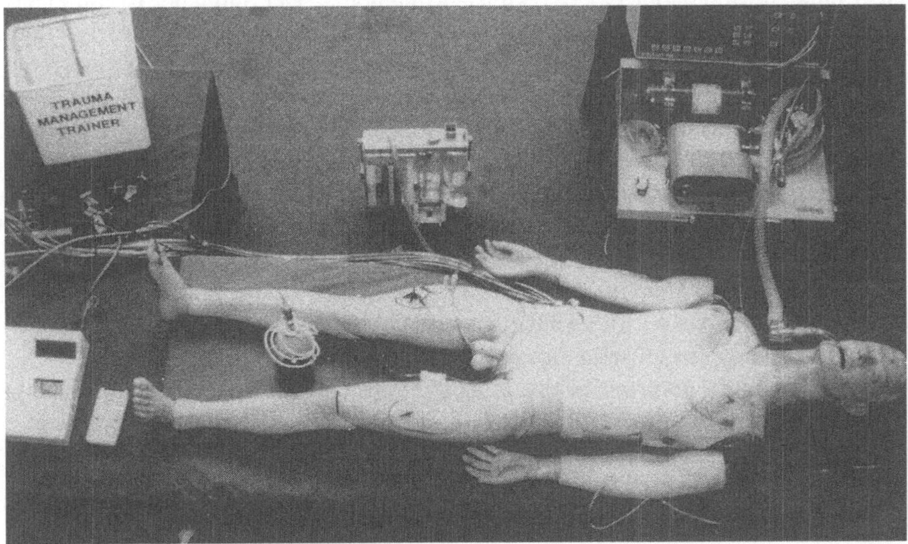

Abb. 2. Trauma-Management-Trainer

Tabelle 4. Trauma-Management-Trainer

Evaluation	*Schockbehandlung*
– Tastbarer Carotispuls	– Kompression einer spritzenden Blutung
– Auskultation der Beatmung	– Punktion von peripheren Venen
– Beurteilung der Pupillenweite	– Punktion der V. subclavia
– Ableitung eines EKG	– Einbringen eines Einführungsbestecks
– Darstellung der Hämodynamik	– Forcierte Volumentherapie
Atemwege und Beatmung	*Weitere Maßnahmen*
– Freimachen der Atemwege	– Kathetisierung der Blase
– Maskenbeatmung	– Peritoneallavage
– Endotracheale Intubation	– Helmabnahme
– Maschinelle Beatmung	– Anlage einer Zervikalstütze
– Laryngospasmussimulation	– Halofixateur externe
– Regurgitation von Mageninhalt	
– Hämatopneumothoraxsimulation	
– Thoraxdrainage im 2. ICR	

Mit dem „Trauma-Management-Trainer" können sowohl einzelne diagnostische und therapeutische Maßnahmen als auch der gesamte Ablauf der Versorgung von Unfallverletzten im Rahmen einer wirklichkeitsnahen Fallsimulation einschließlich möglicher Komplikationen und Problemstellungen theoretisch und praktisch gelehrt, geübt und überprüft werden. Das Modell ist derart universell gestaltet, daß die im Notarztwagen und im Schockraum der Klinik üblicherweise zur Verfügung stehende Ausrüstung uneingeschränkt verwendet werden kann, um auch deren Handhabung zu demostrieren und zu trainieren. Die von uns entwickelte Phantompuppe ist das Kernstück der Einheit, und sie wird ergänzt durch eine Steuerelektronik zur Simulation der Herzkreislauffunktionen. Der Simulator ist mit einer Vielzahl von Funktionen ausgestatt (Tabelle 4); der Ausbilder kann hierbei in den Übungsablauf interaktiv durch eine Fernbedienung eingreifen und die Übungsbedingungen verändern (Kanz et al. 1989).

Die beiden von uns selbst gefertigten Modelle werden neben dem Studentenunterricht auch für die Weiterbildung der Assistenten unserer Klinik routinemäßig eingesetzt. Darüber hinaus wurden seit April 1989 an unserem Hause 5 mehrtägige Trainingskurse durchgeführt, hierbei wurden 177 Ärzte in der Versorgung von Schwerverletzten in bezug auf Techniken und Konzeption ausgebildet (Abb. 3 und 4). Da sich an der Trainingseinheit neben dem Erlernen von praktischen Fertigkeiten auch komplexe Notfallsituationen realitätsnah simulieren lassen, ist die Trainingseinheit einer Ausbildung am narkotisierten Tier überlegen.

Die Lehr- und Trainingseinheit „Trauma-Management-Trainer" bietet in Kombination mit den von uns entwickelten Kurskonzepten 3 entscheidende Vorteile:

1. Sowohl praktische Fertigkeiten wie auch das gesamte Management von komplexen Notfallsituationen werden gezielt gelehrt und trainiert.

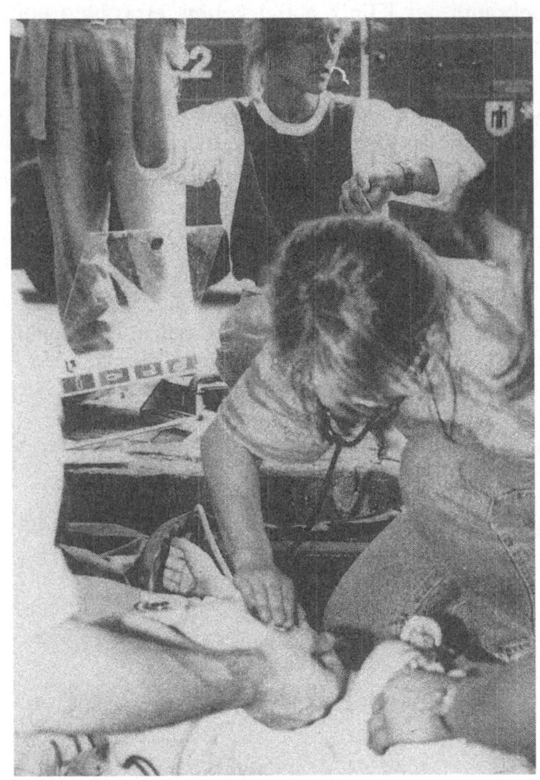

Abb. 3. Training am Modell

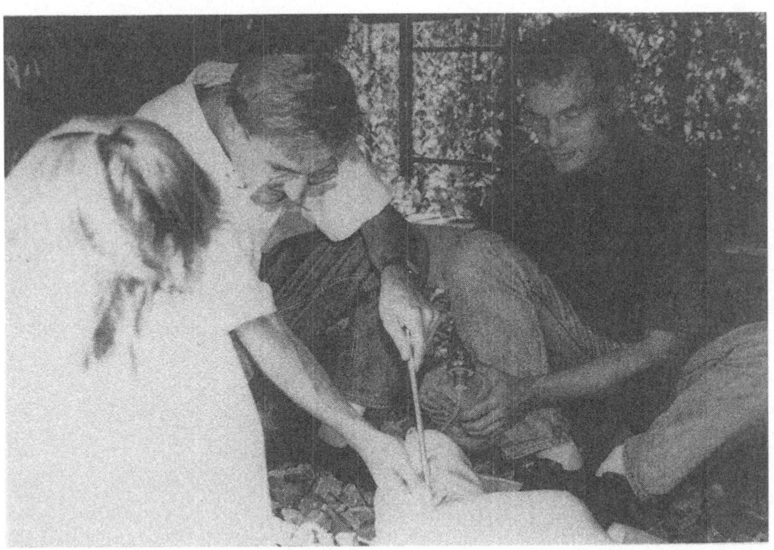

Abb. 4. „Trauma is a surgical disease“

2. Die im Notarztdienst und Schockraum der Klinik entwickelten, erprobten und validierten Behandlungsstandards können anderen Kollegen als umfassendes Konzept angeboten werden.
3. Es wird ein Behandlungsstandard etabliert, der durch definierte Prozeß- und Strukturqualität die Grundvoraussetzung für die Validierung der Ergebnisqualität ermöglicht.

Literatur

1. American College of Surgeons, Cotticott PE et al. (1984) Advanced trauma life support course for physicians: Instructor Manual. American College of Surgrons, Chicago
2. Collicott PE (1979) Advanced trauma life support course: An improvement in rural care. Neb Med J 64:279–280
3. Donabedian A (1966) Evaluating the quality of medical care, part 2. Milbank Q 11:166–206
4. Kanz K-G et al. (1989) Trauma-Management-Trainer. Chirurg 60:821–824
5. Lowenstein SR et al. (1986) Benefits of training physicians in advanced cardiac life support. Chest 18:512–516

Gastroenterologischer Nahtkurs

H. Waldner, J.R. Izbicki, M. Siebeck, U. Brunner, A. Trupka und L. Schweiberer

Chirurgische Klinik und Poliklinik, Klinikum Innenstadt der LMU München, Nußbaumstraße 20, W-8000 München 2

Einleitung

Eine sorgfältig durchgeführte Operation erfordert vom Chirurgen sowohl die richtige Entscheidungsfindung wie auch handwerkliche Geschicklichkeit. Aufgrund der steigenden Anzahl von Ärzten in Weiterbildung zum Chirurgen sind die persönlichen Möglichkeiten, Erfahrungen zu sammeln, reduziert. Eine Möglichkeit, die chirurgisch-handwerklichen Fertigkeiten in dieser Situation zu verbessern, stellen praktische Übungskurse an Modellen dar, wie etwa die Übungskurse der Arbeitsgemeinschaft für Osteosynthese oder die Nahtkurse der Arbeitsgruppe für Gastroenterologische Chirurgie in Davos. Nach diesem Vorbild wurde für die Assistenten an unserer Klinik ein Kurs eingerichtet zur Naht von Darmanastomosen. Ziel des Übungskurses war es, die theoretischen Kenntnisse und die chirurgisch-handwerkliche Geschicklichkeit bei den Kursteilnehmern zu verbessern, und als Fernziel eine Verringerung der klinischen Komplikationsrate.

Methoden

In dem Kurs wurde das selbständige Durchführen einer einreihigen Anastomose am präparierten Schweinedarm geübt. Für die Übung wurde Dünndarm, Dickdarm und Magen von Schweinen jeweils mit Anteilen des Mesenteriums verwendet. Nach der Reinigung wurde der Darm mit 20%iger Alkohollösung fixiert und die Mukosa des Dünndarms mit Mucicarmin-Lösung gefärbt.

Geübt wurden insgesamt 4 Anastomosen:
- eine End-zu-End-Anastomose am wendbaren Dünndarm,
- eine End-zu-End-Anastomose am nicht-wendbaren Dünndarm,
- eine Ileotransversostomie sowie
- eine Gastroenterostomie.

Bei der Ileotransversostomie wurde besonderer Wert auf den Ausgleich des Lumenunterschiedes, bei der Gastroenterostomie auf den Ausgleich der unterschiedlichen Wanddicke gelegt. Alle Anastomosen wurden einreihig ausgeführt. Für die Einzelkopfnähte wurde die extramuköse Stichtechnik benutzt. Es wird dabei jeweils die Serosa, Muskularis und Submukosa unter Vermeidung der Mukosa mit der Naht gefaßt. Am fixierten Darm wurde für die Hinterwand die Rückstich-

L. Schweiberer, J.R. Izbicki (Hrsg.)
Akademische Chirurgie

technik verwendet. Es wurde dabei zunächst die gesamte Darmwand gefaßt, beim Rückstich nur die Mukosa adaptiert (Wilker 1988).

In jeder Übungsstunde wurde eine Anastomose genäht. Die 4 Anastomosen wurden je 3mal wiederholt. Die Übungen fanden jeweils freitags in 14tägigem Abstand statt.

Zu Beginn jeder Übungsstunde erfolgte eine 5- bis 10minütige theoretische Einführung unter Zuhilfename von Diapositiven durch den Tutor. Anschließend wurde der zur jeweiligen Übung passende Videofilm der Arbeitsgruppe für Gastroenterologische Chirurgie gezeigt. Die Darmanastomose wurde dann von den Kursteilnehmern selbständig durchgeführt, wobei bei Problemen der Tutor befragt werden konnte bzw. die Tutoren auf grobe Fehler aufmerksam machten. Das Verhältnis von Teilnehmern zu Tutoren betrug 5:1. Insgesamt waren zu den Kursen 10 Assistenten im 1. Ausbildungsjahr bzw. Ärzte im Praktikum sowie 10 Assistenten nach dem 3. Ausbildungsjahr geladen. Die Teilnahme am Kurs war freiwillig.

Die Evaluation des Kurses erfolgte anonym. Von den Teilnehmern wurde ein Fragebogen zur Selbsteinschätzung der Kenntnisse ausgefüllt. Außerdem wurden die Anastomosen am Ende des Kurses von 2 Oberärzten nach festgelegten Kriterien beurteilt.

Vor Beginn des eigentlichen Übungskurses wurde von den Teilnehmern ein Fragebogen ausgefüllt. War der Teilnehmer in der Lage, eine Anastomose selbständig durchzuführen, so mußte diese Anastomose ausgeführt werden. Nach der 1., 2. und 3. Übungsrunde wurde dann jeweils wieder ein Fragebogen zur Selbsteinschätzung ausgefüllt. Auf dem Fragebogen sollte der Kursteilnehmer angeben, ob er die Technik des extramukösen Stiches, die Knotentechnik sowie die Durchführung einer wendbaren Anastomose, einer nicht-wendbaren (kolorektalen) Anastomose, einer Ileotransversostomie oder einer Gastroenterostomie kenne, sie unter Anleitung durchführen oder selbständig durchführen könne. War die Technik unbekannt, wurde dies mit 1 Punkt bewertet, konnte er die Anastomose selbständig durchführen, mit 4 Punkten.

Bei der anschließenden Beurteilung der Anastomosen wurde die Korrektheit und Gleichmäßigkeit des Nahtabstandes, die Knotentechnik sowie die Technik des extramukösen Stiches bzw. des Rückstiches geprüft. Eine Traumatisierung des Gewebes wurde in auffälligen Fällen registriert. Die Beurteilung erfolgte nach einem Benotungssystem, wobei 1 der besten Beurteilung mit über 75% richtigen Ergebnissen entsprach und 5 der schlechtesten Beurteilung mit weniger als 25%. Eine Insuffizienz wurde beim Nahtabstand mit 5 beurteilt, unabhängig von der Korrektheit der übrigen Nähte.

Ergebnisse

Zu den Ergebnissen der Selbsteinschätzung: Vor dem Kurs fühlten sich die meisten Teilnehmer in der Lage, eine einreihige Anastomose am wendbaren Dünndarm mit extramuköser Stichführung, mit exakter Knotentechnik unter Anleitung durchzuführen. Bereits nach der 1. Übungsstunde fühlten sich die meisten dazu alleine in der Lage. Nach 3 Übungsrunden gaben alle Teilnehmer an, daß sie diese Übung zumindest unter Anleitung durchführen könnten (Abb. 1). Die Technik der schwierigeren Anastomosen, der kolorektalen Anastomose, der Ileotransversostomie oder der Gastroenterostomie war vor dem Kurs den meisten Teilnehmern nicht bekannt. Nach der 1. Übungsrunde fühlten sich die meisten Kursteilnehmer aber in der Lage, diese Anastomosen unter Anleitung durchzuführen. Nach der 3. Übungsrunde fühlten sich alle Kursteilnehmer in der Lage, zumindest unter Anleitung eine Ileotransversostomie oder eine Gastroenterostomie durchzuführen (Abb. 2).

Von den 12 möglichen Anastomosen wurden von den Teilnehmern durchschnittlich 5 Anastomosen ausgeführt. Vor allem die Assistenten im 2. Abschnitt der Weiterbildung, die nach eigenen Angaben die Anastomosentechnik beherrschten, blieben häufig nach einigen Übungsstunden aus.

Die vor dem eigentlichen Übungskurs von den erfahrenen Assistenten ausgeführten Anastomosen zeigten bei der Knotentechnik und der extramukösen Stichtechnik mit 2 eine gute Bewertung. Der Nahtabstand war jedoch mit einer media-

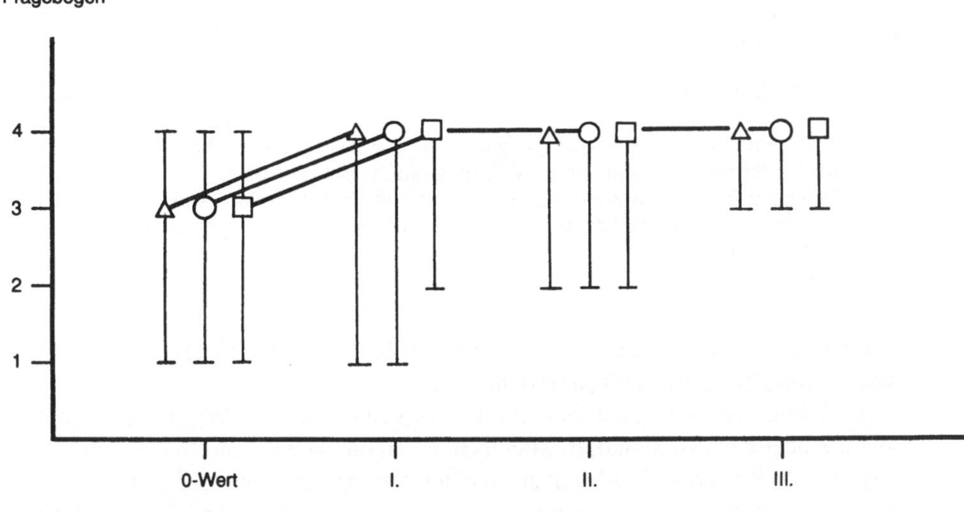

Abb. 1. Ergebnisse des Selbstbefragungsbogens. *1* = Technik nicht bekannt, *2* = Technik bekannt, *3* = Anastomose kann unter Anleitung durchgeführt werden, *4* = Anastomose kann selbständig durchgeführt werden. Angegeben ist jeweils der Median- sowie Maximal- und Minimalwert für die Technik des extramukösen Stiches, die Knotentechnik und die Technik der einreihigen Anastomose

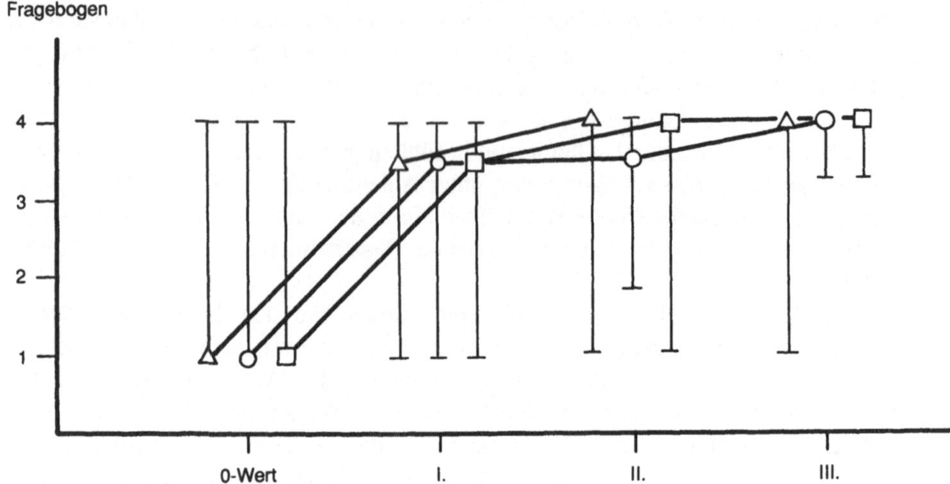

Abb. 2. Ergebnisse des Selbstbefragungsbogens. *1* = Technik nicht bekannt, *2* = Technik bekannt, *3* = Anastomose kann unter Anleitung durchgeführt werden, *4* = Anastomose kann selbständig durchgeführt werden. Angegeben ist jeweils der Median- sowie Maximal- und Minimalwert für die Technik der kolorektalen Anastomose der Ileotransversostomie und der Gastroenterostomie

nen Bewertung von 4 deutlich schlechter (Abb. 3). Es findet sich hier auch bei 3 von 10 Anastomosen eine Insuffizienz.

Im Laufe des Übungskurses kommt es zu keiner Verbesserung bei der Knotentechnik oder der extramukösen Stichtechnik. Beim Nahtabstand findet sich jedoch eine leichte Besserung des Medians der Beurteilung von 4 über 4,5 auf 3 (Abb. 3). Schlüsselt man diese Ergebnisse für die Kursteilnehmer auf, die mehr als 6 Übungsstunden durchgeführt haben, so zeigt sich, daß es bei den Anastomosen am wendbaren bzw. nicht-wendbaren Darm 6mal zu einer Verbesserung der Beurteilung, 2mal zu der gleichen Beurteilung und in 2 Fällen zu einer Verschlechterung der Beurteilung des Nahtabstandes gekommen ist. Von den anfangs 3 feststellbaren Insuffizienzen fand sich am Ende des Kurses noch bei einem Teilnehmer eine Insuffizienz. Eine Insuffizienz war bei einem Teilnehmer neu aufgetreten (Abb. 4). Bei den komplizierten Anastomosen der Ileotransversostomie bzw. der Gastroenterostomie zeigte sich bei diesen 10 Teilnehmern nur in 3 Fällen eine Verbesserung. Bei 5 Teilnehmern zeigte sich eine Verschlechterung des Ergebnisses, bei den übrigen weiter eine Insuffizienz (Abb. 5).

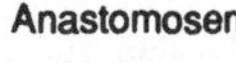

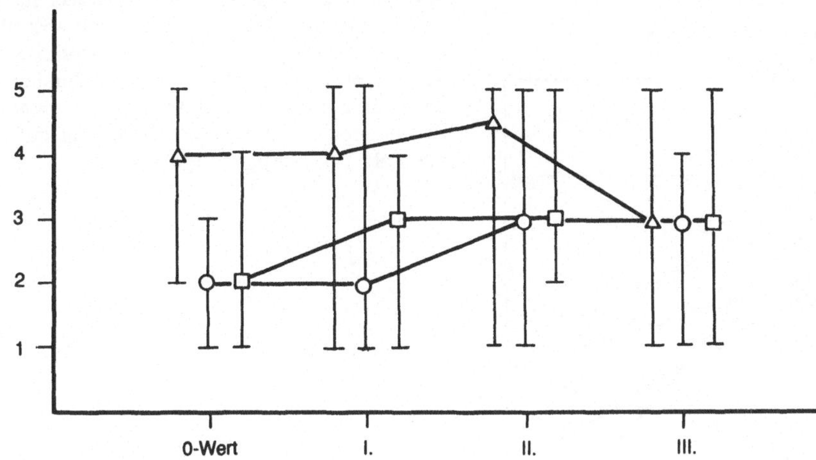

Abb. 3. Beurteilungen der Anastomosen vor Beginn des Übungskurses (0-Wert) sowie der 1., 2., 3. Übungsrunde (*I*, *II* und *III*) und am Ende des Kurses. Angegeben ist jeweils die Korrektheit des Nahtabstandes, die Korrektheit der Knotentechnik sowie der extramukösen Stichtechnik bzw. der Rückstichtechnik. *1* beste Beurteilung mit mehr als 75% richtigen Ergebnissen, *5* schlechteste Bewertung mit weniger als 25% richtigen Ergebnissen. Beim Nahtabstand entspricht eine Insuffizienz der Bewertungsstufe 5, unabhängig von der Korrektheit der übrigen Nähte

Diskussion

Aufgrund der steigenden Anzahl von Ärzten in Weiterbildung, die die Möglichkeit, eigene Erfahrungen zu sammeln, reduziert, gewinnt die Durchführung von Nahtkursen am präparierten Darm eine zunehmende Bedeutung. Es besteht hier die Möglichkeit, unter kontrollierten Bedingungen standardisierte Techniken einzuüben. Es gibt bisher jedoch wenig Daten, die den Erfolg dieser Kurse überprüft haben (Stotter et al. 1986). Der Aufbau unseres Kurses orientiert sich an den derzeit üblichen Kursen. Nach einer kurzen Erklärung der Übung und einem Videofilm führten die Kursteilnehmer die Anastomosen selbständig durch, unter loser Anleitung durch einen Tutor. Lediglich die Zeitfolge mit einer Übung alle 14 Tage wich von den üblichen Kursen ab. Bei unserem Kurs hatten die Teilnehmer rasch den Eindruck, daß sie die demonstrierten und geübten Anastomosentechniken beherrschen würden.

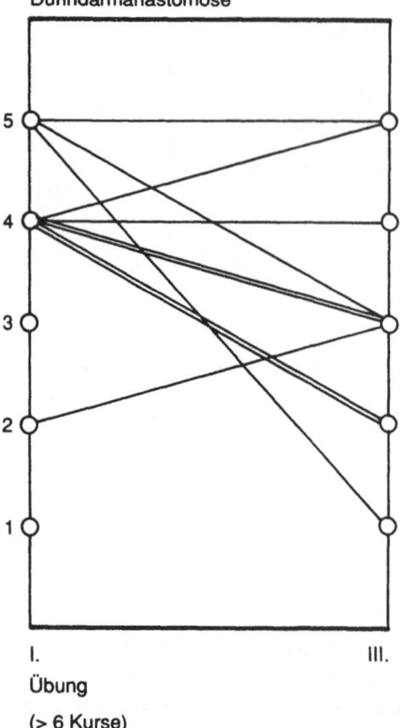

Abb. 4. Beurteilung des Nahtabstandes für die Teilnehmer, die mehr als 6 Übungen absolviert haben für die erste und letzte Anastomose, am wendbaren bzw. nicht-wendbaren Dünndarm. *1* beste Beurteilung mit mehr als 75% richtigen Ergebnissen, *5* schlechteste Bewertung mit weniger als 25% richtigen Ergebnissen.

Die Beurteilung der Anastomosen zeigte jedoch ein völlig unterschiedliches Bild. Im Laufe des Kurses zeigte sich keine Lernkurve für die Knotentechnik oder die Technik des extramukösen Stiches. Lediglich für die einfachen Anastomosen fand sich bei den Teilnehmern, die mehr als 6 Kursstunden absolviert hatten, überwiegend eine bessere Beurteilung des Nahtabstands. Auch die Zahl der Insuffizienzen ging hier zurück. Bei den beiden schwierigeren Anastomosen der Ileotransversostomie und der Gastroenterostomie war das Bild jedoch wieder völlig uneinheitlich, auch für die Teilnehmer mit mehr als 6 durchgeführten Anastomosen. Etwas eingeschränkt ist die Evaluation, da die von uns festgelegten Kriterien bis zu einem gewissen Grad subjektiv beeinflußbar sind. Für weitere Kurse sollten deshalb zur Evaluation objektivere Methoden v.a. zur Beurteilung der Insuffizienz herangezogen werden. Besonders gut eignet sich hierfür die Füllung des Darmsegmentes mit gefärbter Flüssigkeit, um den Austritt festzustellen, oder die Kombination mit einer Druckmessung und damit die Messung des Berstungsdruckes, wie es auch bei experimentellen Untersuchungen benutzt wird (Wilker et al. 1988). Trotz dieser Einschränkung bleibt festzuhalten, daß nur die häufige Wiederholung der Anastomosen zu einem Lernerfolg führen kann. Ein weiterer wichtiger Punkt ist die konsequente Anleitung des einzelnen Teilnehmers während der Übung. Wie auch Untersuchungen an der University von Arkansas (Barnes 1987) gezeigt haben, ist das Ergebnis von Nahtkursen in starkem Maß abhängig

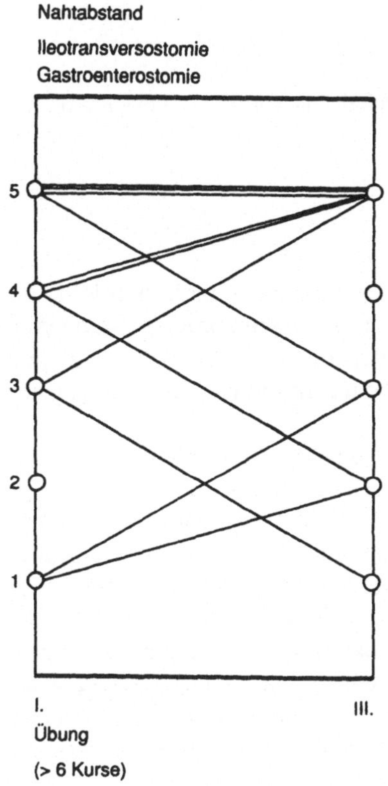

Nahtabstand
Ileotransversostomie
Gastroenterostomie

5
4
3
2
1

I.
III.
Übung
(> 6 Kurse)

Abb. 5. Beurteilung des Nahtabstandes für die Teilnehmer, mit mehr als 6 Übungen, für die erste und letzte Übung, eine Ileotransversostomie bzw. Gastroenterostomie. *1* beste Beurteilung mit mehr als 75% richtigen Ergebnissen, *5* schlechteste Bewertung mit weniger als 25% richtigen Ergebnissen.

von der konsequenten Anleitung und Überwachung während des Kurses. Eine Situation, wie sie auch im Operationssaal üblich ist. Eine nur lose Überwachung der Kursteilnehmer bei ungünstigem Verhältnis von Tutor zu Teilnehmer läßt das Einüben von Fehlern zu und verhindert einen raschen Lernerfolg.

Als Empfehlung für weitere Kurse sollte deshalb die Evaluationsmethode weiter objektiviert werden, außerdem muß eine konsequente Anleitung während der praktischen Übung stattfinden. Die Durchführung von mehr als einer Übungsstunde pro Monat ist notwendig, da sonst der Lernerfolg unsicher ist.

Literatur

Barnes RW (1987) Surgical handicraft: Teaching and learning surgical skills. Am J Surg 153:422–427

Stotter AT, Becket AJ, Hansen JPR, Capperauld I, Dudley HAF (1986) Simulation in surgical training using freeze dried material. Br J Surg 73:52–54

Wilker D, Sklarek J, Waldner H, Posel P (1988) Nahtfreie Anastomosen an der Ratte, am Kaninchen und am Schwein. Langenbecks Arch Chir 373:91–96

Wilker D (1988) Enterale Anastomosen. In: Kern E (Hrsg) Breitner Chirurgische Operationslehre, Bd III. Urban & Schwarzenberg, München Wien Baltimore

Evaluation of the Surgical Resident

G. Slater

Mount Sinai School of Medicine, Mount Sinai Hospital, One Gustave L. Levy Place, New York NY 10029, USA

The task of evaluating a surgical resident is extremely important. In order to do it well a great deal of thought must be put into the evaluation process. Based on the resources and time available to the surgical department, a thoughtful job can be done during this process, and the results can be useful to many different segments of the academic community.

The first question to ask is why are we evaluating the residents. There are a number of different answers to this question. The first is that the evaluation process serves an educational function. It allows the residents to learn about their performance and perhaps help them to improve upon it. If residency programs are to maintain their accreditation, they must have an adequate evaluation process. The evaluation process also helps provide information to other institutions as well as itself on the residents in the program so that decisions about future employment can be made. It is also important to determine whether the resident should be allowed to be continued through the program and be promoted up to the level of a chief resident. By a good evaluation process these decisions can be made on a rational basis.

One of the most important decisions to make is exactly what needs to be evaluated among the whole group of different variables. There are a number of diverse categories that can be evaluated during this process. The first includes various psychomotor abilities and skills. Examples of this type of ability include history taking, physical examination performance, record keeping, and presentations. Cognitive skills that must be evaluated include knowledge in basic science as well as the clinical arena. Problem solving and clinical judgment are also important abilities to be evaluated. There are other abilities that should also be considered; these include such difficult to measure qualities as: leadership, maturity, dependability, cooperation, availability, and reliability. Research ability is another area that may be evaluated depending on the particular program involved.

During this evaluation program a definition of competence must be determined by the people doing the evaluation. A simple operational definition of competence is whether a resident is capable or qualified to do a particular task. The various components of competence can be evaluated by a number tests, particularly if one is dealing with the knowledge base or more commonly by observation when one is dealing with things such as information gathering skills or ability to use the information.

L. Schweiberer, J.R. Izbicki (Hrsg.)
Akademische Chirurgie

Which individual should be chosen to do the evaluation of the surgical resident? Clearly the program director and/or chairman of the department are very important in the process and should be in charge. Attending physicians and/or faculty, depending on the department, are also of great importance. Senior residents can be very helpful in evaluating the more junior residents, and in some department peer residents as well as medical students are also part of the evaluation process. One further possibility is the use of the resident him/herself in the evaluation.

There are some pitfalls that should be noted during the evaluation process. How much time and interest does the faculty member who is doing the evaluation really have? Is he or she serious or conscientious in the task? What does the faculty member think of the evaluation process itself? Has he or she had an appropriate amount of time observing the resident being evaluated? Is he or she biased by previous contact or by the reputation of the resident prior to his/her rotation on the particular service? All these are questions that must be answered by the person in charge of the program. Does the evaluator rate most candidates well regardless of how they perform, or alternatively are most of the residents rated poorly? Some evaluators base their evaluation only on how the resident treats them rather than on their performance. Some other evaluators are afraid of legal ramifications, particularly if the residents have access to the evaluation files. A further pitfall in the evaluation system is whether the resident has personal problems which might impact upon his/her performance, and this must be taken into account during the evaluation process.

The actual process of doing the evaluation is perhaps the most difficult part of the problem. During the process of evaluation a distinction must be made between measurment of a given quality, which is an objective process, and evaluation, which is quite subjective in most cases. In addition, the context in which the evaluation is being conducted must be considered. Is the evaluation being done to determine promotion in the program or to determine whether a resident is capable of being an adequate surgeon? Is one deciding whether to recommend a particular resident for empolyment in another institution?

Various methods can be used in assessing the performance of a resident. These methods include: direct observation, review of records, cognitive testing, technical skills assessment, use of computerized stimulation, and others. In assessing a particular skill, one must determine whether that skill is measurable or not. In addition, other factors must be considered, including the cost of assessing that skill, the time needed to do the assessment, and the ability of the faculty and others to do it. Finally, there are legal as well as sociological implications of the evaluation process that must be taken into account.

During the evaluation process one must make the distinction between what is essential for an adequate resident and what is desired. There are two different methods of assessing performance in certain of the skills or qualities being measured. One is a so-called norm-reference method. In this method, generally use in standardized testing, a resident is judged based on his performance compared to other residents. An example of this is the test in which results are used to construct a bell-shaped curve for calculating a relative score based on the mean and standard deviation. A resident's performance can be judged in comparison with all the other residents taking the test. Another method is the so-called competence-based method. In this method a particular skill or quality to be tested. This skill must be observable and measurable as well as achievable by the resident. If the resident demonstrates competence in the particular skill, they pass. If they do not, they fail. There is no middle road.

Most surgical programs today use a variety of methods to evaluate residents. One standardized test used by all programs in the United States is the American Board of Surgery In-Training Examination (ABSITE). A second method, which is almost universally employed, is the use of evaluations forms provided by the different persons who do the evaluating. Particular evaluations by the chairman, the vice chairman, and program director are always used. Group meetings with the chairman and/or various residents may also be employed. In many departments an executive committee of the department formulates an evaluation of a particular resident. Other individualized exams are used by many other departments throughout the country.

The ABSITE is an important part of the evaluation process in most surgical programs. It is given once per year to all surgical residents; this is a standardized test that evaluates cognitive knowledge. Each resident can compare his/her performance with that of all other residents at the same level taing the test. It is generally accepted and documented by at least one study that passage of the American Board of Surgery examination correlates with a satisfactory performance on the ABSITE test. Many evaluators who are experienced in the use of the ABSITE, however, feel that the results of this test do not necessarily correlate with clinical performance. The general feeling is that ABSITE assesses knowledge learned in medical school as well as new knowledge acquired during the residency program.

The evaluation forms that are used and filled out by each evaluator are an important part of the evaluation process. It should be realized that these forms are highly subjective and are subject to all reservations mentioned above. Most forms use a rating scale of 1–5 or some variation of this, with 1 being poor or unacceptable and 5 being outstanding. At the end of each rotation, a faculty member as well as the chief resident fills out a form on all of the other residents on the rotation. In the case of the chief resident, the faculty members alone do the evaluations. The factors assessed in our own institution on this evaluation form are:

Knowledge
- Basic science
- Clinical
- Judgement

Technical ability
- Technical
- Behaviour (initiative, preparation, listening, accepting direction, confidence)

Ward performance
– history and physical
– Progress notes
– Organization (attention to detail)
– Knowledge of patients under care
– Presentation of cases on rounds
– Preparation
– Initiative

Personal characteristics
– Ethics (integrity, moral character, honesty)
– Reliability (responsible, dependable, "attending can sleep at night")
– Maturity (emotional)
– Interpersonal relationships (peers, faculty)
– Relations with patients and families
– Motivation
– Industry (work ethic)
– Appearance
– Reaction to pressure

Teaching skills
– Ability

Miscellaneous
– Attendance at conference
– Willingness to learn
– Verbal presentations at conferences

Chart recording/medical records

Once the information has been obtained on the various factors comprising the evaluation, a careful and thoughtful decision must be made concerning what is to be done with the information received. This must be compiled by the person in charge of the program and/or a committee and then acted upon in a responsible fashion. One particular use of the evaluation process is in dealing with the unsatisfactory resident. The most important factor in dealing with this problem is having good documentation of the residents' performance, including specifics. A good evaluation process helps tremendously in this documentation. One must be able to compare the resident in question with other residents in the program. It is important for the program director and/or chairman to have meetings with the particular resident. It must be explained to the resident why he or she is considered unsatisfactory, and specific recommendations shoud be made to the resident. Follow-up meetings must then be convened to determine whether there has been any improvement in the performance of the resident. If there is no improvment, action such as dismisal can be taken.

In summary, the evaluation process of a surgical resident is crucial to every surgical department. The purpose of the evaluation must be clearly understood by the person in charge of the process as well as all those involved in it. The particular qualities that are to be assessed must be understood and must be able to be measured and/or interpreted in a manner that is fair and consistent with the purpose of the evaluation process. Attempts to make the evaluation process as scientivically reliable as possible and valid and fair are crucial to the proper functioning of the process. Finally, the results of the evaluation process must be used in a way that is consistent with the purpose. A properly performed evaluation of the surgical resident will be useful to the department of surgery as well as to each individual resident himself or herself.

Schlußwort

L. Schweiberer und J.R. Jzbicki

Intention unseres diesjährigen Symposiums war es, Probleme der akademischen Chirurgie aufzuzeigen und das Bewußtsein hierfür zu wecken. Ziel konnte es nicht sein, alle Antworten auf die vielen Fragen zur Aus-, Weiter- und Fortbildung im Fach Chirurgie zu finden.

Die Referate der Vormittagssitzung, die sich mit den Zielen der chirurgischen Universitätsklinik auseinandersetzen, haben eindeutig aufzeigen können, daß in der studentischen Ausbildung im Fach Chirurgie durch Lernzieldefinitionen und Vermittlung problemorientierter Inhalte eine wesentliche Optimierung erreicht werden kann. Ähnliche Bestrebungen sind auch von der Arbeitsgruppe aus Boston beschritten worden.

Neben den 3 klassischen Säulen Lehre, Forschung und Krankenversorgung wurde als weiterer wesentlicher Bestandteil der akademischen Chirurgie die interdisziplinäre Zusammenarbeit als übergreifendes Konzept dargestellt. Bei der Bestandsaufnahme – Wo steht die Universitätsklinik heute? – konnten wesentliche Ansatzpunkte für eine Qualitätssicherung in der Aus-, Weiter- und Fortbildung gefunden werden. Auch der Stellenwert des Wissenstransfers, der Erfahrungen, Kenntnisse und Ergebnisse der experimentellen und theoretischen Chirurgie sowie der Natur- und Geisteswissenschaften wurde heftig diskutiert. Von besonderem Informationsgehalt war die Gegenüberstellung der unterschiedlichen Weiterbildungssysteme in Deutschland, Großbritannien, Frankreich und den USA.

Gerade in Anbetracht des Wandels der Inzidenz von Eingriffen in der Allgemeinchirurgie darf der Forderung nach einer optimalen praktischen Ausbildung nicht zu wenig Platz eingeräumt werden.

Die Referate der Nachmittagssitzung führten neue Wege zu einer Vermittlung der chirurgischen Schule durch audiovisuelle Medien, interaktive Computerprogramme und den gezielten Einsatz von Simulationsmodellen auf.

Das letzte Referat schließlich demonstrierte Wege zur gerechten Evaluation von Ärzten in der Weiterbildung.

Die Probleme der Weiterbildung zum Facharzt für Chirurgie liegen sicher in einzelnen Ländern unterschiedlich, doch bedingt die Eröffnung der Grenzen im Bereich der Europäischen Gemeinschaft 1993 den Zwang zu einer internationalen Einheitlichkeit und Gemeinsamkeit.

Wir bedanken uns am Ende nochmals bei allen Referenten für die große Mühe. Wir möchten mit diesem Dank gleichzeitig die Hoffnung aussprechen, daß dieses Symposium Anlaß und Ansporn zu weiteren Diskussionen und Überlegungen im europäischen Raum sein wird. Dieses Symposium sollte Anlaß zur Implementierung von Arbeitsgemeinschaften und zur Diskussion im kleineren Rahmen sein, um eine Optimierung der Aus-, Weiter- und Fortbildung im Fach Chirurgie in der Zukunft zu ermöglichen.